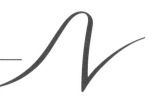

系統看護学講座

専門分野

母性看護学概論

母性看護学 1

森　　恵美　千葉大学大学院教授

工藤　美子　兵庫県立大学教授

香取　洋子　北里大学教授

堤　　　治　医療法人財団順和会山王病院名誉病院長

石井　邦子　千葉県立保健医療大学教授

杵淵恵美子　駒沢女子大学教授

島袋　香子　北里大学学長

上別府圭子　国際医療福祉大学大学院教授

岩田　裕子　筑波大学准教授

医学書院

発行履歴

1968 年 3 月 25 日　第 1 版第 1 刷	1994 年 9 月 1 日　第 7 版第 4 刷
1971 年 9 月 1 日　第 1 版第 7 刷	1995 年 1 月 6 日　第 8 版第 1 刷
1972 年 2 月 1 日　第 2 版第 1 刷	1998 年 5 月 1 日　第 8 版第 7 刷
1974 年 9 月 1 日　第 2 版第 5 刷	1999 年 1 月 6 日　第 9 版第 1 刷
1976 年 2 月 1 日　第 3 版第 1 刷	2003 年 2 月 1 日　第 9 版第 6 刷
1978 年 2 月 1 日　第 3 版第 3 刷	2004 年 3 月 15 日　第 10 版第 1 刷
1979 年 2 月 1 日　第 4 版第 1 刷	2007 年 2 月 1 日　第 10 版第 6 刷
1982 年 2 月 1 日　第 4 版第 5 刷	2007 年 12 月 15 日　第 11 版第 1 刷
1983 年 1 月 6 日　第 5 版第 1 刷	2011 年 2 月 1 日　第 11 版第 8 刷
1986 年 2 月 1 日　第 5 版第 4 刷	2012 年 1 月 6 日　第 12 版第 1 刷
1987 年 1 月 6 日　第 6 版第 1 刷	2015 年 2 月 1 日　第 12 版第 4 刷
1991 年 9 月 1 日　第 6 版第 7 刷	2016 年 1 月 6 日　第 13 版第 1 刷
1992 年 1 月 6 日　第 7 版第 1 刷	2020 年 2 月 1 日　第 13 版第 5 刷

系統看護学講座　専門分野

母性看護学[1]　母性看護学概論

発　　　行　2021 年 1 月 6 日　第 14 版第 1 刷©
　　　　　　2024 年 2 月 1 日　第 14 版第 4 刷

著者代表　森　恵美

発 行 者　株式会社　医学書院

　　　　　代表取締役　金原　俊

　　　　　〒113-8719　東京都文京区本郷 1-28-23

　　　　　電話　03-3817-5600(社内案内)

　　　　　　　　03-3817-5657(販売部)

印刷・製本　アイワード

ISBN978-4-260-04225-3

はしがき

　母性看護学は，看護基礎教育のカリキュラムとして誕生して以来，妊産褥婦および新生児への看護活動に加え，次世代の健全育成を目ざし，母性の一生を通じた健康の維持・増進，疾病予防を目的とした看護活動を支える実践科学として発展してきました。現在，母性看護の対象は，妊産褥婦とその子ども，将来子どもを産み育てるべき女性，および過去においてその役目を果たした女性のみならず，生涯を通じての性と生殖に関する健康をまもるという観点から，女性と生殖や育児のパートナーとしての男性，子どもが生まれるあるいは乳幼児を育てる家族，その家族が生活する地域社会をも含むようになりました。このことは，次世代が健康に生まれ育つことが普遍的な人類の願いであり，時代の変遷とともに，子どもをより健康な状態で産み育てるための母性への支援が，質的・量的に変化していることを示しています。これは同時に，女性の生涯や役割の多様化，医学の進歩・発展，晩産化と少子高齢化，母子をめぐる生活環境の著しい変化，国際結婚・外国人家族の増加などによって，母性看護の役割はますます拡大されていることを意味します。

　本書では，このような母性看護の役割拡大をふまえ，母性看護の基盤となる概念を，母性看護を実践するうえでの考え方や方向性と関連づけて示し，実践活動に活用できるように解説しました。これに加え，女性の一生を通じた母性の健康の保持・増進を目ざした看護を基盤として，次世代の健全育成を目ざす看護を述べています。また，社会的弱者である子どもや母親，女性，家族，患者の立場にたった個別性の高い看護実践が可能となるように，統合体としての母性や親となる家族を理解するための身体的および心理・社会的知識，看護過程の展開方法，看護実践時の安全管理と倫理について充実をはかりました。そして，これらを系統的に述べることで，かぎられた時間でも重要な内容が効率的かつ漸進的に自己学習できるような構成としています。

　『母性看護学[1]母性看護学概論』では，第1章で母性看護の基礎となる概念について，母性看護を必要とする対象の特徴および母性看護独自の特徴から解説したほか，近年，注目される事項についても概説しました。第2章では，母性看護の対象を取り巻く社会の変遷と現状について理解を深めるだけでなく，母性看護の課題や役割を考えるために，各種統計資料から幅広く把握して考える方法を整理し，提示しました。第3章では，母性看護の対象を ① 受精から女性の成熟期・更年期までの形態・機能の特性とその変化，② 女性・家族のライフサイクルの変化，③ 母性としての発達・成熟・継承における特性とその変化の視点からまとめました。②③ については昨今の情勢に応じて記述を

刷新しました。第4章では，第2章や第3章で述べた母性看護の特性をふまえたうえで，母性看護実践に必要な技術として対象者のアセスメントと看護実践の提供の方向性を示しました。第5章では女性のライフステージ各期における，その時期の女性の特徴や健康問題について改めて項目・内容を整理し，リプロダクティブヘルスとの関係から看護を論じました。第6章では，女性の生涯を通じた健康の保持・増進の観点から，リプロダクティブヘルスケアとして，家族計画および，リプロダクティブヘルスに関する主要な健康問題と看護を解説しました。巻末には，わが国の母子保健対策，男女共同参画社会に向けての政策を理解し，母性看護を実践するにあたり重要な各種の法令を紹介しています。

『母性看護学[2]母性看護学各論』では，第1章で，上記をふまえて母性看護学の役割拡大について述べ，不妊治療を経て妊娠・出産にいたる女性について，具体的な事例を示しています。第2章では，妊娠前からの女性・家族への支援を，必要となる医療とともに解説しました。第3章～第6章では，正常経過にある妊産褥婦と新生児の看護について，第7章では異常経過にある対象者への看護について，それぞれ身体的特性と心理・社会的特性，アセスメントおよび看護という構成で示しています。これにより，対象者の経過にそって系統的に母性看護の学習ができるようになっています。第7章の周産期の異常経過にある対象者への看護については，第3章～第6章で述べた正常経過の基礎知識や看護を確認しながら学習することで，より理解が深まるでしょう。さらに今版では，本文の図表に関連する動画へのリンクを掲載したので，視覚的理解がスムーズに行えるようになりました。付章には，看護を展開する例として，「事例による看護過程の展開」をまとめています。これらは対象者を統合体として理解するための学習のほか，実習や国家試験の状況設定問題への対策として活用していただけると幸いです。巻末には，妊産婦・新生児における各種検査値を付録として掲載し，また，各種援助技術の動画を「動画一覧」としてまとめて掲載しています。昨今急速に普及の進んだICT機器を用いた学習や，遠隔授業などで積極的に活用していただけたらと思います。

母性看護学を学ぶ方に，本書が講義の理解を深め実習にも活用できる教材として広く使用いただけること，また，すでに母性看護を実践されている看護職者の方にも，基本的な知識の確認や自己の看護実践のふり返りなどに活用いただけることを願います。女性に寄り添う看護，家族中心の看護 family centered care がさらに活発になり，第二次計画が進行している「健やか親子21」の目標が達成されることを心から願います。

　2020年10月

著者ら

目次

第1章 母性看護の基盤となる概念
森　恵美

第2章 母性看護の対象を取り巻く社会の変遷と現状

石井邦子

第3章 母性看護の対象理解

堤　治・香取洋子

第4章 母性看護に必要な看護技術

森　恵美

第5章 女性のライフステージ各期における看護

工藤美子

第6章 リプロダクティブヘルスケア

堤　治・工藤美子・杵淵恵美子
島袋香子・上別府圭子・岩田裕子

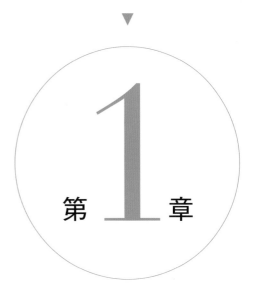

第 **1** 章

母性看護の基盤となる概念

本章で学ぶこと	□母性とはなにかを幅広く考え，母性をめぐるさまざまな定義を理解し，母性看護学における母性のとらえ方について理解を深める。
	□人間の性を示すセクシュアリティについて学ぶ。
	□リプロダクティブヘルス／ライツについて理解し，母性看護を含む今後のヘルスケアの課題を学ぶ。
	□母性看護の対象者を看護するうえで重要な概念であるヘルスプロモーションの考え方を理解する。
	□母性看護のあり方について，対象者，看護の目的・目標から理解を深める。

A 母性とは

母性とはなにか ▶　本節では，親になることの意味を生物学的，発達心理学的，社会・文化的に考え，それを通して母性について幅広く考える。そして，母性をめぐるさまざまな定義を理解し，そのうえで，母性看護学の視点から母性を身体的，心理・社会的特性としてとらえていく。

① 親になることと母性

1 親になることの生物学的な意味

　生命の誕生以来，種の保存を目的とする生殖は綿々と行われてきた。哺乳類であれば，母親が胎児を母体内で育てて出産し，母乳を与え育てることは必然である。すなわち，親になることの生物学的な意味とは，種（ヒト）の保存のために，男女の遺伝子を次の世代に引き継ぐことである。

　種の保存のための過程は，生殖・妊娠・出産・母乳哺育からなりたつ。生殖は男女両性によって営まれる。しかし，妊娠・出産・母乳哺育には女性独自の役割があるため，女性は身体的な負担やリスクを負うことになる。このように，生物学的な機能・役割において親になることの性差は歴然としている。

　また，男女の肉体的特徴などの生物学的な性差は，親になる以前から明らかであり，それが心理・社会的にも親になることに影響を及ぼすと考えられている。具体的には，女性は自分の肉体を通した体験を連続的に蓄積し，心身ともに親になっていく。一方で，男性は妊娠・出産について肉体的な体験がないため，性交したパートナーの妊娠・出産を視覚・聴覚・触覚で感じることによって親になることを意識しはじめる。

2 親になることの発達心理学的な意味

　　本項では，親になることの発達心理学的な意味について，エリクソン Erikson, E. H. が提唱した発達理論から考える。

人間発達漸成論▶　　エリクソンは，人間には Ⅰ～Ⅷ の発達段階があり，各段階で特有な発達課題を克服し，自己成長していくとした(▶表1-1)。親になる年齢前後の発達課題をみると，第 Ⅴ 段階(青年期)は，「アイデンティティ(自我同一性)の獲得」と，その拡散を克服すること，第 Ⅵ 段階(前成人期)は「親密性(愛)の獲得」，第Ⅶ 段階(成人期)は「生殖性(世話)の獲得」である。

内的空間説▶　　人間発達漸成論に加えて，1964 年にエリクソンは**内的空間説**を展開した。そして，女性のアイデンティティのうちいくらかは，のちの人生で配偶者となる男性や子どもと心理的に結合するために開かれているとした[1]。

　　また，岡本によると，1976 年にジョセルソン Josselson, R. L. は，女性のアイデンティティ形成過程において第 Ⅴ 段階の「アイデンティティの獲得」と第 Ⅵ 段階の「親密性の獲得」が並行して進むことを明らかにし，エリクソンの内的空間説を支持した[2]。

親になる過程での▶
発達課題　　これらの発達課題は親になる過程に存在し，とくに女性の場合，複数の発達課題が同時に進行するため，発達危機に陥る危険性が男性よりも高い。反対に，女性が重複する発達課題を連動して達成できれば，友情・性愛についてのパー

▶表 1-1　エリクソンの人間発達漸成論

発達段階	心理-社会的課題と危機	基本的徳目(活力)	重要関係の範囲
Ⅰ 乳児期	基本的信頼感と不信感	希望	母性
Ⅱ 幼児期初期	自律性と恥，疑惑	意思	親
Ⅲ 遊戯期	自主性と罪悪感	目的	基本家族(親・同胞との関係)
Ⅳ 学童期	勤勉性と劣等感	コンピテンス	「近隣」「学校」
Ⅴ 青年期	アイデンティティとその拡散	忠誠	仲間集団・外集団，リーダーシップのモデル
Ⅵ 前成人期	親密性と孤立	愛	友情，性愛，競争，協力の関係におけるパートナー
Ⅶ 成人期	生殖性と沈滞感	世話	分業と家事の共有
Ⅷ 老年期	統合と落胆	英知	「全人類」「わが一族」

(エヴァンズ，R. I. 著，岡堂哲雄・中園正身訳：エリクソンは語る——アイデンティティの心理学．p.160，新曜社，1981 を参考に作成)

1) 岡本祐子編著：女性の生涯発達とアイデンティティ——個としての発達・かかわりの中での成熟．p.6-7，北大路書房，1999．
2) 岡本祐子編著：上掲書．p.4．

トナーを得られるうえに，子どもや，か弱い者などの他者を<ruby>慈<rt>いつく</rt></ruby>しみ，育て，世話をすることによって，アイデンティティをより強固に確立できる。その結果，女性は人間的な成長をとげることになる。

このように，親になるということは心理・社会学的な発達課題であるとともに，発達危機にもなりうる。母親になるということの発達心理学的な意味とは，女性がアイデンティティの獲得をしつつ，子どもを自分と同じように愛し，保護し，世話をするという養育の責任と役割を担うということであり，子どもの成長とともに親も人間的に成長するということであろう。

▶若年で親になること

10代の女性の場合，多くは未婚や就学中であり，青年期・前成人期の発達課題を獲得する途中である。若年で親になることは，「アイデンティティの獲得」と同時に「親密性の獲得」「生殖性の獲得」という上位の発達課題にも取り組むことになるため，発達危機に陥ることは当然であろう。

思春期女性は自己愛が強く自己中心的であるため，わが子を自分より大事に思い，献身的に世話をすることは困難となりうる。また，性器クラミジアや梅毒などの性感染症，胎児虐待，パートナーとの不和，中期中絶，早産，飛びこみ出産などの問題がおこりうる。さらにパートナーも未熟である場合，子どもを産み育てるために必要な利他性や生活基盤が確立しておらず，子どもが健全に育つことも困難となる危険性がある。

▶高齢で親になること

35歳以上の女性の場合，社会生活を営んでいれば仕事などに伴う多様な人間関係を体験しているために，10代よりも柔軟性や生活力，適応力がある。発達課題についても，この時期の女性は，すでに「アイデンティティの獲得」「親密性の獲得」の2つを達成しており，第VII段階の「生殖性(世話)の獲得」へと十分に達している。

この時期の女性の妊娠は，成熟した女性として親密な関係を結んだうえでの望んだ妊娠であることが多い。そのため妊娠を受容して妊娠中から母親役割の準備が進むという強みがある。しかし，高齢による卵子の老化や<ruby>妊孕性<rt>にんよう</rt></ruby>の低下に伴う不妊症，胎児や妊娠・出産の異常の危険性がある。また，体力的な限界のために自分の子どもを出産して世話をすることが困難になる危険性がある。

3　親になることの社会・文化的な意味

親になることの社会・文化的な意味は，子孫をつくり，自分たちの社会や文化を次世代に引き継ぐことである。

▶イエ制度

わが国には血縁や家系を重んじる文化的背景がある。そのため，第二次世界大戦以前では，民法(明治民法)由来の「イエ」制度が戦後の改正まで存在し，子孫をつくり，イエを次世代に引き継ぐことが重要視されていた。そのような伝統的家族観の時代において，嫁(既婚女性)は「産むことによって一人前の女性，人並み」と評価されており，女性の人生とはすなわち，結婚して子どもを産み育てることであった。また，子どもの性別についても女性の希望は重視さ

れず，家族があととりとして男児の出生を希望する風潮があった。

子育ては母親の役割であった。しかし，多くの子どもたちが大家族の中で親以外の大人の世話も受けながら育てられていた。

第二次世界大戦後▶
の変化
第二次世界大戦後，社会構造の変化や産業の発達により核家族化が進行し，日本人の家庭生活はさまがわりした。女性の生き方も，結婚前にさまざまな職業につくなど，多様な選択肢から自分なりの生き方を選択できるようになった。親になることについても，「女性として妊娠・出産・子育てを経験したい」「夫婦で子どもを育てたい」という積極的な希望から親になる選択をする者や，妊娠したことをきっかけに親になる決心をする者などさまざまである。

国際的にもリプロダクティブヘルス／ライツ(性と生殖に関する健康と権利，▶27ページ)の概念が提唱され，いつ親になるのか，何人の子どもの親になるのかは，女性がパートナーとの関係のなかで，あるいは女性自身で意思決定する時代になっている。反面，先述した伝統的な家族観や性役割観は，日本文化とともに日本人の心に継承されている部分もありうる。このことは，多様な価値観や背景をもつ親になる人々にとって，わが国の社会が子産み子育ての環境として成熟していない要因となっているとも指摘されている。

4 親になる過程における問題

現代における親に▶
なることの困難性
わが国では，1989(平成元)年の合計特殊出生率が1.57となったこと(1.57ショック，▶62ページ)をきっかけに，少子化対策が行われてきた。しかし，少子化のとまる気配はなく，2022(令和4)年の合計特殊出生率は1.26と低迷している。さらに，2022(令和4)年の出生数の年間推計は，前年比で5%以上減少し，80万人を下まわった(▶66ページ)。

現代のわが国では，親になることがさまざまな要因によって困難になっており，出生率の低迷との関連が考えられている。

①**女性の生き方の多様化**　働く女性が増えたことに伴い，未婚化・晩婚化・晩産化の傾向にある。また，発達段階の順序どおりに結婚，妊娠・出産をし，親になる者ばかりではない。人口動態統計において第1子を出産した母親の年齢をみると，生殖年齢とされている15〜49歳の範囲外にある，15歳未満や50代での出産も見うけられる。また晩婚化・晩産化に伴い，親になりたくても自然には妊娠しないこと(不妊症)に悩む夫婦も既婚者の6〜7組に1組と増えている。

②**家族形態の多様化**　第二次ベビーブーム世代が40代となり，核家族で育った男女が親になる時代となった。核家族は定着し，多くの家族において核となる夫婦が親となり，子どもを育てている。一方で，未婚の母親やステップファミリー[1]における妊娠・出産など，家族形態も多様となっている。

---

1) 再婚により，少なくとも1組の非血縁の親子関係をもつ家族のこと。

③**労働に関する環境**　近年，子産み子育て世代の大半は夫婦共働きである。妊娠・出産・育児のために産前・産後休業，育児休業をとることも一般的になっている。しかし，もとの職場に復帰したいという希望があるにもかかわらず，保育所問題などのために復職できない者も多い。

④**経済的な環境**　経済的な理由から子どもをもつことを選択できない夫婦もいる。2015 年の調査[1]において，平均理想子ども数は 2.32 人，平均予定子ども数は 2.01 と差があり，3 人以上の子どもを育てられないおもな理由は，経済的な問題が多かった。また，子どもが生まれたあとも，6〜7 人のうち 1 人が貧困世帯で育っているなど，**子どもの貧困**も問題となっている。

⑤**子育てにかかる負担の性差**　わが国の父親は，諸外国に比べて子育てに費やす時間が非常に少ない。母親が子育ての負担や悩みのほとんどを負っているため，子育ての密室化や，母親の孤立が大きな社会的問題となっている。そのため，産後の回復期に母親だけが子育てをかかえ込み，産後うつ病や虐待などにつながらないような施策が講じられはじめている（▶313 ページ）

**生殖補助医療の▶
進歩に伴う問題**　生殖補助医療 assisted reproductive technology（ART）の著しい進歩は，男女間の自然の営みであった生殖の過程に人工的な介入を可能とした。生殖補助医療は不妊に悩む夫婦に親になる道を開いた一方で，男女双方にとって親になる過程を複雑にした面もある。

たとえば，代理懐胎の出現は「誰がその子の母親なのか」という問題を生じさせた。生物学的な母親は，卵子を提供する遺伝学上の「母親」と，子を妊娠・出産する「母親」に分けられる。また子どもが養子となれば，生物学的な母親のほかに，法律上の育ての「母親」が存在することになる。

このような生物学的な親となる過程の分断は，親になる女性から自然な生殖に伴う妊娠・出産の経験を取り去ることとなる。そのため，親になることへの移行は心理・社会的にも，より複雑でむずかしいものとなる。

**親になることに▶
ついての準備
教育・支援**　親になる人の背景や環境が多様化していることに伴い，個々の人生や家庭状況，夫婦の価値観によって，子どもをいつ何人産むかを積極的に考えて計画する必要性がますます高まっている。このような情勢を受けて，若い世代が自分のライフプランを考え，いつ妊娠・出産をするのかということを考える教育（妊活教育）が政府によって推奨されている。

子どもをもち育てることは，女性だけでなく，男性にとっても人生において有意義なできごとである。妊娠中から産後ヘルパーや産後ケア施設の予約をしたり，家族と家事・子育ての役割分担を進めたりするなど，看護職者は，子どもを産み育てる喜びと楽しみを男女ともに感じられるように支援することが急務である。親になることの準備教育によって，「ともに育つ」という意識改革が進むことも期待されている。

1）国立社会保障・人口問題研究所：出生動向基本調査，第 15 回，2015 による。

親になる過程に▶
ある人への支援

　女性も男性も，妊娠継続の意思決定をしたのであれば，自身の母性あるいは父性を成熟させる必要が高まり，親になるという発達課題と親としての責任・義務を同等に有する。家族や地域の養育力が低下している現代社会において，子どもの養育の責任・義務を引き受けるべき親がどのような過程を経て親になったにしても，その責任と役割を自認して実行に移すことは，容易なことではない。したがって，親になる過程にある人々が子どもの健全な育成を促すことができるように，社会的に手厚く支援することが求められている。

5 母性をめぐる定義

母性の定義▶
　「母性」という言葉は，一般の辞書では「母として持つ性質。また，母たるもの」と記されており，母性とは「母親としての性質」と「母親そのもの」の2つをさしている[1]。このように，一般的には母性および母性をめぐる用語の定義はあいまいであり，多義的に用いられている(▶表1-2)。定義の多くは，母性を女性において後天的に発達するものであり，妊娠・出産・育児と関係するものとしてとらえている。ただし，心理学の定義では母性を女性のパーソナリティの一部としてもとらえている。

本書での母性の▶
定義
　母性看護学は，親になることの支援を通して次世代の健全な育成を目ざす看護学である。親になることは生物学的には生殖に始まるが，心理学的，社会・文化的，法的な始まりは必ずしも一致しない。前述したように，親になることには，心理学的にはそれまでのその人の人間的発達が大きく関与しており，社会・文化的には環境や時代の考え方が多大に影響しているからである。

　そこで本書では，母性を，母親や妊娠・出産・哺育という生物学的な面のみに関係する狭義の母性ではなく，女性のライフサイクルにおいて存在し，その多くは後天的に発達するものとして広くとらえる。つまり，母性とは，身体的側面と心理・社会的側面をもち，それらの側面を統合した特性であると考える。したがって，看護においては，対象である女性の母性について身体的特性と心理・社会的特性を別々にとらえるのではなく，その女性の生きてきた人生のなかで全体論的に(丸ごと)とらえていくことが重要である。

6 女性の一生と母性

女性の移行期▶
　女性の一生には，男性とは異なる移行期が存在する。母性看護学研究者であるマーサー Mercer, R. T. は 1989 年に，アメリカ在住の 60 歳以上のさまざまな背景をもつ 80 人の女性の人生歴を面接調査し，5 歳ごとに分けて検討した結果から，女性の移行期を以下の 5 時期であるとした[2]。

1) 新村出編：広辞苑，第 7 版．岩波書店，2018．
2) Mercer, R. T. et al.: *TRANSITIONS IN A WOMEN'S LIFE——Major Life Events in Developmental Context*. pp.179-186, Springer, 1989.

(1) 16〜25 歳：成人期への過渡期と定位家族[1]からの分離

(2) 26〜30 歳：30 歳代への過渡期

(3) 36〜40 歳：40 歳代への解放期

▶表 1-2　母性をめぐる用語の定義

母性の定義	・母親として持つ性質。また，母たるもの(広辞苑，第 7 版) ・母なるもの(母性)の本質は，相手の身になって感じる能力，ほかの人の必要とするものを直観的に把握すること，そしていつでも準備し控えていること，自分自身の運命と同様にほかの人の運命を大切にすること。母なるものは，女であることを余すことなく自認しうる女性においてのみ可能である(シュビング〔看護師・精神療法家〕，1966)[1] ・母性とは，現に子どもを産み育てているもののほか，将来子どもを産み育てるべき存在，および過去においてその役目を果たしたもの(WHO 母性保健委員会) ・母性とは，社会的，生物学的，感情的な統一一体としての母の子に対する関係を示すものである。この関係は受胎とともに始まり，その後の妊娠・出産・飼養，養育の生理的過程を通じて続く(ドイッチェ〔精神分析家〕，1964)[2] ・生理的・生物的な側面，社会・文化的側面，そして個(パーソナリティや対人関係など)に関する側面の 3 つの側面で母性をとらえることを提唱(大日向雅美〔心理学者〕，1991)[3] ・母性 motherhood を，児に対する母親としてのかかわり，あるいは母親らしいかかわりに示される，女性のパーソナリティの一面ととらえる(花沢成一〔母性心理学者〕，1992)[4] ・女性のパーソナリティの一部として母性をとらえている。母性とは妊娠・出産・育児の経験を持つ，あるいは持とうとする女性の子どもとの関係から生まれてくる特性とする(松村惠子，1999)[5] ・母なるものの元型は人間の深層に存在していて，そこから種々の母性像が生まれてくる。母性は子どもを飲み込む悪母と，子どもを育て成長を促す良母というような肯定否定の両面を持つ(ユング〔深層心理学者〕)[6]
母性愛	・母親が持つ，子に対する先天的・本能的な愛情(広辞苑，第 7 版) ・なにかしら自然なもの，本能的なもの，この存在は動物にもみとめられる(シュビング，1966)[7] ・母性愛とは女性の子どもに対する愛情の情動である(松村惠子，1999)[8]
母性意識	・子どもが「かわいい」，「好き」，「庇護したい」などと思う気持ち(新道幸恵・和田サヨ子，1990)[9] ・母親自覚(母親になる，あるいはであることの自覚)と母親理念(妊娠・分娩・育児への態度や価値観)を包括した概念(花沢成一，1992)[10] ・母性意識とは女性の子どもに対する意識が生物学的，心理学的，文化・社会的な諸要因の影響を受けて形成され発達する。またこれらの諸要因は時間性を基軸として空間性を持った多次元で関連しあい変容する。さらには，母性感情や母性愛と密接な関係のなかで意識は形成されて発達し，それは母性行動の原動力となり，女性の生き方や価値観を包括している(松村惠子，1999)[11]

1) 玉谷直実：女性の心の成熟. pp.125-126，創元社，1985.
2) 松村惠子：母性意識の構造と発達. p.42，真興交易医書出版部，1999.
3) 大日向雅美：母性の研究——その形成と変容の過程——伝統的母性観への反証. pp.246-247，川島書店，1988.
4) 花沢成一：母性心理学. p.4，医学書院，1992.
5) 松村惠子：上掲書. p.158.
6) 玉谷直実：上掲書. pp.80-81.
7) 玉谷直実：上掲書. p.125.
8) 松村惠子：上掲書. p.44.
9) 新道幸恵・和田サヨ子：母性の心理社会的側面と看護ケア. p.99，医学書院，1990.
10) 花沢成一：上掲書. p.13.
11) 松村惠子：上掲書. p.45.

---

1)　人がそこに生まれ育っていく家族。

(4) 61〜65歳：再生と再方向づけの時期

(5) 76〜80歳：創造性と破壊の時期

(1)と(2)については男性の移行期と同様であるが，多くの女性が(2)の時期に結婚，妊娠・出産を経験し，親密性と自己陶酔，愛着と分離の2つについて大きな心理的葛藤をもつとされる。またこの時期には，結婚によって定位家族から独立し，生殖家族[1]を形成する。多くの女性は，20代〜30代前半までの間は定位家族の中で自分の血族を中心に生活している。

結婚して(3)の時期になると，新たに所属する生殖家族において，より満足かつ快適な生活の探索を始め，定位家族中心ではなくなる。近年，わが国では晩婚化・晩産化により，(2)と(3)の移行期が多様化してきている。生涯独身である人や45歳以上でも乳幼児の子育てをしている者もいる。この年代のワークライフバランスや多重役割に関する問題も指摘されている。

(4)の時期は最初の職業から退職し，次の活動に向けて充電し，生活を再構築する時期であり，自分の年老いた両親の介護をする時期にもなる。これはレビンソン Levinson, D. J. が示した老年期への過渡期とも一致する。

(5)は近親者や親友の死に直面することを通して，自己の健康を失うことを受容できる「女性としての賢明さ」をもつ年代への移行期である。

マーサーの結果は，ヨーロッパ系アメリカ人女性における20世紀の研究成果であるが，結婚，妊娠・出産・育児によってキャリアが中断しやすいわが国の女性にもあてはまる部分があると考えられる。

現代女性の▶ライフコース 　現代のわが国において，女性のライフコースは，ライフサイクルの木としてあらわされる（▶図1-1）。図1-1からわかるように，わが国の女性にも移行期があり，進学や就職，結婚，妊娠・出産などのできごと（ライフイベント）に際して，自分らしい生き方の選択をせまられる。かつてに比べ，現代の女性は，多様な生き方，自分らしい生活を選択・志向できる状況にある。しかし，このような人生の節目には，女性性の受容，アイデンティティの形成，母性性の受容・成熟・発揮などの発達課題が押し寄せるため，生きがいや，仕事と家事・育児との両立などが，危機や葛藤をもたらすことがある。したがって，看護においては，女性のライフサイクル・ライフコースの視点からその女性の人格形成・母性に関する発達課題を見きわめ，発達危機を回避できるように援助しなければならない。

② 母性の身体的特性

母性の身体的特性▶の成長・発達 　母性の身体的特性とは，女性がもつ子どもを産み育てるための身体的な構造と機能である。成熟した女性は，自己の体内で胎児を育て分娩するという役割

---

1) 結婚によって形成され，子どもを産み育てる家族。

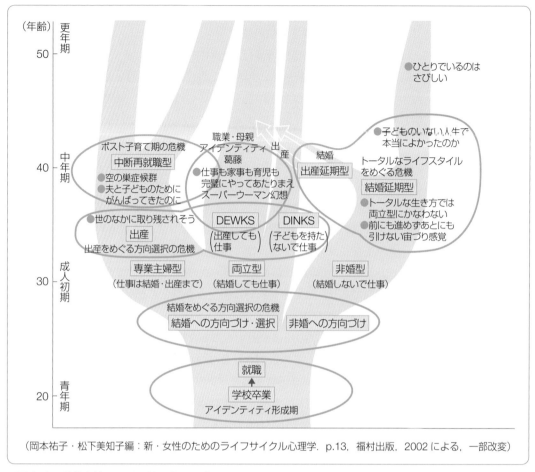

（岡本祐子・松下美知子編：新・女性のためのライフサイクル心理学．p.13, 福村出版，2002 による，一部改変）

▶図 1-1　現代女性のライフサイクルの木

を果たすための特有な身体的特性（構造・機能）として，女性生殖器や，男性と異なる女性としての体型，性周期などを有している。

　女性としての身体的な構造は，第 1 次性徴として先天的に備わっている。子どもから成人へと成長・発達するにつれて，女性らしい体型となり，母親になる身体的発達をとげる。思春期では第 2 次性徴の発現により，丸みを帯びた体型と性周期が完成する。この身体的発達は，女性の環境や生活行動，精神的発達などから大きな影響を受けたり，反対に影響を及ぼしたりする。

次世代の健康への▶
影響

　妊娠すると，子どもは女性の子宮内で発育する。母子は生命共同体となり，とくに子どもは母体からさまざまな影響を受ける。また，母性の身体的特性がどのように準備されていたかは，受胎の可否や妊娠中の母性の身体的・精神的健康に，そして母性の健康は胎児の成長・発達，出産や産後の母子の健康状態に大きな影響を及ぼす。

　したがって，母性の身体的・精神的健康を保持することは，次世代の健康を保持・増進することになるといえる。

③ 母性の心理・社会的特性

　母性の心理・社会的特性とは，1人の女性が成長する過程で精神的・行動的に発達・形成される次世代を育成するための特性，すなわち母性性であるといえる。

　母性の心理・社会的な側面の多くは，人間としての成長・発達の影響を受けながら，家庭や社会のなかで他者との相互作用によって育てられ，後天的に発達する。

　このように発達した母性は，子どもとの関係において発揮される一方，子どもとの相互作用によりさらに成熟し，継承される。

母性愛 ▶　「母性愛」という言葉は，辞書では「母親が持つ，子に対する先天的・本能的な愛情」[1]と記されている（▶8ページ，表1-2）。このように，わが国において母性愛は生まれながらのものとされている。

　女性は生まれながらに産む性としての身体的構造をもっているため，わが国では母性が母性愛と混同され，先天的・本能的なものであると誤解されている。つまり，女性であれば母性が先天的に備わり，母親は子どもを愛情深く育てられるという考えである。さらに，「母性は偉大・崇高で絶対に善である」というような社会通念が存在し，母性の概念は多義的で不明確であると指摘されている[2]。

　母性のすべてが本能であるならば，すべての女性は自分が産んだわが子をかわいいと思い，慈しみ育てるのが当然である。ところが，泣いてばかりいるわが子をかわいいと思えない，どうしてよいかわからないなど，育児不安を訴える母親や，あるいはわが子に対して関心を示さない母親もいる。自分の産んだ子どもを捨てる母親，実の母親に虐待を受ける子どもなど，出産をした母親がすべての赤ちゃんにとってよい母親とはいえないことを裏づけるできごとがおきている。

　玉谷によると，看護職者で精神療法家のシュビング Schwing, G. は「母なるもの（母性）の本質は，相手の身になって感じる能力，他の人の必要とするものを直観的に把握すること，そしていつでも準備し控えていること，自分自身の運命と同様に他の人の運命を大切にすること。母なるものは，女であることをあますことなく自認しうる女性においてのみ可能である」としている[3]。この考えに従うと，母性の心理・社会的な成熟，すなわち母性性の獲得は，女性性の獲得を前提条件としていると解釈できる。本能である母性愛に対して，母なるもの，つまり母性性は，母親である状態や特質であるが，先天的なものだけ

1）新村出編：広辞苑，第7版．岩波書店，2018．
2）大日向雅美：母性の研究——その形成と変容の過程——伝統的母性観への反証．第1章および p.60，川島書店，1988．
3）玉谷直実：女性の心の成熟．pp.125-126，創元社，1985．

ではなく，女性であることから出発し，多くは後天的に育てられるものであることが示唆されている。

母性意識▶　新道らは，子どもに対して「かわいい」「好き」「庇護したい」などと思う気持ちや，ほかの，か弱き者への思いやりからめばえる子どもへの感情・気持ちを母性意識とした[1]（▶8ページ，表1-2）。母性意識は母性性のもととなるものであり，その発達から，母性の心理・社会的特性をとらえることもある。

母性意識の発達は乳児期の基本的信頼の獲得に始まる。子どもの母性意識のめばえには親の養育態度や行動が大きな影響を及ぼすため，母性は世代間で伝達されると考えられている。

すなわち乳児は，親から十分な愛情と適切な世話・保護を受け，相互に作用し合う関係を形成することによって，自分が他者から快い世話を受けるだけの価値ある存在であることを信じることができる。そして，他者にも愛情や快い世話を与えるための素地ができるとされている。

母性の二面性▶　玉谷によると，ユングJung, C. G. は，母性の二面性，つまり良母（善母）と悪母という肯定と否定の両面を指摘している（▶図1-2）。子どもを飲み込む悪母は，日常的に母性の尊さが語り継がれているわが国では受け入れがたい母親像である。しかし，母性が肯定的な面だけでなく否定的な面も同時に有するというこの考え方は，親による過保護や虐待の病理を理解し，健全な母子関係の形成や母子分離の援助を考えるうえで有用であろう。

母性行動▶　松本は母性行動について，中枢神経系機能分類に従い，本能的な母性行動，伝承学習による母性行動，精神作用による母性愛の3つが混沌としたものとして説明した（▶図1-3）。

さらに，後天的に伝承学習によって育つ母性行動の存在を位置づけ，精神作用による母性愛を最も比重が大きいものとし，母性行動に対する社会的・文化的因子からの影響について言及した。

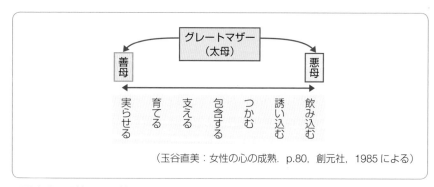

（玉谷直美：女性の心の成熟．p.80，創元社，1985による）

▶図1-2　母性の二面性

1）新道幸恵・和田サヨ子：母性の心理社会的側面と看護ケア．p.99，医学書院，1990．

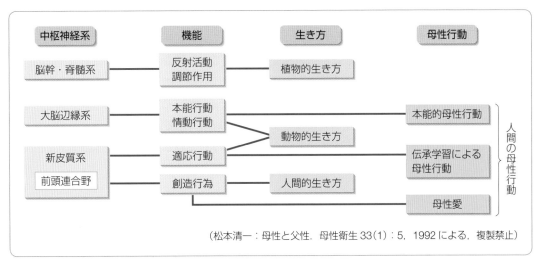

（松本清一：母性と父性．母性衛生 33(1)：5, 1992 による，複製禁止）

▶図 1-3　脳の機能と母性行動

④ 母性看護における母性

　母性の身体的特性は女性のもつ身体的特性であり，時代によって大きな違いはない。しかし，母性の心理・社会的特性のあらわれである母性行動は，それぞれの時代や文化・社会の影響を受けて変化する。また，1 人の女性に注目すると，女性のライフサイクルを通して，母性の身体的特性と心理・社会的特性は，それぞれに作用し合い，親・パートナー・環境や文化・社会などからさまざまな影響を受ける。

WHO による▶
母性の概念
　世界保健機関 World Health Organization（WHO）の母性保健委員会では，「母性とは，現に子どもを産み育てているもののほか，将来子どもを産み育てるべき存在，および過去においてその役目を果たしたもの」と母性を定義している。これは母性が女性のライフサイクルすべてに存在することを示す定義である。

わが国の法令上の▶
母性の概念
　わが国でも，1966（昭和 41）年に厚生省（現厚生労働省）が公示した母子保健法の実施要領において，思春期から更年期にわたる期間にある女性を母性保健の対象とし，ほとんどの年代の女性たちに保健指導するという考えが明示された。これによって，母性は，「子を産み育てている生物学的な女性であることによる特質」という狭義の概念から心理・社会的特性が拡大し，どの年代の女性にも存在する概念として解釈されている。

母性看護の役割▶
　女性は，初経や妊娠・出産などの生殖にかかわる体験を通して，母性として発達・成熟し，それを発揮・継承していく。性差の隔たりがなくなりつつある複雑な現代社会では，女性の生き方は多様であり，女性がその一生のなかで，いつ自己の母性をどのように発揮するかは人によって異なっている。妊娠・出産によって母性を発揮することは，母性をもつ女性にしかできないことであり，これは次世代を産み育てる過程の出発点になる。

　しかし，妊娠・出産は，子産み子育ての一時期である。さらに，わが国でも現在，子育ては女性だけの役割ではなく男女共通に担うものという考え方が浸透している。また，次世代を育成することは社会全体の役割でもあり，子どもをもつ夫婦への支援なども含め，次世代の育成にかかわる多様な役割が母性および母性看護に求められている。

　母性は，将来母親になる女性，現在母親である女性，過去母親であった女性，母親でなくても次世代の健全育成に関与している女性など，すなわち女性であることを自認している女性において発達・成熟し，発揮・継承されている身体的，心理・社会的特性の総称である。次世代が健康に生まれ育ち，人類が健全に幸福に発展していくための人間形成の基礎にかかわる母性の役割を尊重し，正しく理解・評価し，女性が母性として健康的に成熟し，その母性をその人なりに次世代の健全育成のために発揮できるようにしなければならない。

B 母子関係と家族発達

　前述したように，母性は，子どもとの関係や家族関係のなかで発達するものである。その一方で，母性は発揮されることによって，母子関係の形成や子どもの成長・発達を促し，家族の関係性を深める。

　家族のライフサイクルと，母親・子どものライフサイクルは，相互に関連しながら経過する。そして，母性は子どもとの交流や世話によってはぐくまれ，母性行動の多くは家族のなかで伝承され，学習されている。このことについて，社会学者のパーソンズ Parsons, T. は，家族以外において十分に遂行されえない機能として，育児（子どもの社会化）と大人の情緒安定機能をあげている。

　家族は子どもと母親にとって環境であり，社会化機能や情緒的安定機能などを有し，発達するものである。そのため，母性看護においても家族育成期の家族を一単位（システム）ととらえて理解することにより，子どもの誕生に伴う家族の変容を見すえた看護の方向性を見いだせる（▶141 ページ）。

　本節では家族のサブシステムである母子関係と，家族機能，家族の発達過程について学習する。

① 愛着・母子相互作用と母子関係形成

1　愛着行動

　ボウルビー Bowlby, J. は，出生したばかりの新生児と母親との関係形成を行動学的観点から研究し，愛着理論として提唱した。そのなかで，出生直後の新

▶表1-3 愛着行動の構成

発信行動		接近行動	
生得的行動	目標修正的行動	生得的行動	目標修正的行動
泣き叫ぶ, ほほえむ, 片言を言う。	対象との距離を考えて, 泣き叫びの強度を調節する, 呼び求める, 両腕を上げたり手をたたいたりして歓迎を示す, かんしゃくをおこす, など。	握る, 見つめる, 食べることと無関係な吸引など。	しがみつく, 探し求める, あとを追うなど。

(黒田実郎監修, 伊藤隆二ほか編:乳幼児発達事典. 岩崎学術出版社, 1985 による, 一部改変)

生児は, 母親との結びつきを可能にするための道具としての**愛着行動** attachment behavior(アタッチメント行動)を本能的にもっていると説明し, ① 微笑行動, ② 吸啜[1]行動, ③ 追視行動, ④ 抱きつき様行動, ⑤ 泣き, の5つを取り出した。

　ボウルビーによると, 愛着(アタッチメント)をもっているということは, その人物に接近と接触を求める強い傾向があることを意味する。愛着行動とは, その人物に対して望んだ接近を実現し, 維持しようとして, 人がそのときどきに行う行動のさまざまな形態である。たとえば, 大半の子どもは, 困ったときや不安になったとき, 愛着の対象である特定の人物(多くは母親)のところに行き, そばにいようとする。これが愛着行動の典型例である。

　愛着行動はその性質から発信行動と接近行動の2つに区別され, それぞれには, 生得的行動と目標修正的行動がある(▶表1-3)。これらの行動は, 人間に母性的な行動を触発する効果をもっている。乳児は親に対して母性的な行動, いわゆる直感的育児行動(いきいきした抑揚をつけての話しかけやアイコンタクトなど)を触発し, 親はこの行動により乳児の発達を自然に促進する。

2 母親役割獲得と母親になること

　ルービン Rubin, R. によると, **母親役割獲得**の過程は以下の5つの認識的操作を行いながら, 児との心理的絆形成をして進む。

(1) 先輩母親や専門家を手本として**模倣**する。

(2) 子どもを対象にして母親役割を演じる(**ロールプレイ**)。

(3) それらに基づいて**空想**を行う。

(4) 空想した態度や行動を母親像として自分に投影して, それを受け入れるか拒絶するかを決定する(**取り込み-投影-拒絶**)。

(5) 同時に過去の自己像を喪失したものとして悲しみ諦める(**悲嘆作業**)。

---

1) きゅうてつと読む場合もある。

　マーサーは 1981 年に，この過程を「母親がわが子に愛着をもち，母性行動の能力を身につけ，その役割に楽しみと満足を表現するようになる期間を通じておこる相互的・発達的過程」と定義した。それによると，妊娠期は母親役割を想像して胎児を認識しはじめる心理・社会的な**予期的段階**で，子どもの誕生によって，母親は役割モデルをまね，育児を受け入れる**形式的段階**になり，わが子との相互作用の経験から，わが子の合図を学び，独自の役割関係を発達させる**非形式的段階**へと移行していく。これらの段階を経たあと，母親役割について調和や信頼，適正を経験するようになり，母親役割達成の最終地点である**個人的段階**へと移行する。

　さらに，マーサーは 2005 年に，母親役割獲得に関するレビューを行い，母親役割獲得よりも，**母親になること**のほうが，女性個人のダイナミックな変化・発達を正確にとらえているとした。そして，母親になることの過程には，以下の 4 つの重なり合う段階があるとした。

(1) 妊娠期に妊娠に専心し，胎児へ関心や愛着をはぐくみ母親となる準備をする段階。

(2) 産後 2〜6 週間に身体の回復をしつつ，児の合図と世話を学ぶ段階。

(3) 産後最初の 4 か月間，正常な経過のなかで児の世話への自信を高める段階。

(4) 産後 4 か月以降に**母親としての自己**(マターナルアイデンティティ)を確立する段階。

3　母子相互作用

　クラウス Klaus, M. H. とケネル Kennell, J. H. は 1981 年に，出産後すぐに母親と子どもを一緒にすることは，母子間に一度に多くの相互作用を発生させて両者を精神的に結びつけ，さらに母子間の愛着が発展することを保証していくと述べた(▶図 1-4)。また，母子間におこる相互作用は，感覚的，内分泌的，生理的，免疫的および行動的メカニズムの作動を開始・促進させるとした。

　母親は新生児に出会い，五感で観察することにより新生児の反応やシグナルを認知して自分の子であると実感する。そして，母親はタイムギバー[1]であるとともに，新生児へさらに接近し，アイコンタクトを行い，愛情を注ぎ，新生児を注意深く観察して保護をしたり，献身的に世話をしたりする。新生児も母親からのかかわりに対応して，微笑や吸啜，追視，抱きつき様行動，泣き，エントレインメント[2]などの愛着行動を示す。このように，母子間の相互作用が促進されることにより，母と子の絆が形成されていくことになる。

---

1) 授乳の時間を調整したり，沐浴時間を決めたりするなど，新生児の世話をする時間を決めるのは母親であることを意味する。

2) 同調性を意味する。話しかけたり，見たりする行動やリズムが相手に無意識のうちにはたらきかけ，受ける側も無意識のうちにそれに応答するように声を出したり，リズムをとったりして反応する現象のことをさす。

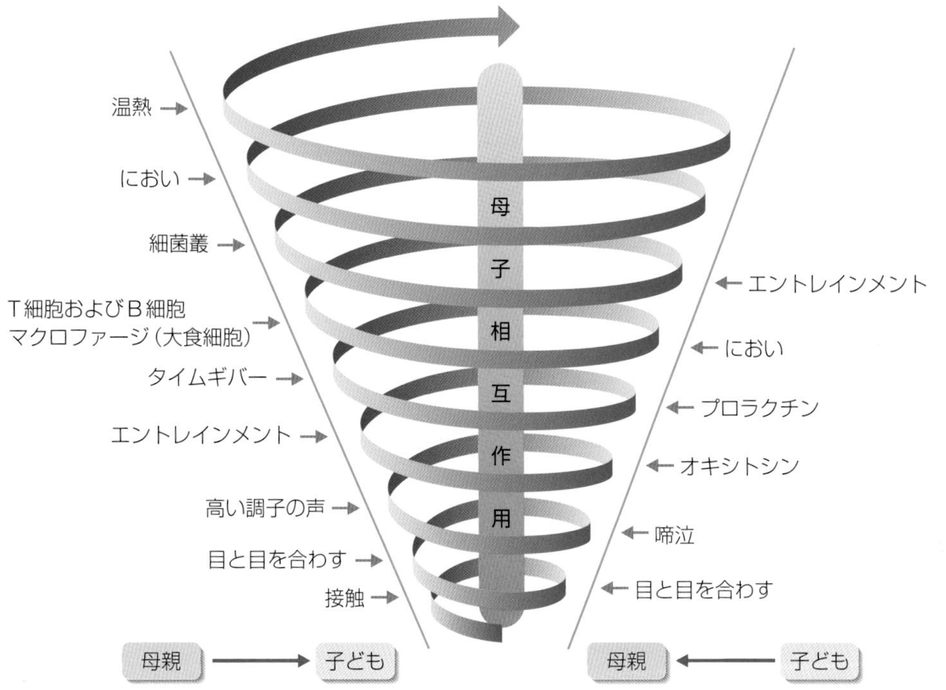

（クラウス，M. H.・ケネル，J. H. 著，竹内徹ほか訳：親と子のきずな．p.97，医学書院，1985 を参考に作成）

▶図 1-4　母子相互作用

　　　　以上のことからわかるように，出産前から母子相互作用は存在し，妊婦は胎児である自分の子どもや母親となる自分について想像し，胎児への愛着を高めている。新生児は出生時から愛着行動を示し，それが母親の母性的な行動を触発し，さらに母子が相互に作用し合うことによって，母子の絆が形成されていくのである。新生児・乳児はこのように親の愛情と保護を受け，エリクソンのいう基本的信頼を獲得していく。

父子相互作用▶　　父親についても，母親と同様の資格と能力の可能性を備えているため，子どもと相互に作用し合い，親子の絆が形成されていくことにはかわりない。しかし，父親の場合は母親と比べ，体感を伴う生物学的な基盤が脆弱であり，出産後のかかわりが少ないことから，母親と子どもとの関係性が築かれるのに遅れて父子相互作用が始まるという特徴がある。

バーナードの▶
　　モデル
　　　バーナード Barnard, K. E. の小児健康評価相互作用モデルでは，子ども，母親（養育者）とその両方にとっての環境の関係性が示されており，三者の関係している部分に母子相互作用が位置している（▶図 1-5）。

　　　　このモデルでは，親と子は，自分の行動を相手と調整したり相手の行動を修正させたりして環境に適応するものとした。バーナードのモデルでは，母子相互作用は，養育者（親を含む）に関する 3 つの特性と，子どもに関する 2 つの特

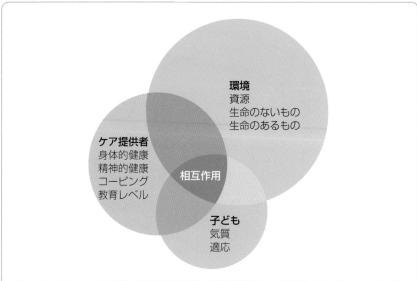

(Marriner-Tomey, A. 編著, 都留伸子監訳：看護理論家とその業績, 第3版. p.500, 医学書院, 2004 による：［原図］(Sumner, G. & Spietz, A. [Eds.]. [1994]. *NCAST caregiver/parent-child interaction teaching manual* [p.3]. Seattle：NCAST Publications, University of Washington, School of Nursing. より)

▶図1-5 小児健康評価相互作用モデル

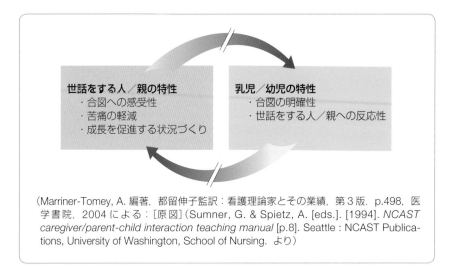

(Marriner-Tomey, A. 編著, 都留伸子監訳：看護理論家とその業績, 第3版. p.498, 医学書院, 2004 による：［原図］(Sumner, G. & Spietz, A. [eds.]. [1994]. *NCAST caregiver/parent-child interaction teaching manual* [p.8]. Seattle：NCAST Publications, University of Washington, School of Nursing. より)

▶図1-6 バーナードのモデル

性があり，それらが相互に作用しているものであると説明されている(▶図1-6)。これらの特性は，母子相互作用を促進させる看護を考えるうえで重要な点となる。

② 母親となることへの看護

マーサーとウォーカー[1]の文献検討によると，母親になることを促進する看護介入は，①乳児の世話に関する指導に焦点をあてた看護介入，②乳児の相互作用的な能力を認識し敏感になることに焦点をあてた看護介入，③母親と乳児のアタッチメントを促進することに焦点をあてた看護介入，④母性役割・社会的役割への準備に焦点をあてた看護介入，⑤相互作用により癒す力をもつ看護師-対象者関係性に基づく看護介入の5つである（▶図1-7）。そして，②の乳児がもつ相互作用的な能力への看護介入が，母親と子どもの相互作用を高め，子どもの世話に関する母親の知識を高めることに最も効果があると述べている。

日本人の母親においても，①や②の看護介入の効果が示されている。はじめて母親になる人々においては，母親になることの困難性が高く産後うつ病のリスクが高いことから，このような看護介入が必要となっている。

母親になることは，その女性を取り巻く環境の影響を受けることは明白である。妊娠・出産期，産褥期にある女性や子どもは脆弱性が高く，保護的な支援や健康増進に向けての看護が必要であり，親になる過程において，先導し，見まもり，孤立させないような環境調整が不可欠である。看護職者はそれぞれの対象者に合わせて親になる過程を継続的に支援できるシステムを考え，看護を行わなければならない。

③ 家族機能

1 家族の定義

森岡の定義▶ 家族社会学者の森岡は家族を「夫婦，親子，きょうだい[2]など少数の近親者を主要な構成員とし，成員相互の深い感情的なかかわり合いで結ばれた，第一次的な福祉追求集団」と定義した[3]。この定義における福祉とは，経済的な安定だけでなく，ゆたかさ，健康，さらに精神的なやすらぎをも含めた広い概念とされている。

フリードマンの▶
　　定義 家族看護研究者のフリードマン Friedman, M. M. は，家族を，「絆を共有し，情緒的な親密さによって互いに結びついた，しかも，家族であると自覚している2人以上の成員である」と定義した。また，家族機能を「家族構造の成果」と定義し，その機能を，①生殖機能，②情緒機能，③社会化と地位付与機能，

---

1) Mercer, R. T., Walker, L. O: A Review of Nursing Interventions to Foster Becoming a Mother. *Journal of Obstetric, Gynecologic and Neonatal Nursing*, 35(5): 568-582, 2006.
2) 出生順位や性別にかかわりなく，同胞を示している。
3) 森岡清美・望月崇：新しい家族社会学，3訂版．p.3，培風館，1993．

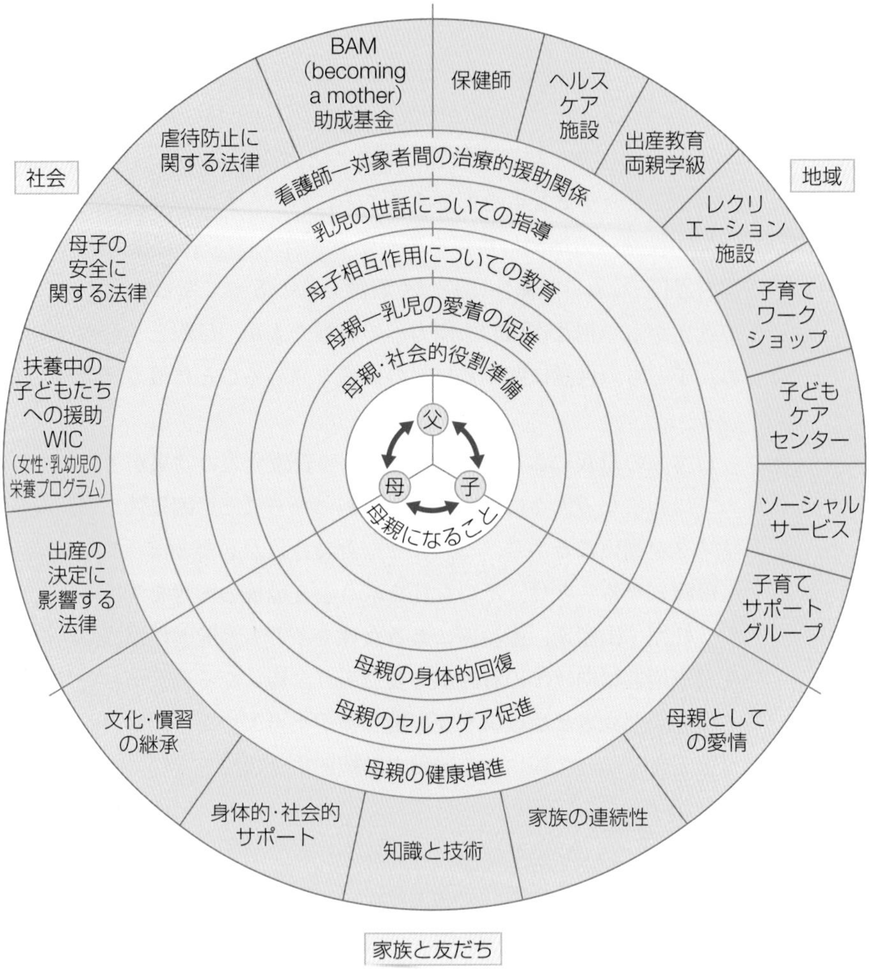

母親，乳児，父親は，母親となる過程に影響し，その過程を促進あるいは抑制するような潜在力をもつ相互作用的な環境の中央に位置する。これらの環境的変数と母親と乳児の特徴は，看護介入と将来の介入研究双方において重要である。

（Mercer, R.T., Walker, L.O.：A Review of Nursing Interventions to Foster Becoming a Mother. *Journal of Obstetric, Gynecologic and Neonatal Nursing*, 35(5)：579, 2006 による，著者訳）

▶図1-7　母親になることを促進する看護の枠組み

④ ヘルスケア機能，⑤ 経済的機能，の5つとした[1]。

　いずれにしても，家族とは感情的な親密さによって互いに結びついた2人以上の集団である。そして，経済的機能だけでなく，情緒的機能，生殖・子育て機能などをもち，母性看護を実践するうえで理解しておくべき要となる。

1）Friedman, M. M. 著, 野嶋佐由美監訳：家族看護学——理論とアセスメント. p.74, へるす出版, 1993.

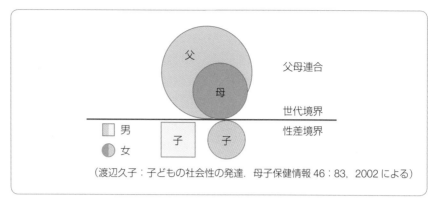

▶図 1-8　健やかな家族機能

2　健やかな家族機能

　渡辺は，健やかな家族機能を**図 1-8** のように示し，父母連合，世代境界，性差境界の 3 つの要素が満たされることの重要性を説いている。これらは次のように定義されている。
(1) 父母連合：父母が一枚岩になり，よきパートナーシップを発揮すること。
(2) 世代境界：親子が明確なけじめをもち，子が親の性生活や経済におせっかいせず，親の相談役になりすぎず，自己の成長に専念できること。
(3) 性差境界：男女が自己の性を肯定し，父親と息子，母親と娘の同性どうしは親密にし，異性どうしは距離をとること。

核家族における▶
家族機能
　核家族においては当然ながら夫婦関係が家族関係の核となり，上記の家族機能を果たしている。すなわち，家族関係の最小単位である夫婦関係が，その他の家族関係に大きな影響を及ぼすことになる。また，ここでいう夫婦関係とは，2 人の男女が結婚という合意をし，性的・社会的・経済的・全人格的に共同生活に入った場合の関係である。
　夫婦には，社会的に公認されたかたちで継続的に性的交渉をもち，その関係は永続的で生涯をともにすることが期待される。夫婦は互いに権利・義務をもち，2 人の間に子どもをつくり，育てる経験を共有し，その関係をより親密なものとすることができる。また，渡辺が示したように，子どもを育成する時期の家族においては，夫婦関係が親密であることがまず必要となる。さらに，核家族においては夫婦が役割分担をし，家族機能のほとんどを夫婦関係のなかで相互に補い合って果たすことになる。

④ 家族の発達課題

　夫婦がみずからの家族を形成して発達する過程では，家族のライフサイクルの各段階において発達課題を達成する必要がある。とくに，出産期にある家族

の発達課題は，子どもの出生に伴う育児，すなわち父親・母親としての新しい役割の獲得と遂行であるとされる。しかし，父親役割獲得過程は，母親役割獲得過程と親役割としての共通性もあるが，異質性もある。

父親役割獲得の▶
特性

　母親は胎動などを通して妊娠という状況を体験的に実感しやすい。しかし，夫であり父親である男性は，自分の子どもが妻のおなかにいるという実感をもちにくい。さらに，父親は出産後の子どもとの交流の機会が母親より圧倒的に少ないため，子どもへの愛着形成が母親に比べて遅くなる。加えて，父親役割モデルが得にくく，家族によっては妻の里帰りにより子どもとの接触開始が遅れるという特徴もあるため，親役割獲得は妻に比べて遅れて進む傾向にある。

　父親は母親役割獲得過程への支援者として位置づけられやすいが，父親も親役割獲得過程を経過している。看護においては，このことも考慮して，夫婦それぞれが親になるための支援を展開しなければならない。

C｜セクシュアリティ（人間の性）

　セクシュアリティ sexuality は人間の性を示す概念である。人間が人間らしく健康に生きるためには，セクシュアリティが健全に発達し，他者から尊重されることが期待される。母性看護の必要な対象にかかわるときには，とくに性差やセクシュアリティに関連した反応を十分に考慮する必要がある。

① セクシュアリティとは

1 セクシュアリティに関する概念

セックス▶
　セックス sex は動物にもある生殖を目的にした生物学的な性，すなわちオスとメスである。

ジェンダー▶
　ジェンダー gender は，自分が女性または男性という認識をもち，その社会でみとめられている性役割で自分の性を表現していくという心理・社会的属性をあらわした社会・文化的な性である[1]。

セクシュアリティ▶
　セクシュアリティは，19 世紀に人間の性をあらわす用語として誕生した。その後，1964 年にアメリカで全米性情報・性教育会議 sexuality information and education council of the United States（SIECUS）が設立されたことを契機にセクシュアリティの概念が定義され，性行為や性器を示すセックスのような狭

---

1) 青木康子編：母性保健をめぐる指導・教育・相談（その 1）. p.29, ライフサイエンス・センター，1998.

義の概念と明瞭に区別された。すなわち，セクシュアリティをセックスとジェンダーの両方を含むものとして定義し，性的存在としての人間の全人格と全生涯や，人間関係やその人の考え方なども包括した，幅広い概念とした。

　この定義によるセクシュアリティは，わが国でも 1975 年ごろから使用され，現在では性教育や保健医療の領域に普及している。

2　人間の性の特質

　多くの動物は生殖可能期間の終わりが寿命であるが，人間は違う。このことは，人間の性には生殖と種の保存以外の意義があることを示している。

　村本によると，以下の 5 つが人間の性の意義であるとされている[1]。

(1) 男性・女性の両方を区別する性：性別としての性

(2) 種の保存と繁栄のための性：生殖性の性

(3) 性衝動・快楽性としての性

(4) 愛を得て維持していくための性：親密性・連帯性としての性

(5) 男性役割・女性役割を示す性による役割規定を示す性：性役割としての性

　(4)の連帯性としての性は人間の性の特質であり，互いに理解し合って連帯感を深めるというような，人間関係の形成，愛情の表現による心と心の結びつきの強化をいう。

　このように，セクシュアリティは，単なる生物としての性ではなく，人間の存在のあり方をも含み，充実して生きるための性である。

3　性的マイノリティ

　性的マイノリティとは，同性愛や，性同一性障害／性別違和などの人々のことをいう。これらの人々は偏見やいじめなどの被害にあうことが多いとされており，看護職者がかかわる機会が増えている。これらの人々にかかわる際には，偏見をもたずに当事者の立場に寄り添って，その苦悩を理解するように努めることが必要である。

性指向▶　人が男性と女性のどちらに対して恋愛感情や性的魅力を感じるかという方向性を**性指向**といい，自分とは異なる性別の人にひかれる場合，すなわち，異性愛が大多数である。これに対して，性指向についての少数派は，同性に対して性的にひかれる同性愛者(女性：レズビアン，男性：ゲイ[2])や男女両性に対して性的にひかれる両性愛者(バイセクシュアル)がある。

　以前には，これらの人々は精神障害とされていたが，現在ではそうではないとされている。それゆえ，同性愛の人に対して異性愛にかえようと介入することはほぼ不可能であり，倫理的に問題があるとされている。

---

1) 青木康子編：上掲書．p.30.

2) 女性も含む，同性愛者全般をさす場合もある。

性同一性障害／▶
　　性別違和

　　性同一性障害 gender identity disorder(GID)／性別違和とは，生物学的な性（身体の性）と性の自己認識（心の性）とが一致しない状態であり，自分の身体の性を強く嫌い，その反対の性に強くひかれる持続的な心理状態である。性同一性障害／性別違和の人は中学生までに多くが性的な違和感をもち，第2次性徴の発現で焦燥感や自殺念慮をもつため，思春期には種々の問題をかかえやすいとされる。

　　比較的早期に性同一性障害／性別違和の診断が行われれば，支援や医療により問題を未然に防止できる可能性がある。1997年に日本精神神経学会により「性同一性障害に関する診断と治療のガイドライン」が作成され，わが国でも性同一性障害／性別違和の人に対して，精神療法や，身体の性を心の性に近づけることを目的にしたホルモン療法や手術療法(性別適合手術 sex reassignment surgery)が開始された[1]。また，2003年に「性同一性障害者の性別の取扱いの特例に関する法律」（特例法）が成立し，当事者の戸籍上の性別変更が可能となり，医療面と社会面からの対応が整いはじめている。

② セクシュアリティの発達と課題

　　人間はみな，受胎の瞬間から染色体により性が決定している性的な存在である。したがって，人間の性であるセクシュアリティは，ライフサイクルの最初期(つまり胎児期)から，乳幼児期，学童期，思春期を通して発達する。

1 乳幼児期・小児期初期

　　乳幼児期および小児期初期におけるセクシュアリティは，子どもの社会化に向けた親からの合図および行動・反応から多大な影響を受ける。乳児の行動にみられる性差について，生物学者は性別類型化へのホルモンの影響と脳半球の分化のためであるとし，社会科学者はジェンダーおよび親や周囲のかかわり方が原因であるとしている。いずれにしても，乳児から幼児への移行期において，核となるジェンダーアイデンティティ(性同一性)が確立される。

2 小児期中期・後期

　　子どもは就学前に，とくに男子あるいは女子にとって適切とされる行動(性役割行動)について学習する。未就学児は，同性の親を同一視して行動を模倣し，同時に異性の親に愛着を形成する。小学校低学年の子どもは性について好奇心を示し，性に関する言葉を探索するなど，自分のセクシュアリティについて明らかな関心をもっている。また，学童期にある子どもたちは，どのような

---

1) このガイドラインは2012年3月に改訂され，第4版となっている。さらに，2014年6月に外科的治療などについて一部改訂された。

性的行動が社会から受け入れられるのかを知る必要がある。

小児期にみられる ▶
性的問題

　小児期にみられる性的問題は，性に関する迷信や誤解，ジェンダーアイデンティティの障害，性的錯乱をまねく環境，性的虐待に関するものである。

　性的虐待は子どもに対する犯罪であり，潜在化しやすいため報告されることは少ないが，子どもの心を傷つけ，成長してから問題として顕在化する。そのため，アメリカの多くの学校では，性的虐待からの防御法について教育を行っている。近年，わが国でも虐待の件数が大幅に増加しており（▶310ページ），性的虐待のおそれがある，あるいは実際にそれがおこったときに，親や責任ある大人に告げる勇気についての教育が必要な状況になりつつある。

3 思春期

　思春期とは，子どもから大人への移行期である。この期間は解剖学的・生理学的な性的発達がおこり，第2次性徴の発現がみられる。女性では，性腺刺激ホルモンの分泌増加に伴う女性ホルモンの分泌，乳房の発育，陰毛の発生に始まり，初経が発来して第2次性徴が完成し，月経周期がほぼ順調になるまでの期間をさす。

　思春期は生殖可能な期間の始まりであり，この期間に成人としての成熟にいたることが特徴である。この期間中にみられる解剖学的・生理学的変化は個人差が大きく，発達や性的成熟の違いが羞恥心や不安をもたらす。また第2次性徴により，思春期の男女は，自分が「女である」「男である」ことを意識し，文化的・社会的に期待されている大人の行動様式（性役割）を学び，ジェンダーアイデンティティを確立していく。

思春期の課題 ▶
　思春期にある人々は，急速に変化する身体の形態の容認や，増大する性的エネルギーへの対処，未解決な葛藤を解決してアイデンティティを確立していくことなどの発達課題に直面する。

　思春期は，社会的には子どもでもなく大人でもない中間的な立場にあり，生殖機能はある程度発達しているが，親となる責任を果たすことができないと考えられる。そのため，性的な衝動を自己コントロールすることや自己のリプロダクティブヘルスをまもることが課題となる。

4 前成人期以降

前成人期・成人期 ▶
　エリクソンによると，前成人期の発達課題は，孤立せずに親密性と結束性をはぐくんでいくことである[1]。成人期の発達課題は，親密性をはぐくみ夫婦関係を強固にすること，あるいは親としての役割を果たすことである。

　前成人期・成人期は，生殖能力が最も充実する時期である。これらの時期に

---

1) エヴァンス，R. I. 著，岡堂哲雄・中園正身訳：エリクソンは語る――アイデンティティの心理学．p.160，新曜社，1981.

多くの人は異性と交際して結婚相手あるいは性的パートナーを選択し，子ども
を産み育てる。社会的にも，既婚者の場合は家庭内での性行動が公認されるほ
か，独身者の場合でも，社会は合意のうえの性行動に対して寛容である。その
ため，性行動は最も活発になる。

　しかし，子どもをもったあとには親としての責任と職業生活を営む責任のた
めに，それまでの性的関係を修正する必要がある。さらに定年間近となり，子
どもが独立することによって家族が縮小すると，夫婦関係も新しい局面を迎え
ることになり，新たな発達課題に直面する。

更年期・老年期▶　女性の平均寿命が 80 年をこえ，閉経後の人生時間が延長しつつある。更年
期に入り閉経を迎えたあとは人生の転換・完成の時期にあたり，家庭的・社会
的役割の変化がおこる。第 2 の人生とされるこの時期では，子どもが成人して
自立する状況への適応と子離れに伴う新しい役割や新たな夫婦関係の獲得，孫
育てや老親の介護，自分自身の老後などが，重要な課題となる。また，女性は
男性に比べて更年期前後に，生殖に関連した急激な身体的変化に適応しなけれ
ばならず，セクシュアリティの問題を避けて通ることはできない。

　2012 年の中高年(40 歳代〜70 歳代，約 1,000 名)に対する質問紙調査では，
性をコミュニケーションの手段，快楽や楽しいものととらえる女性は約 6〜8
割であったのに対して，生殖のためととらえている女性は 1 割前後であり，い
ずれも男性より低率であった。

　性別・年代別にみた場合，中高年層の性行動や性意識における男女差は若年
層に比べて大きく，また更年期障害患者と一般女性との間においても，性行動
に関して顕著な差がみられている。更年期障害の諸症状のために性交が困難な
場合，性交ができないこと自体が精神的ストレスとなり，症状をさらに悪化さ
せるという悪循環も報告されている。閉経によって女性性の消失を感じ，それ
によって性行動の変化や減退に結びつく場合がある一方で，妊娠への不安から
開放されたことで，セクシュアリティに対する興味が一段と高まる女性もいる
とされる。

　このように，更年期以降の女性は，セクシュアリティの受けとめ方や感受性，
性行動などに個人差があることをふまえて，セクシュアリティ問題に対応する
必要があろう。以上から，老年期に向けて，セクシュアリティの課題が明確に
あらわれる中高年を迎えるにあたり，生活習慣病予防だけでなく，セクシュア
リティに関する再教育が必要であると考えられる。

　老年期は，健康に恵まれ，互いに関心をもち合っている相手がいれば，かな
り年老いても性的な行為と性的な関心をもちつづけるものである。

　このように，セクシュアリティはライフサイクルとともに発達して成熟する。
それぞれの時期には特有の課題があり，その課題を克服することにより，自認
している性を持つ人間として，より充実して生きることができるのである。

D|リプロダクティブヘルス／ライツ

近年，リプロダクティブヘルスという概念が注目されている。これは母性看護の役割として重要視してきた母子保健に比べて広い概念であり，したがって母性看護のあり方も拡大している。本節では，リプロダクティブヘルス／ライツを理解して，母性看護を含む今後のヘルスケアの課題について考える。

① リプロダクティブヘルス／ライツとは

リプロダクティブ▶
ヘルス

リプロダクティブヘルス reproductive health は，1990 年に WHO によって提唱され，わが国では当初「性と生殖に関する健康」と訳された。この WHO による定義は，WHO の「健康」の定義になぞらえ「単に生殖の過程に病気や異常が存在しないだけでなく，生殖過程が身体的，精神的および社会的に完全に良好な状態 well-being で遂行されること」とするものである。

1993 年の国際産科婦人科連合によるリプロダクティブヘルスの基本的要素は，以下の 4 つである。
(1) 妊孕性[1]を調整し，抑制できること(とくに女性にとって)。これは，単に避妊だけではなく，ある夫婦にとっては，不妊の適切な治療を含む。
(2) すべての女性にとって安全な妊娠と出産ができる。
(3) すべての新生児が健康な小児期を享受できる新生児の健全性をもつ。
(4) 性感染症からの自由をもつ。

以上からわかるように，リプロダクティブヘルスにおける健康な状態とは，人々が希望する数の子どもを希望するときにもつことができ，安全に妊娠・出産を経験して健全な子どもを産み，性感染症のおそれなしに性的関係をもてることである。それゆえ，リプロダクティブヘルスケア[2]のおもな対象は，女性・母親・胎児・子どもであるが，生殖・育児のパートナーとしての男性も含んでいる。

リプロダクティブ▶
ヘルス／ライツ

さらにリプロダクティブヘルスは，だれでも平等に生殖を享受でき，生殖過程を安全かつ良好に営む権利を有することも含め，リプロダクティブヘルス／ライツ reproductive health/rights(性と生殖に関する健康と権利)と表現される

---

1) 妊娠できる可能性のこと。
2) リプロダクティブヘルスケアは次のように定義されている。リプロダクティブヘルスに関連する諸問題を予防または解決することで，リプロダクティブヘルスとその良好な状態に寄与する一連の方法，技術，サービスの総体である(WHO，1994 年)。

　ことが多い。

　この概念は 1994 年に国連がエジプトのカイロで開催した第 3 回国際人口開発会議(カイロ会議)において，それ以後の 20 年を見通した人口問題対策の行動決議として採択された。この背景には，開発途上国の人口爆発と，男女平等を主張する女性運動があった。つまり，この概念は当初，女性の地位が向上し，女性が生殖やセクシュアリティに関する自己決定権をもつようになれば，家族計画の考え方が普及し，人口は自然に安定するという経験則に基づく人口爆発対策として提案されたのである。

　これを契機に，リプロダクティブヘルス／ライツという言葉や概念は世界中に普及した。わが国は当時すでに先進国であり，人口は急増していなかったが，高い人工妊娠中絶率，優生保護法[1]の存在，性感染症の増加など，リプロダクティブヘルス／ライツがけっして保障されていない実態が指摘された。

性的権利▶　1995 年の第 4 回世界女性会議(北京会議)では，リプロダクティブヘルス／ライツが再確認された。さらに，「女性の人権には，強制，差別及び暴力のない性に関する健康及びリプロダクティブヘルスを含む，みずからのセクシュアリティに関することがらを管理し，それらについて自由かつ責任ある決定を行う権利が含まれる」(北京行動綱領 96 項)と明記され，性的権利(**セクシュアルライツ**)へと拡大した。つまり，この権利には，性的指向によって差別されない権利や，人身売買や強姦のような性暴力から自由になる権利も間接的に含まれることが認知されたのである。

　この会議での再確認を受け，世界規模でリプロダクティブヘルス／ライツや男女平等参画社会などが強調され，わが国でも男女共同参画社会形成の一環として，女性の生涯における健康政策が推進されるようになった。

② 女性とリプロダクティブヘルス／ライツの課題

　妊娠・出産をみずからのからだで担っている女性は，男性に比べてリプロダクティブヘルスをそこなうリスクを多く有している。たとえば，望まない妊娠の結果として人工妊娠中絶術を受けたり，妊娠・出産の身体的リスクを背負ったりするのは女性である。

女性の疾患の特徴▶　また，女性は性周期を有し，内性器(内生殖器)が外部と接しているため，それに関連する疾病がおこりやすい。武谷によると，生殖年齢にある女性の疾患の約 30% は生殖あるいは生殖器などに関連したものであるとされている[2]。一方，男性のその割合は 12% と女性の約 1/3 である。性感染症 sexually transmitted disease/infections(STD/STI)だけをみても，女性 8.9%，男性 1.5% であり，

---

1) 1996 年に母体保護法に改められた。
2) 武谷雄二編：リプロダクティブヘルス(新女性医学大系 11)．p.4，中山書店，2001．

女性のほうが性行為によるリスクが3倍以上高いことになる。

　これは解剖学的および，性機能・生殖過程における性差を反映したものであると考えられている。さらに，内性器の疾患は，症状が顕在化しにくく，また羞恥心から定期的な婦人科健康診断を躊躇しがちであるため，早期発見されにくいという特徴がある。

女性の意識▶　統合体としての母性のありようは，リプロダクティブヘルスやセクシュアリティについての個人的な考えに左右される。女性がリプロダクティブヘルスについて自己決定権をもつことを意識しているかどうかは，母性の健康を保持・増進することに大きく影響する。たとえば，わが国の人工妊娠中絶数は，先進諸国のなかでも多いほうであり，これは望まない妊娠や予定外の妊娠が多いことを反映している。この原因として，女性がみずからのリプロダクティブヘルスについて自己決定できることを意識していないために避妊への主体性が低いことや，男性によって女性のリプロダクティブヘルス／ライツが保障されていないことなどが指摘されている。

　女性がリプロダクティブヘルス／ライツを有していることを保障し，それをおびやかしている問題を明らかにし，対処していくことが，現在のヘルスケアの課題となっている。

③女性のライフサイクルにおけるリプロダクティブヘルス／ライツ

　女性の健康上の問題は，女性特有の性機能や精神機能の成長・発達に伴って生じる。そのため WHO は 1995 年に，女性の生涯におけるリプロダクティブヘルス／ライツについての問題と，それに対応したケアサービスを提案している（▶図 1-9）。

Column　女性の健康（ウィメンズヘルス）

　女性の健康 women's health（ウィメンズヘルス）とは，あらゆる年代の女性を対象とし，母性の健康やリプロダクティブヘルスだけでなく，避妊・喫煙・虐待・性暴力に加えて，乳がん・更年期障害・うつ病などの疾患も含む，女性のライフサイクル全般に関する健康の総称である。

　この概念が生まれた背景には，性差がある疾患の発見や女性の健康に関する研究の発展などがある。たとえば，閉経以降の女性における虚血性心疾患や骨粗鬆症，肥満，うつ病は男性とは異なる特徴があることが解明されている。このような研究の発展に加えて女性の人生が 80 年となった現在，「産科・婦人科」という診療科による生殖を中心とした健康への支援のみでは不十分となり，女性外来や性差医療（▶33 ページ）などの生涯にわたる女性の健康への支援が拡大・発展している。

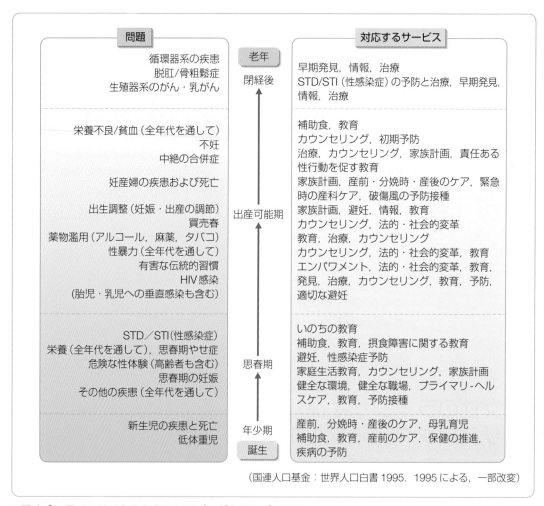

（国連人口基金：世界人口白書 1995. 1995 による，一部改変）

▶図 1-9　ライフサイクルからみたリプロダクティブヘルス

生殖年齢をこえた▶
出産
　女性の一生における生殖年齢は初経から閉経までの期間である。しかし近年，生殖医療の進歩によって生殖年齢をこえた出産が報告されており，リプロダクティブヘルス／ライツの問題は，個人によっては閉経後まで続いている。

思春期やせ症と▶
DOHaD 仮説
　思春期は第 2 次性徴に伴って体重が増える時期である。それにもかかわらず「やせていたほうが美しい」というボディイメージから極端な体重減少（思春期やせ症）となり，栄養不足やホルモン異常から無月経などの月経異常，骨粗鬆症をおこす場合がある。

　思春期やせ症は女性の一生の健康にも影響を及ぼすだけでなく，その女性が妊娠した場合，低栄養状態が妊娠後も引き継がれ，出生児の生涯の健康にも影響すると考えられている（▶column「DOHaD 仮説」）。わが国では近年，成人女性においてもやせ志向がみとめられており，これらの健康問題が成熟期以降の妊娠期まで続いた結果，平均出生体重の低下につながったのではないかと指摘されている。そのため，10 代だけでなく 20 代以降でもやせ願望への対応が必要

になってきている。

思春期から予防▶
すべき問題

　一方，望まない妊娠，性感染症，性的虐待・性暴力などは，思春期から予防すべき問題でもあり，思春期からの性教育やカウンセリングなどが求められている。性交渉年齢の低年齢化により，性器クラミジア感染症・淋菌感染症などの性感染症の問題，クラミジア感染による卵管閉塞(不妊症)も増えている。最近では，妊婦の梅毒の増加が問題になっており，思春期からの継続した予防がさらに重要となっている(▶267ページ)。

　以上のように，思春期は成人期に向けてセクシュアリティにおいて大きな変化があり，それに伴って健康問題が派生しやすい。この健康問題は成人期においても存在し，さらに胎児や次世代の健康に悪影響を及ぼす危険性があるため，その対応は急務となっている。

次世代への影響▶
　1995年の北京会議で「女性の健康は，経済的・社会的・文化的・政治的状況によって左右されたり，人生のあるライフステージの状態が次のライフステージにも深く影響し，同時に次世代へも影響する」と発表された。したがって，女性の生涯にわたってリプロダクティブヘルス／ライツを保障するように，ヘルスサービス体制が整えられることが必要となっている。

E｜ヘルスプロモーション

　母性看護の対象は，健康レベルの高い生活者・住民であり，みずから健康，

Column　DOHaD 仮説

　DOHaD(developmental origins of health and disease)とは，「将来の健康や特定の病気へのかかりやすさは，胎児期や生後早期の環境の影響を強く受けて決定される」[1]という概念である。

　この概念のもとになったのは，イギリスのベイカーらが提唱した胎児プログラミング仮説である。この仮説は，子宮内で低栄養にさらされた胎児発育遅延児が低出生体重児となり，成人期に2型糖尿病や高血圧，脂質異常症など(いわゆるメタボリックシンドローム)を発症するリスクが有意に高いという大規模な疫学調査をもとに提唱された。

　グラックマンとハンソンは，胎児プログラミング仮説をさらに発展させ，低出生体重児とならないような児にも適応できるDOHaD仮説として提唱した[2]。

　すなわち，① 胎児期や生後早期といった発達過程の環境によって，その後に予想される環境への適応反応がおこる。② 発達過程の環境とその後の環境の適合度が将来の疾病リスクに関与するという概念である。近年，この適応反応はDNA配列の変化を伴わない後天的な遺伝子発現調節によっておこるエピゲノム変化を介しておこることが明らかになっている。

1) 昭和大学 DOHaD 研究班：DOHaD とは．〈http://www10.showa-u.ac.jp/~dohad/explanation.html〉〈閲覧 2020-5-10〉．
2) 高橋秀憲ほか：妊婦のやせによる児への影響——DOHaD 説も含めて．小児内科 46(8)：1030-1036，2014．

とくにリプロダクティブヘルスをコントロールし，改善する力がある人々である。したがって，**ヘルスプロモーション** health promotion（健康増進）の考え方を理解することは看護をするうえで重要である。

① ヘルスプロモーションとは

1986年，第1回健康促進国際会議にて，WHO は「ヘルスプロモーション憲章」（オタワ憲章）を採択した。この中で，「ヘルスプロモーションは，人々がみずからの健康をコントロールし，改善することができるようにするプロセスである」とされた。

島井は，「ヘルスプロモーションに関してはさまざまな定義があるが，その定義には，基本的に人々が自発的に健康的なライフスタイルをとれるように支援する教育的活動（健康教育）と，人々が健康に生活できる環境，また健康的なライフスタイルをとりやすい環境面への支援活動（政策も含む）という要素を含んでいる」としている[1]。すなわち，ヘルスプロモーションには，人々が自発的に健康なライフスタイルをとれるように促す健康教育と，人々が健康的なライフスタイルをとりやすくする環境づくりがある（▶図1-10）。

エンパワメント▶　ヘルスプロモーションの概念における哲学的・実践的な概念として，**エンパワメント** empowerment がある。エンパワメントはさまざまに定義されているが，ギブソン Gibson, C. は「エンパワメントは人々が自分自身の生活統制感を得るために，自分自身のニーズに直面し，自分自身の問題を解決し，その必要な資源を結集するその可能性を認識し，促進し，拡大するという社会的過程である」と定義している[2]。また，エンパワメントの前提には，個人は自分の健康に責任を負い，医師や看護職者は健康を増進することに責任を負うことがあるとされている。

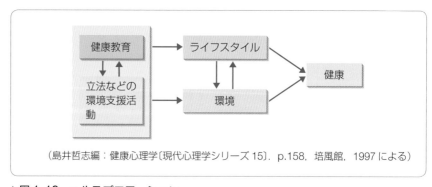

（島井哲志編：健康心理学〔現代心理学シリーズ15〕．p.158，培風館，1997による）

▶図1-10　ヘルスプロモーション

1）島井哲志編：健康心理学（現代心理学シリーズ15）．pp.152-160，培風館，1997．
2）Gibson, C. H.: A Concept Analysis of Empowerment. *Journal of Advanced Nursing*, 16（3）: 351-361, 1991.

健康に関する情報を獲得・評価し，自発的に保健行動を選択および採択するというエンパワメントのプロセスを促すためには，講義形式で行われる従来の知識偏重型の健康教育は限界にある。そのため，さまざまな教育手段(問題解決型，経験型，技術獲得型)が導入されつつある。

② 女性の生涯にわたる健康教育

1 女性への健康教育と性差医療の展開

前述のように，女性の健康は経済的・社会的・文化的・政治的状況に影響を受ける。そして，人生のあるライフステージの状態が次のライフステージにも深く影響し，同時に次世代にも影響する。

このような特徴から，女性のライフステージに応じて，健康増進に向けたヘルスケアサービスが必要とされている。また，ヘルスケアサービスの内容は，避妊や性感染症に関連する健康教育やカウンセリングだけではない。セクシュアリティや親になること，不妊や生殖器のがんなどについての情報提供，それらに関連した保健行動なども含めて提供することが，世界的に推奨されている。

1996(平成8)年に，リプロダクティブヘルス／ライツに関連した国際的な潮流を受け，わが国の「男女共同参画2000年プラン」にも生涯を通じた女性の健康支援が盛り込まれた。さらに，2000(平成12)年に策定された「健康日本21」「健やか親子21」では，生涯にわたる女性の健康，健康支援・教育が注目された。これらは現在の第二次計画においても続いている。

▶性差医療・女性専用外来

性差医療 gender-specific medicine(GSM)とは男女比が圧倒的にどちらかにかたむいている病態や，発症率はほぼ同じでも男女間で臨床的に差をみるもの，いまだ生理的・生物学的解明が男性または女性で遅れている病態などに関する研究を進め，その結果を疾病の診断，治療法，予防措置へ反映することを目的とした医療である。性差医療はアメリカで普及したのち，わが国にも紹介され，2001(平成13)年に「女性専用外来(女性外来)[1]」が国立病院ならびに千葉県立病院の計3か所で開始されたことを契機に，2002(平成14)年以降に全国的に増加した。このように，わが国では女性に特化した総合医療の満足度が高く，広まったため，性差医療と同義で**女性医療**という言葉が使われている。

▶女性の健康の包括的支援

近年，平均寿命の伸長や，女性の生き方・ライフスタイルの多様化により，健康問題も変化している。そのため，生涯を通じた女性の健康支援や，女性の特性をふまえた健康づくりといった包括的医療の必要性が指摘されている。

そのため，女性の健康の一層の増進をはかり，女性の健康を生涯にわたって包括的に支援するという「女性の健康の包括的支援」が提唱された。また，女

---

1) 性差を考慮した女性医療を提供する，女性を対象にした総合診療外来である。

性の健康の包括的支援の基本理念を定め，国および地方公共団体の責務を明らかにするとともに，施策の基本となる事項を定める必要性が唱えられた。そして，2014(平成26)年6月に「女性の健康の包括的支援に関する法律案」が提出されたが，継続審議となっている。

2 女性への健康教育の必要性

生活習慣病の発生には，年齢・性・遺伝などの属性要因のほかに，喫煙，過度の飲酒，動物性脂肪・塩分・砂糖を多く含む食品の摂取，運動不足，過労などの行動要因が深くかかわっている。これらの健康上好ましくない生活行動，すなわちライフスタイルを長年続けることは，生活習慣病のハイリスク状態であるとされている。

▶わが国のライフスタイルの問題　近年，日本人のライフスタイルは健康面で好ましい方向に移行している。しかし，いまだ改善すべき点が存在し，そのなかには，男女による差を考慮すべき点も多い。たとえば，65歳をこえて増加する虚血性心疾患の危険因子には，高血圧・喫煙・脂質異常症・糖尿病などがあるが，その寄与度は男女で異なり，女性では高血圧・糖尿病・脂質異常症の順で高くなっている[1]。

また，20代および30代の女性のライフスタイルの悪化がとくに懸念されており，喫煙や飲酒割合の増加，運動不足傾向，不規則な食生活などがみとめられる。それゆえ，幼児期から自尊心の形成，意思決定，目標設定，ストレスマネジメント，自己主張コミュニケーションなどのライフスキルを向上させることによって，保健行動を身につけ，健康的な好ましいライフスタイルを確立する必要性が指摘されている。

加えて，若年者における性行動が活発化している影響で，クラミジア感染症などの性感染症の増加もみられる。このように，リプロダクティブヘルスについても女性は男性より危険性が高まっている。

▶セルフケアの必要性　上述した問題に対しては，対象者みずからが健康に関する情報を収集したり，健康によい行動が自発的にとれるようになる必要がある。そのためには，あらゆる学習機会を計画的に組み合わせる健康教育を受けたり，それらを活用したりしながら，自分自身の健康を自分でコントロールするための保健行動を身につける必要がある。

オレムは，「セルフケアとは生命，健康および安寧を維持するために，各個人が自分自身のために実施する実践活動」であると述べている[2]。それゆえ，自分で自分の健康および安寧を維持するための保健行動は，セルフケアであるといえよう。

---

1) 日本循環器学会2008-2009年度合同研究班：循環器領域における性差医療に関するガイドライン．*Circuration Journal*, 74〔Suppl. II〕：1098，2010.
2) オレム，D. E. 著，小野寺杜紀訳：オレム看護論——看護実践における基本概念，第4版．p.42，医学書院，2005.

　　母親である女性の多くは，家族の健康維持にも責任をもち，大きな役割を果たす。このことから，女性がみずからの健康に関心をもちセルフケアを実行することは，女性のみならず家族のヘルスプロモーションにもよい影響をもたらすだろう。

3 健康教育に関するモデル

健康教育と▶
行動変容
　　かつて，健康教育は「健康な女性は，自分の健康をみずからコントロールし，改善する力がある」ということを前提にして健康的なライフスタイルをとれるように促してきた。

　　しかし，知識の習得や理解が必ずしも行動変容に結びつかない現状が多く明らかにされてきたことに伴い，態度[1]の変容に焦点があてられるようになった。その結果，知識だけでなく態度の把握は不可欠となったほか，健康的なライフスタイルをとりやすくする環境づくりへの関心も高まった。

プリシード-▶
プロシードモデル
　　グリーン Green, L. W. によるプリシード-プロシード PRECEDE-PROCEED[2]モデルは，ヘルスプロモーションの企画のための理論モデルとして注目され，わが国の「健康日本 21」と「健やか親子 21」の企画に活用されている。このモデルでは，行動変容の「要因」として知識・態度が位置づけられており，行動変容で重要とされる条件を満たしている。したがって，このモデルを理解することは，ヘルスプロモーション活動をするうえで重要である。

　　プリシード-プロシードモデルによると，健康教育によってライフスタイルの改善を目ざすためには，ライフスタイルに関係する 3 つの因子(前提要因・強化要因・実現要因)を考慮する必要があるとされる(▶図 1-11)。

　　①前提要因　健康教育の対象となる人々の知識・態度・信念・価値観などであり，行動を始める際の動機づけとなる。

　　②強化要因　ある行動をとったあとで受け取る報酬などであり，行動の持続や阻止に影響を与える。看護職者や周囲の人の態度・行動などがこれにあたる。

　　③実現要因　望まれる環境変化や行動変化を支援する技術や資源などであり，規則・法律や，望ましい行動をおこさせる技術などが含まれる。

　　対象者が健康によい行動が自発的にとれるようにするためには，前提要因だけでなく，強化要因・実現要因にもはたらきかける必要がある。すなわち，健康教育の目標は，自己の健康に自分で責任をもち生活するという動機づけを行

---

1) ここでいう態度とは，① 判断や信念などの認知的態度，② 好き嫌いや心情などの感情的態度，③ 接近・回避・習慣などの行動的態度の 3 つが均衡を保って体制化された均衡的態度をさす。

2) PRECEDE は predisposing reinforcing and enabling constructs in educational/environmental diagnosis and evaluation の略であり，PROCEED は policy, regulatory, and organizational constructs in educational and environmental development の略である。前者は教育・環境の診断と評価のための前提・強化・実現要因の意であり，後者は教育・環境の開発における政策的・法規的・組織的要因を意味する。

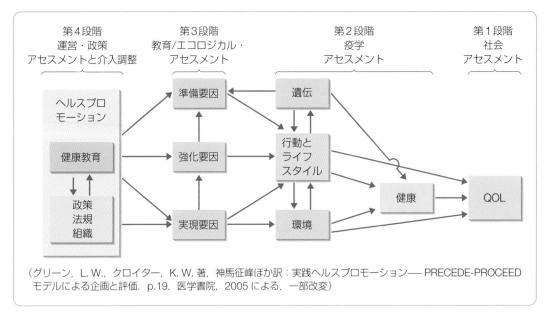

第4段階　　　　　第3段階　　　　　　第2段階　　　　　　　第1段階
運営・政策　　　　教育/エコロジカル・　　疫学　　　　　　　　社会
アセスメントと介入調整　アセスメント　　　アセスメント　　　　　　アセスメント

（グリーン，L. W.，クロイター，K. W. 著，神馬征峰ほか訳：実践ヘルスプロモーション── PRECEDE-PROCEED モデルによる企画と評価. p.19，医学書院，2005 による，一部改変）

▶図1-11　プリシードの段階

うことおよび，健康的なライフスタイルを維持する行動を実行するためのライフスキルを身につけること，対象者みずからが保健行動を実施・継続できるように家族や専門家などのソーシャルサポートからの賞賛などを引き出すことである。

自己効力▶　先述のように，知識の習得だけでは行動変容を促せないことが明らかになっている。そのため，1970年代以降，行動変容について社会心理学の知見を応用した研究が多くなされて社会心理学モデルが生まれ，活用されるようになった。また，近年は，バンデューラ Bandura, A. の社会的学習理論を応用した自己効力 self-efficacy（セルフ-エフィカシー）という態度の概念も，行動変容に直接的に関連する概念とされており，研究が盛んである。

ペンダーのモデル▶　ペンダー Pender, N. J. は，社会的学習理論を看護理論に先駆的に応用し，看護の立場からヘルスプロモーションのモデルを提案している。このモデルでは，健康を病気との連続体とせずに，保健行動の獲得と維持に着目した新しい定義を用いてヘルスプロモーションを概念づけた。この特徴から，ペンダーのモデルは健康レベルの高い女性のヘルスプロモーションを促す看護を考えるために有用である。

　ペンダーのモデルは，① 個人の特性と経験，② 行動に特異的な認識と感情，③ 行動の成果の3つから構成される（▶図1-12）。このうち，行動に特異的な認識と感情は，看護行為による修正の対象となる。修正のための看護行為には，行動の利益に着目して動機づけること，行動の負担を克服することを教えること，またその行動ができたという経験と肯定的フィードバックとを通して自己効力感を高め，行動について前向きな感情をもつことを促すことが提案されて

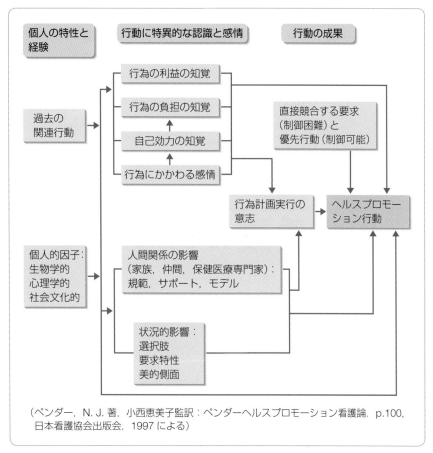

（ペンダー，N. J. 著，小西恵美子監訳：ペンダーヘルスプロモーション看護論．p.100，日本看護協会出版会，1997 による）

▶図 1-12　ペンダーのヘルスプロモーションのモデル

いる。さらにこのモデルでは，保健行動の獲得と維持が，人間関係の影響や状況の影響によっても左右されることも明示されている。

　ペンダーのモデルを用いることにより，看護職者は保健行動の獲得と維持のために，人間関係や生活環境を視野に入れ，これらを調整するような看護行為も計画することができると考える。

　いずれのモデルにおいても，学習理論で従来から重要視されている，①学習者である対象者の認識や感情に直接的にはたらきかけ，動機づけと自己効力感を高める方向で健康教育や看護行為を提供すること，そして，②対象者のまわりの環境を，保健行動を実施しやすい方向で調整することを理論的に根拠づけている。

③ ヘルスプロモーション活動における協働

　個人の健康維持・増進を目標にした健康教育でも，環境にはたらきかけるヘルスプロモーション活動でも，看護職者によるほかの専門職者との連携や協働

が非常に重要である。そのためには、おのおのの役割を互いに知り合い、ヘルスプロモーション活動の計画を共有する必要がある。とくに、ヘルスプロモーションにおいて、人は一方的に環境の影響を受けるだけでなく、個人および集団のもてる力によって環境にはたらきかけることが可能な存在であると位置づけられている。

　また、社会的・経済的に恵まれた環境にある人たちだけではなく、すべての人に健康教育の恩恵がもたらされるように、政治的・経済的支援によって、環境を整備する活動計画にも看護職者は力を発揮すべきである。

F 母性看護のあり方

　母性看護とは、どのようなものであろうか。母性看護を提供するにあたり、なにを大事にすることが現代社会の要請や人々のニーズにこたえることになるのかを考えてみよう。

① 母性看護の理念

1 母性看護とは

　母性看護はライフサイクルのあらゆる段階にある女性を主たる対象とする。すなわち、看護を必要としているのは、女性として生活してきた、そしてこれからも女性として生活していく人である。そしてそれぞれの女性は、人生を通じて自己の母性を心身ともに発達させて発揮し、継承していくという発達課題をもっている。

母性看護の特色▶　ほかの領域の看護と同様に、母性看護もあらゆる健康の段階にある人々に対して提供される。しかし、すべてのライフステージの女性を対象とすることから、健康レベルやセルフケア能力が高く、自己決定権をもつ人々が多いという特色がある。これらの人々は、身体的、心理・社会的な統合体としての女性および、その女性の子ども(胎児を含む)である。さらに、女性と子どもの健康な生活という観点から、看護の対象は家族も含めて広くとらえられる。また、「妊産婦」「胎児」という言葉のように複数の対象を一体・一組のものとして同時にかかわることもあり、その密着した心身の相互関係を見つめ、取り扱うことも母性看護の特色である。

　さらに、その女性と家族が社会のなかに存在・生活し、成長・発達しているという視点をもつことも必要である。すなわち、母性看護とは、女性とその子ども・家族を対象に、女性の生涯にわたるリプロダクティブヘルスの水準を維

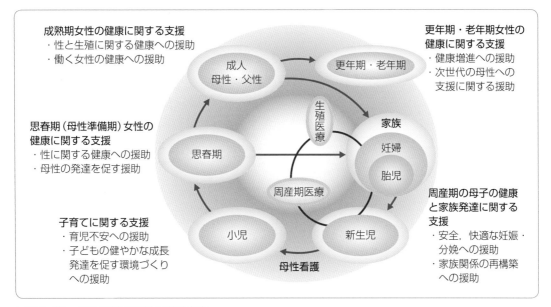

▶図 1-13　母性看護の対象と実践内容

持・増進し，母性に関する健康障害の予防と回復に寄与するために，対象者の
もてる力が引き出せるように促し，女性および家族の生活を整える援助過程で
あると定義できる（▶図 1-13）。

2　母性看護のあり方の本質と特質

　　母性看護のあり方は本質的に，① 対象者の生命・人権を尊重・擁護すること，
② 健康の保持・増進と疾病予防と健康回復を目標とすること，③ セルフケア
と生活への援助過程であること，という看護の機能において，ほかの看護専門
領域とかわりはない。

　　その一方，母性看護はほかの看護専門領域と異なる以下の特質をもつ。

(1) 文化・社会的に人権を尊重されにくい社会的弱者である女性や子どもを対
　　象とし，複数の対象に同時に看護をする必要があること

(2) 女性の生涯を通じた，リプロダクティブヘルスの維持・増進，親役割への
　　適応障害の予防などを目的としたセルフケアへの支援，ヘルスプロモー
　　ション活動への支援

(3) 母子関係・親子関係・家族関係など，家族全体への看護に重点がおかれて
　　いること

3　母性看護実践の中核となる理念

　　母性看護実践の中核となる理念は，次世代の健全育成のために，看護の受け
手である女性・子ども・家族の生命・人権を尊重し，擁護する立場を維持し，
その女性・子ども・家族なりの健康生活へと援助することである（▶図 1-14）。

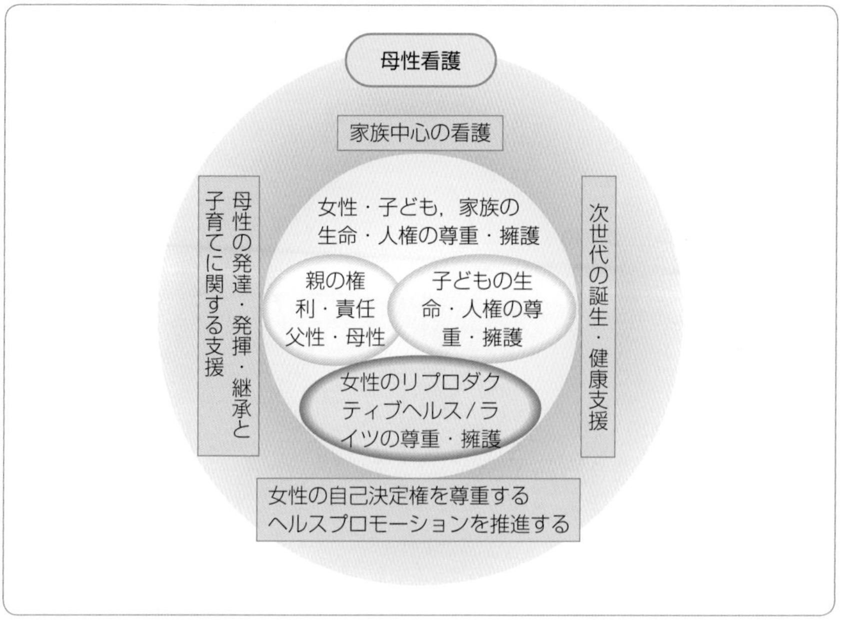

▶図 1-14　母性看護実践の中核となる理念

　とくに重要なことは，① 女性と子どものリプロダクティブヘルス／ライツ，女性の自己決定権を尊重・擁護する立場を維持することと，② 家族全体をまるごととらえ，家族成員の関係性や家族機能に着目し，家族を中心とした看護を展開することの 2 つである。

　そのためには，生命への畏敬の念をもち，人間という存在に対する深い理解のうえにたって，対象者の意思や考えを尊重することが重要である。そして，対象者の生命力・健康状態や，女性・子ども・家族のもてる力やセルフケア能力を客観的に見きわめ，それらの可能性を信じて引き出すと同時に，対象者の自立や役割獲得を促す方向で見まもりながら必要な援助を行っていく。

　以下に，女性の発達課題(母性の発達・発揮・継承)への看護，家族中心の看護，リプロダクティブヘルス／ライツや女性の自己決定権を尊重した看護，ヘルスプロモーションに対する看護に焦点をあて，母性看護の理念を概説する。

● 女性の発達課題への看護

　母性・セクシュアリティは，女性のライフサイクルに伴い発達して成熟することはすでに述べた。母性の各時期には特有の発達課題があり，女性がその課題を克服することにより，人間的に成熟する。そして，より充実して健康的に生きることができるため，次世代の健全育成に貢献できる。

発達課題へのケア▶　母性看護にあたっては，女性のライフサイクルの各期において，母性の発達・成熟・発揮・継承の視点から，発達課題へのケアをしていくことが重要である。とくに，母親になるという発達課題は，女性がアイデンティティを獲得

しつつ，子どもを自分と同じように愛し，保護や世話をするという養育の責任を負い，その役割を担うということである。この発達課題の克服により，母性としての自信をもち，母性性の成熟と人間的な成熟が促進される。

発達課題の▶
世代間伝達

しかし，10代の女性は，妊娠・出産によって複数の発達課題に直面することになり，発達危機に陥る可能性もある。もし，その子どもが女の子であれば，未熟な母親に養育されることにより，未熟な母性性が世代間で伝達されることになるため，母性性の成熟と発達課題の克服はより重要である。

現代女性は，核家族の家庭で育ち，母性性の成熟しにくい環境にあることが多い。したがって，現代女性は，発達危機を回避し，母親になるという発達課題を心理学的に達成できるように看護援助する必要性が高いといえる。

発達危機を回避して適応を促すには，感情を整理し，否定的感情を浄化し，自己理解を深め，自己の状態を受容することが必要である。看護職者が，母親になる人に対する純粋な関心と，その女性を尊重する態度を一貫して示すことは，専門的援助関係を築くことにつながる。そして，その関係は，女性が自分の気持ちや考えを自由に語り，自己理解を深め，母親になるという心理的作業を促すという援助を十分に行うことを可能とする。さらに看護職者は，母親になる過程に寄り添い，母子相互作用の円滑な形成を促し，母親役割獲得ができるように援助する。

● 次世代の健全育成のための家族中心の看護

家族中心の看護▶

母性看護では，次世代の健全育成のために妊産婦および胎児の健康・生命をまもることが第一義となる。そのため，妊産婦と胎児という複数の対象者を一体のものとしてとらえる。

産後においても，養育が全面的に必要な子どもと母親を一組としてとらえることおよび，出生児とその家族を1つの家族システムとしてとらえることは非常に重要である。その理由として，現代では，親になるという発達課題がけっして女性だけのものではなく，男性にとっての発達課題でもあるからである。また幼い子どもにとって，きょうだいが生まれるということは母親の愛情を独占できなくなることである。そのため，その子どもは母親から分離を余儀なくされ，発達課題が生じることになる。

このように，母親の妊娠・出産は，核家族に新生児を迎えるという家族の発達課題・発達危機でもある。さらに近年は，ひとり親家族やステップファミリーが増加するなど，さまざま家族形態がみられるようになっており，発達課題・発達危機も複雑化・多様化している。

新生児は家族からの献身的な愛情と全面的な保護，世話が必要である。そのため，新生児の誕生は，家族の関係性や機能に変化をもたらし，各家族成員が新しい家族構成での生活に適応する必要がある。

看護職者は，胎児・新生児の健康状態を整えて成長・発達を促し，新しい親

子関係形成への看護援助をする。同時に，新しい家族を全体としてとらえ，家族関係の再構築に向けて家族を中心にした看護援助を行うことも必要となる。その際には，子ども・母親などの個別の人権や信念だけでなく，家族全体の信念や思いを尊重する。また，新生児の誕生に伴う家族機能の変化や家族の対処能力，家族資源などを把握し，家族成員すべての健康生活を支援しなければならない。

ソーシャル▶
サポート　当然ながら，家族は単独で生活しているのではなく，社会とのかかわりをもちながら存在している。しかし現在，子どもが誕生する家族は，地域のソーシャルネットワークとの関係の希薄な核家族が多く，夫婦がそれぞれ生まれ育った家族や身近な友人・知人の支援をうまく活用したり，地域の子育て支援のネットワークやピアサポート[1]にかかわりをもったりすることが十分にできていない場合が少なくない。

　そのため，看護職者は，ほかの家族との付き合い方や他者支援の獲得の仕方について情報を提供したり，家族のニーズに合ったソーシャルサポート源を紹介したりすることも重要である。

● リプロダクティブヘルス／ライツ，女性の自己決定権を尊重した看護

　リプロダクティブヘルス／ライツによって，女性あるいはカップルが子どもを産むか産まないかを決定する権利が保証されている。また，女性は望まない妊娠をしないように避妊することを自己決定できる。

　しかし，避妊の手段の多くはパートナーとなる男性の理解と協力が必要であり，男女の関係性によっては女性の産まない権利や自己決定権が十分に尊重されないことがありうる。したがって，リプロダクティブヘルス／ライツの考えがすべての人々に広く普及することが必須である。

女性の自己決定権▶
の尊重　母性看護の実践の場では，パートナーとの関係において，女性のリプロダクティブヘルス／ライツや女性の自己決定権が尊重されているかどうかを見きわめることが重要である。加えて，女性にも避妊について自己決定権があることを強調し，主体的な避妊行動へと動機づけ，パートナーに対して自己の考えを主張し，関係調整をできる能力を育成することが必要である。

　自己決定権を尊重・保障することとは，対象者が自己決定するために必要かつ正確な情報を幅広くわかりやすく伝え，その人なりの自己決定を尊重して非指示的な対応(どちらの選択肢の選択も指示しない，どちらでもよいという中間的な対応でもない)をすることである。

　女性は，妊娠・出産にリスクがなく正常な経過にあれば，どこで出産するか，

---

1) ピアサポートとは，当事者による当事者への援助をさす。この場合は妊娠中や育児中の女性の当事者どうしの援助グループをさす。

どのような医療・助産・看護を受けるかなど，自己決定できる範囲を幅広くもっている。看護職者は，女性に対して専門的援助関係を形成しながら，このような自己決定権の存在について説明し，自己決定してもよいことを保障することなどによって，女性の自己決定する力を引き出すことができる。

● ヘルスプロモーションに対する看護

母性看護のおもな対象は，家庭・社会で生活する健康レベルの高い人々である。これらの人々に対し，健康についての教育は，通常，家庭教育や学校教育として行われている。

若年女性▶　若年者では，自分が健康上好ましくない行動やライフスタイルを実施していると知っていても，それが不健康状態や疾患につながった経験がほとんどないため，健康の保持・増進への動機づけが弱い。そのため，健康教育が保健行動に結びつかず，自分の健康を自分でまもるという自覚も低いままである。さらに，セルフケアとなる保健行動を学ぶ機会もあまりない。

中高年女性▶　親の世代である中高年女性では，健康への関心が高く，保健行動の必要性を認識している人が多い。しかしながら，自分で健康的な生活を工夫し，自分にとって適切なセルフケアを見いだし，それを継続することはむずかしい。加えて，ライフスタイルは家庭生活のなかで親から子へと伝達され，保健行動は生活習慣のしつけのなかで親から子へ教育される。そのため，親の保健行動のよしあしが，子どもの健康に大きな影響を及ぼす可能性は大きい。したがって，親世代に対する健康教育には，親のライフスタイルに保健行動を取り入れることを促し，それが子どもへ伝達されるという重層的な効果も期待できる。

また，親になるということは，自分の子どもの健康についても責任をもつように求められることでもあり，妊婦は保健行動の実施へ動機づけされやすい状況にある。家族の健康に大きくかかわる女性のヘルスプロモーションに対して，そのライフステージを考慮した看護を展開することは非常に重要である。

② 母性看護の課題と展望

1 少子化の進行と対応

● 少子化の進行

少子化▶　わが国は世界に類をみない速度で急激に少子化が進行している（▶62ページ）。近年の少子化のおもな原因は，晩婚化の進行などによる未婚率の上昇であるが，結婚している夫婦の出生児数の減少も憂慮される。その背景には，結婚や子育てについての意識の変化，固定的な性別役割分業を前提とした職場の風土，核家族化や都市化の進行などにより，仕事と子育てを両立することの負担感の増

大，経済的な面も含めた子育ての負担感の増大があると考えられている。

晩産化▶　少子化と人口減少の一方で，晩婚化と晩産化も進行している。近年は，35歳以上の高年初産が約10%，45歳以上の超高齢出産は約0.2%となり，妊娠・出産する女性の年齢範囲は，30代前半をピークとして50代まで広がっている。

女性の加齢は卵子の老化（▶124ページ）や妊孕性に影響し，35歳以上では不妊や流産・早産，染色体異常，妊娠高血圧症候群，帝王切開などのリスクが高くなる。そのため，2015年，日本産科婦人科学会から学校教育現場で妊娠・出産適齢期についての教育導入の要望書が政府に提出され，それに基づいた教育が全国で実施されている。

人工妊娠中絶▶　少子化の一方，人工妊娠中絶は毎年減少しているが，1年間で約12万件，行われている。人工妊娠中絶のおもな理由は，経済的な問題や母体の健康，意図しない妊娠などであるが，中絶後に産みたかったとする女性も多いと報告されている。また，わが国の全出産に対する中絶率の高さは，望まない妊娠などのリプロダクティブヘルス／ライツの課題であるとも考えられている。

● 少子化への対応

少子化に対する▶
施策
　1999（平成11）年12月に少子化対策推進基本方針が決定され，「新エンゼルプラン」（▶63ページ）が策定された。しかし，その後も少子化に歯どめがかからない現状を受け，2005（平成17）年の「子ども・子育て応援プラン」，2010（平成22）年の「子ども・子育てビジョン」，2015（平成27）年の新しい「少子化社会対策大綱」も策定された。母子保健対策については，2000（平成12）年11月にまとめられた「健やか親子21」に基づき，母子保健水準のさらなる向上を目ざした活動が推進されており，2015（平成27）年からは第二次計画が始まり，2017（平成29）年より，妊娠出産包括支援事業も本格実施された。

母性看護に従事する者は，これらのプランをよく理解し，仕事と子育ての両立や子育てについての負担感の軽減のために，母子の身近で活動することが求められている。

「健やか親子21」が目ざすものは，わが国のリプロダクティブヘルス／ライツに関する課題であるということもできる。この課題は母性看護の課題とほとんど一致しているため，国民やほかの専門職者，関係機関と連携して活動する母性看護関係者への国民からの社会的な期待も大きい。

少子化対応の目標▶　2016年以降，出生数が毎年3万人ずつ減少し，2019年にはついに減少幅が6万人に達するなど，少子化は急激に加速している。母が45歳以上以外の年代でも前年より出生数が減少したことから，この急激な少子化は団塊ジュニア世代が40代後半になり，出産可能期の女性人口が減ったことがおもな原因であるとされている。

わが国では現在，少子化への対応として，プレコンセプショナルケア事業，特定不妊治療費助成事業，妊娠期から子育て期にわたるまでの切れ目のない支

援が実施されている。少子化への対応は，母親となる誰もが，未婚や貧困，予定外の妊娠などであっても産みたい，育てたいと思ったときに安心して出産し，ひとり親であっても経済的に生活が困窮することなく楽しく子育てのできる社会の実現であるだろう（▶column「ソサエティ 5.0 と看護」）。

国際的な視点▶　このように，わが国においては少子化が問題であるが，その一方で開発途上国では人口爆発を背景にした乳幼児の栄養失調・感染症，高い乳幼児死亡率などが大きな問題である。わが国および世界の母子・家族の健康問題とそれを取り巻く現状を，保健統計資料や調査・研究などから幅広くとらえ，看護学の立場から問題解決策を提案することも必要であろう。

2　今後の展望

　人口の減少と情報通信技術の発展に伴い，ロボットや人工知能 artificial intelligent（AI）が人間の生活のなかに急速に導入されてきている。しかし，妊娠・出産・子育ておよび，その看護は人間にしかできない行為であり，ロボットなどが人間にかわって主導してはならない行為である。すなわち，ロボットやAI は母親などにかわって，乳児の反応を読みとり，愛情のこもった適切な応答をすることはできないし，親子の相互作用を促す看護も人間でなければならない。

　そのような意味からも，人間中心の社会（ソサエティ 5.0，▶column）の構築に向けて，SDGs の 3 つの目標を達成できるよう，母性看護としての役割を果たす必要性が高くなっている。

Column　ソサエティ5.0 と看護

　2016 年，情報社会（society 4.0）に続く，わが国が目ざすべき未来社会の姿としてソサエティ 5.0（society 5.0）が提唱された。これは，サイバー空間（仮想空間）とフィジカル空間（現実空間）を高度に融合させたシステムにより実現する，経済発展と社会的課題の解決を両立する，人間中心の社会である。

　ソサエティ 5.0 の実現は，2015 年 9 月に国連サミットで採択された**持続可能な開発目標** sustainable development goals（**SDGs**）にも通じるものである。SDGs は国連に加盟する 193 か国が 2016 年から 2030 年までの 15 年間で達成するために掲げた 17 の大きな目標であり，それらを達成するための具体的な 160 のターゲットから構成されている。

　2020 年，国際看護師協会は「Nursing Now」として，看護の価値を多くの人に理解してもらい，看護のもつ力を十分に発揮することで人々の健康に貢献するという活動をしている。看護の発展は SDGs の 3 つの目標，すなわち，目標 3「すべての人に健康と福祉を」，目標 5「ジェンダー平等を実現しよう」，目標 8「働きがいも経済成長も」に貢献することが明らかにされている。そのため，Nursing Now 活動は SDGs の達成にも貢献するものである。

3　医療技術の進歩と課題

　　わが国では，60 年以上前に，第三者から提供された精液を用いた非配偶者間人工授精 artificial insemination with donor's semen（AID）が，男性因子による不妊症の治療法として導入された。これについては，精液提供者のプライバシー確保と子どもの出自を知る権利など，十分な社会的議論がないままに続けられてきた経緯があった。その後，1983（昭和 58）年には体外受精により，1992（平成 4）年には顕微授精により，それぞれわが国初の子どもが出生した。これらの生殖補助医療 assisted reproductive technology（ART）は，1983 年 10 月の日本産科婦人科学会の会告によって配偶者間に限定されたかたちで普及した。

　　日本産科婦人科学会の報告によれば，体外受精・胚移植法を用いた治療による出生児数は 2017（平成 29）年に 5 万 6600 人をこえ，1985（昭和 60）年以降の累計では，58 万 4000 人以上の子どもが誕生している。このように，近年の生殖補助医療の進歩と普及は，子どもを切望している夫婦に福音を確かにもたらしている（▶系統看護学講座 母性看護学各論，第 14 版，2 章）。

　　その一方で，加齢に伴う卵子の老化によって 40 歳代女性の妊娠率は，不妊治療をしても 20 歳代に比べてかなり低下するため，生殖補助医療の進展は不

Column　卵子提供・代理懐胎・海外への渡航懐胎

　わが国では，第三者からの卵子提供や代理懐胎は認められていない状況にある。しかしながら，医師による代理懐胎施術実施が報道されるなど，多くの問題がおこっている。

　さらに近年，自国では規制されている配偶子提供や代理懐胎を，それらを容認している他国に渡航して受けること（渡航懐胎）が行われるようになっている。わが国では，第三者からの卵子提供を海外で受けて，夫の精子との受精卵を懐胎する女性の出産が増加している。これは，第三者がかかわる生殖医療であることから第三者生殖ツーリズムともよばれ，規制格差や経済格差を利用していることの倫理的問題，法的問題が指摘されている。

　卵子提供や代理懐胎は，第三者に身体的・精神的負担やリスクを負わせるという倫理的問題があるほか，親子関係をめぐる深刻な法的問題を生み出しており，国内ならびに海外で訴訟や国際問題を引きおこす場合がある。たとえば，代理懐胎女性が胎児との絆形成によって出生児を依頼者に渡すことを拒否する例や，胎児に異常があったときに，依頼夫婦も代理懐胎女性も子どもを引き取らないという例，誕生した子の出生届の受理をめぐる訴訟などが生じている。

　このように，生殖補助医療によって出生した子の法的地位については，以前からも多くの問題点が提起されてきた。この状況のなか，法務大臣および厚生労働大臣から連名による依頼が日本学術会議会長に対してあり，「生殖補助医療の在り方検討委員会」が設置され，2008（平成 20）年 4 月に「代理懐胎を中心とする生殖補助医療の課題──社会的合意に向けて」をとりまとめた。報告書では，① 法的規制による代理懐胎の原則禁止，② 適応対象を限定した厳重な管理のもとでの代理懐胎の試行的実施（臨床試験）は考慮，③ 代理懐胎者を母とすること，③ 代理懐胎を依頼した夫婦と生まれた子については，養子縁組または特別養子縁組によって親子関係を定立することなどが記述された。しかしながら，その後現在まで，わが国では，生殖補助医療に関する法制化はなされておらず，卵子提供妊娠や代理懐胎などは法的に規制されていない。

妊に悩む夫婦をさらなる先端不妊治療や代理懐胎[1]へと駆りたてる状況を生んでいるとも言われている。

生殖補助医療における倫理的問題 ▶　人間の配偶子と受精卵を人工的に操作するという生殖過程の分断は，人間の尊厳をおびやかす生命倫理的問題ももたらした。また，生殖補助医療の利用の仕方によっては，優生思想や商業主義が入り込む余地を与え，利用する夫婦の負担・苦痛，卵子ドナーの侵襲，生まれてくる子の福祉の問題などが考えられるため，社会的議論が提起された。

生殖補助医療に関する制度の整備 ▶　このような背景を受けて，1998（平成10）年に「厚生省厚生科学審議会先端医療技術評価部会生殖補助医療に関する専門委員会」が設置され，生殖補助医療の利用と法規制，多胎・減数手術の問題などについて討議された。その結果，2000（平成12）年12月に，精子・卵子・胚の提供などによる生殖補助医療を認めるが，代理懐胎を禁止するとする「精子・卵子・胚の提供による生殖補助医療のあり方についての報告書」が提出された。

その後，「厚生労働省厚生科学審議会生殖補助医療部会」が，先の報告書をふまえて生殖補助医療に関する制度整備の具体化のための検討を行い，「精子・卵子・胚の提供等による生殖補助医療制度の整備に関する報告書」を2003（平成15）年4月に公表した。その内容には，① 精子・卵子・胚の兄弟姉妹などからの提供の禁止，② 配偶子の提供者を特定できる情報まで含めて出自を知る権利を認めること，③ 代理懐胎の禁止，④ 1回に移植できる胚の数の制限，などが記載された。また同時期に，日本産科婦人科学会が「代理懐胎に関する見解」と題した会告において，代理懐胎の実施・斡旋の禁止をうたっている。さらに，日本弁護士連合会は，生殖補助医療の法的規制の必要性およびあり方の観点などから検討を行い，意見表明をしている。

一方，2003年7月には，「法務省法制審議会生殖補助医療親子法制部会」が，自己以外の女性の卵子を用いた生殖補助医療について，出産した女性を母とすることなどを内容とする「精子・卵子・胚の提供等による生殖補助医療により出生した子の親子関係に関する民法の特例に関する要綱中間試案」を公表した。

クローン技術に対する規制 ▶　クローン人間を誕生させることは人間の尊厳をおかすことであり，WHOはクローン技術の人間への応用を認めないとしたことから，わが国においても2000年11月に「ヒトに関するクローン技術に関する法律」が制定された。さらに，2004（平成16）年7月の総合科学技術会議意見具申「ヒト胚の取扱いに

---

1) 代理懐胎とは，子どもを希望する女性が，生殖医療技術を用いて妊娠することおよび，その妊娠を継続して出産することをほかの女性に依頼し，生まれた子を引き取ることをいう。代理懐胎には，サロゲートマザーとホストマザーという2種類の方法がある。サロゲートマザーは，夫の精子を第三者の子宮に人工授精によって注入して懐胎させ，この第三者が妻のかわりに妊娠・出産するものである。これに対し，ホストマザーは，妻の卵子を体外受精で行われる採卵技術を用いて妻の体外に取り出し，夫の精子と体外受精させ，その胚（受精卵）を第三者の子宮に移植することによりこの第三者を懐胎させ，この第三者が妻のかわりに妊娠・出産するものである。

関する基本的考え方」において，研究目的のヒトクローン胚の作成・利用を限定的に認める方向性が示された。これを受け，2004 年 10 月に科学技術・学術審議会生命倫理・安全部会特定胚及びヒト ES 細胞研究専門委員会に「人クローン胚研究利用作業部会」が設置され，ヒトクローン胚の研究目的の作成・利用にかかわる「特定胚の取扱いに関する指針」の改正などに向けた検討が行われている。

　以上，わが国においては，生殖補助医療やヒト ES 細胞の研究利用については法的規制がなされているが，今後は，個人のリプロダクティブヘルス／ライツと公共の倫理にどのように折り合いをつけて看護を展開するかが，ますます大きな課題となるだろう。

4　母性看護の役割

　自然ではない人工生殖（人工授精，体外受精・胚移植など）による妊娠を希望する女性や，それによって生まれる子どもは，これからも増えるだろう。複数の母親がいるなど，子どもにとっての重要他者がはっきりしない状況におかれる子どもも存在するかもしれない。

　生殖補助医療に伴う問題以外にも，男女関係のあり方や家族のあり方（ひとり親家族やステップファミリー）についての価値観が多様となり，親子関係や家族関係が複雑で希薄なために，子どもや女性の福祉・健康がおびやかされる危険性も増している。さらに，世界を見渡してみると，貧富の格差は拡大し，社会的弱者である女性や子どもの生命・健康が危険にさらされている状況が多くみられる。母性看護にかかわる看護職者は，これらの状況に対して女性の一生を通じて，母性が成熟する前から継続的かつ包括的なリプロダクティブヘルスケアを推進する重要な役割を担っている。

　また，女性の寿命の延長に伴い，更年期以後も女性が健康的に生活できるように，政策的に健康づくりが推進されている。しかし，更年期に移行してから更年期の健康について教育し，生活習慣病や更年期障害を予防するのでは遅い。なぜなら，ライフスタイルは家庭生活のなかで親から子へ伝達され，長年の習慣の積み重ねによりつくられるからである。したがって，女性の生涯を通じて，世代間伝達を考慮し，親子を一組としてはたらきかけ，また幼児期から次の発達段階を先取りした予期的な健康教育を系統的に展開する必要がある。

　このように，今後もリプロダクティブヘルス／ライツに関する問題は，母性看護における中心課題であり，子どもや女性の生命・人権を尊重し，擁護することが求められている。そして，今後の社会構造の変化や医療の複雑化・進展を重ね合わせると，母性看護領域において，質の高い看護の継続性や，ほかの専門職者との連携が，いままで以上に必要となっていくであろう。

　看護職者には，これまで以上にリプロダクティブヘルスや母性看護関連の研究成果を広く集め，建設的・批判的に読み込み，適用できる範囲を理解したう

えで適切な活用を行うことや，女性の健康への生涯を通じた系統的支援を母性看護学的な視点から担うことも期待されている。

G｜母性看護における倫理

看護は生命・人権を尊重・擁護するヒューマンケアの立場から人々を支援するものであるから，倫理のうえになりたち，倫理上不適切なものは看護とはいえないともいえる。母性看護は女性のライフサイクル全般を通じて，性と生殖に関する健康や家族の健康の視点から看護の必要性を考えるため，生命倫理的な問題は避けて通れない。

生殖補助医療・▶ 遺伝子診断の発展に伴う倫理的問題　近年，生殖補助医療や遺伝子診断の発展に伴って，着床前診断の限定導入，無侵襲的出生前遺伝学的検査 non-invasive prenatal genetic testing（NIPT，いわゆる新型出生前診断）の導入，代理懐胎をめぐる第三者の匿名性の権利と出自を知る権利などについて社会的にも議論がされた。着床前診断や出生前診断はある意味で「命の選別」であり，障害（障がい）者存在の否定につながりうると考えられることから，従来から倫理的問題が指摘されていた。

2013 年 4 月にわが国に臨床研究の一部として導入された新型出生前検査は，胎児への侵襲性がなく妊婦の血液だけで検査できて診断の精度も高いため，出生前検査を受けることへの心理的障壁が低くなったとされた。それゆえ，染色体異常の可能性の高い子を産むか産まないかという選択ジレンマに陥る女性，あるいは，人工妊娠中絶を選択する夫婦を増やすことが懸念されていた。導入後は陽性者が羊水検査を受けずに人工妊娠中絶を選択している可能性が報告されている。さらに，産むにしても産まないにしても，選択したことへの負い目や後悔を感じて，悩みをもちつづける可能性もあり，検査前の遺伝カウンセリングと検査後の継続的な支援が必要であろう。

また，代理懐胎についても第三者の人権，胎児・出生児の権利，依頼夫婦の権利，親子関係に関する法律などが交錯していくつかの倫理的問題が指摘されている（▶46 ページ）。

女性の健康に伴う▶ 倫理的問題　乳がんや子宮体がん・子宮頸がんのリスクをもつ女性も母性看護の対象者であり，その早期発見・早期医療の場においても看護倫理は重要となる。たとえば家族性・遺伝性乳がんなどに対しては，血液を用いた遺伝子検査がある。しかし，現在わが国ではその検査に対して保険適用はなく，20 万〜30 万円程度の費用がかかるほか，本人の知る権利と知らない権利だけでなく，その家族の知る権利と知らない権利も関係するなど，複数の人権がかかわる複雑な問題をかかえており，看護職者の倫理的対応が求められる。とくに，わが国では遺伝性がんと診断されたときの対応や社会的しくみが十分には整っていないことが

　　課題であり，検査前の遺伝カウンセリングが重要であると考えられている。

　　母性看護に携わる看護職者は，生殖補助医療や遺伝子診断を受けるかどうかの相談時や，相談者が意思決定したあとも，倫理的問題に直面する機会がありうる。ここでは，母性看護を実践するうえで重要かつ不可欠な倫理について述べる。

① 生命倫理と看護倫理

1　生命倫理的な問題

　　生命倫理的な問題とは，生命に関する倫理的問題つまり，生命に対して人間のとるべき態度についての問題であり，受精，生命の誕生から死までにかかわる母性看護の場では避けて通れないものである。日本看護科学学会の倫理検討委員会の報告によると，看護職者が日常の臨床場面で感じている倫理上の問題には，胎児や小児の生死が親の選択に左右される状況が含まれている（▶表1-4）。

　　医療の目標は，ジャンセン Jonsen, A. R. らによると，①健康を増進し，病気を予防すること，②症状・痛み・苦しみを緩和すること，③病気を治療すること，予期しない死亡を防ぐこと，④機能を改善する，あるいは一応安定している状態を維持すること，⑤病状や予後について患者を教育し，相談にのること，⑥ケアを受けている患者に害が及ばないようにすることである[1]。これらの目標は医療から得られる利益でもあるが，互いに矛盾していたり，目

▶表1-4　看護師が日常の臨床場面で感じている倫理上の問題

テーマ	問題状況
医療における情報提供	1. 患者が適切かつ十分な情報を得られていない状況 2. 患者の個人情報が保護されていない状況 3. 家族が患者の病状説明を求めても応じられない状況 4. 患者の病状を説明する相手が適切とは考えられない状況
医療への参加	5. 患者が医療に参加できない状況
生死の決定	6. 胎児や小児の生死が親の選択に左右される状況
快適な医療環境	7. 患者に快適な医療環境が保証されない状況
不当な心身への侵害	8. 患者の身体が不当に侵害されている状況 9. 患者の家族が心理的に不当に侵害されている状況 10. 死亡直後の検査が承諾なく行われている状況

（横尾京子ほか：日本の看護婦が直面する倫理的課題とその反応．日本看護科学学会倫理検討委員会報告．日本看護科学会誌 13(1)：33，1993による，一部改変）

1）ジャンセン，A. R. ほか著，赤林朗・大井玄監訳：臨床倫理学——臨床医学における倫理的決定のための実践的なアプローチ．新興医学出版社，p.17，1997．

標を達成するのに害が生じたりすると倫理的問題が生じるとされる。

女性の意思決定権▶と倫理

性と生殖に関連した医療において倫理を検討すべき状況では，当事者が女性だけに限らず，夫婦・カップル，意思表示ができない胎児・新生児など2人以上の場合が多い。具体的には，生殖補助医療や出生前診断，胎児治療，人工妊娠中絶，先天異常児の治療などを受けるかどうかを当事者が決定する場である。

法的には，近年，女性のリプロダクティブヘルス／ライツを尊重し，女性の自己決定権を保障するかたちで，医療が提供されるように整備がなされてきている。しかし現在，女性の意思決定だけでは原則的に生殖補助医療や人工妊娠中絶などを受けることはできない。また社会的には，わが国では儒教思想のなごりから男尊女卑の考えが潜在的に存在し，夫婦や男女のカップルによっては男性が女性より家庭内の権力や生殖に関する決定権をもち，女性が自分の意思を表示できない傾向がある。

倫理上の問題に▶対する看護職者の行動

倫理的に判断がむずかしい医療の提供に際して，従来は，当事者と医師の間で情報提供と話し合いが行われ，その意思決定結果に追随して医師の指示で看護職者は行動していた。しかし現在は，当事者自身と複数の医療保健福祉の専門家がチームで関与し，看護倫理指針に従って看護職者は行動するという状況にある。その状況において，看護職者は専門職として女性の最も身近でその女性の立場にたって考え，その意思を尊重・擁護する必要がある。

しかしながら，女性の意思と胎児・新生児の生命権が対立する場合，女性の意思を尊重すべきか，あるいは胎児の生命をまもるべきかで，看護職者は倫理的ジレンマを感じやすい。

女性の権利と▶胎児の権利

女性の意思と胎児の生命でジレンマが生じた場合，リプロダクティブヘルス／ライツの概念からすると，女性の自己決定権が一番に尊重される。看護職者は女性が産む・産まないということを自己決定する権利を有していることを認識し，女性の自己決定を尊重して対応すべきであろう。

一方で，胎児の権利はいつから尊重されるのかという問題もある。アメリカでは，1966年に胎児の生命・権利を尊重する**プロ-ライフ pro-life 派**[1]が誕生して以来，司法や政治の場で人工妊娠中絶をめぐってプロ-ライフ派と**プロ-チョイス pro-chice 派**が激しい論争を繰り広げている。

わが国では母体保護法から考えると，妊娠22週以降の胎児は生存権が保障されており，胎児に先天的な異常があるからといって親の意思によって合法的に人工妊娠中絶はできない。

例外的に，無脳児など出産しても明らかに死亡する重症児に関しては，妊娠22週以降でも判例によって人工妊娠中絶が認められている。妊娠22週未満で

---

1) プロ-ライフ派は胎児の生命，権利を尊重し，人工妊娠中絶に反対している。プロ-ライフ派はカソリック教会に起源があり，強姦や近親相姦の結果の妊娠であっても人工妊娠中絶を認めない。それに対して，プロ-チョイス派は人工妊娠中絶における女性の自己決定権を重視する立場をとる。

あれば，女性の自己決定権が優位であるが，人工妊娠中絶する場合には母体保護法 14 条により配偶者の同意が必要である。一方，民法第 886 条 1 項[1]では「胎児は，相続については，既に生まれたものとみなす」と明確に規定されており，胎児は出生以前の人間であるが，相続に関しては例外的に一人前の人間として，未成年者と同様に資格を与えられている。

多角的な検討の▶
必要性

以上のように，女性の権利や胎児の権利はそのおかれた状況によって法律によって規定されている。倫理的問題に際しては，個別事例の状況をアセスメントして，それぞれの法律の適用範囲をよく考え，意思表示ができない胎児や新生児の生命・人権を擁護する立場の意見も考慮する。そして，患者中心の医療チームでさまざまな立場から多角的に検討をして対応していくことになる。

ある人間の生命に対する態度や考えは，「胎児は妊娠 22 週前でも人間・生命であり人工妊娠中絶には反対である」というように，その人のもつ個人的価値観によってかなり影響を受ける。医療チームのなかで，看護職者が女性に寄り添いその女性の自己決定や意思を擁護するためには，看護職者の個人的価値観が苦渋の決断をしようとしている女性に対して偏見や圧力にならないように，自分の個人的価値観を意識化しておくようにしなくてはならない。

2　看護倫理と倫理的問題

看護倫理▶

看護倫理は，看護職者によって重要なものとして明らかにされた道徳的価値，理想，義務ならびに諸原則についての信念であり，看護職者にとっての責任と義務を示すものである。看護職者の倫理規定には，国際看護師協会 international council of nursing（ICN）の「ICN 看護師の倫理綱領 ICN Code of Ethics」，日本看護協会の「看護者の倫理綱領」，国際助産師連盟 international confederation of midwives（ICM）の「ICM 助産師の倫理綱領 ICM Code of Ethics for Midwives」があり，いずれも，看護職者と看護の対象者の両方を保護するものである。

これらの倫理綱領には，看護を必要とする人々に対して看護職者の第一義的な責任が存在し，その人々の尊厳や信念・価値，プライバシーなどを尊重することなどが定められている。また，看護を提供するに際し，各個人の価値観・習慣・信念が尊重されるように環境を調整することも規定されている。

母性看護領域に▶
ある倫理的問題

しかし，受精・受胎や誕生，2 人以上の生命や健康に同時にかかわるという母性看護の特色から，生命倫理に関係する問題に直面し，看護職者としてどのようにかかわるべきかという倫理的問題が生じやすい。母性看護領域において，看護職者が遭遇する倫理的問題（価値観の対立）には以下のようなものがある。

(1) 知る権利と，知らない権利を保障することの対立

(2) 自己決定権・家族形成権を保障することと，健康の保持増進のための看護

---

1) 民法第 886 条 1 項〔相続に関する胎児の権利能力〕：胎児は，相続については既に生まれたものとみなす。

との対立

(3) 母親の生命・健康をまもることと, 胎児の生命をまもることとの対立

(4) 母親の自己決定権と, 胎児の生存権との対立(胎児の生存が親の決定で左右される状況)

(5) 胎児の生命ともう一方の胎児の生命の対立(多胎児の減数手術など)

(6) 複数の対象者に対する, 看護の資源の公平な配分

(7) 配偶子提供者(第三者)のプライバシー保護と出自を知る権利の保障

　(1)と(2)の倫理的問題の原因は, 1人の対象者がもつ2つの権利の対立であり, その他の場合は母親と子どもの権利の対立など, 2人以上の対象者の権利が対立していることにある。とくに, 胎児・新生児は自己の考えを表出できない存在であるため, 親の権利と対立したときに, その権利を誰がどのように尊重するかは, むずかしい倫理的問題となる。

② 看護における倫理的意思決定

　看護職者として倫理的意思決定をするためには, まず自己の個人的価値観や専門的価値観を知っていることが必要である。それは, 倫理的問題が看護職者の個人的価値観から生じている場合もあるし, 看護職者の価値観が対象者の自律した自己決定を阻害してしまう危険性があるからである。したがって, 対象者にとって倫理的に正当な意思決定をするためには, 看護職者の個人的価値観からの影響を排除することに努めなければならない。

フライのモデル▶　フライ Fry, S. T. の倫理的意思決定過程モデルでは, 以下の4つの課題をふむことが示されている[1]。

(1) どのような文脈のなかで, 倫理的問題(価値観の対立)が生じたのか, その背景にある事情を理解する。

(2) 問題の中心となっている価値観の重要性, 関係する人々の価値観の重要性を模索する。

(3) すべての患者, 関係する人々にとっての倫理的問題の意味を決定する。

(4) 価値観の対立を解決するすべての方法を探索し, 決定する。

　さらに, (4)の探索は, ① 関係する人々のそれぞれの価値観の重要性, ② 結果としてなにがおこるのか, ③ 多様な選択肢の道徳的な善悪, 専門職としての倫理規定に抵触しないか, 倫理原則(善行・正義・自律・誠実・忠誠)によって支持されているかを意識して行わなければならないとしている。

　この倫理的意思決定の過程では, 看護過程も同時に展開し, 対象者の価値観と看護上の問題を明確にしておくことが必要であろう。③ の専門職としての

---

1) フライ, S. T. 著, 片田範子・山本あい子訳：看護実践の倫理——倫理的意思決定のためのガイド. 日本看護協会出版会, 1998.

　倫理規定は先に示したが，「ICN 看護師の倫理綱領」では看護師の基本的責任として，① 健康の増進，② 疾病の予防，③ 健康の回復，④ 苦痛の緩和の 4 つををあげている。すなわち，看護職者はこの責任を遂行する過程で倫理的問題に遭遇するが，フライは倫理的問題の解決に際して，これらの責任を再確認する必要があることも示している。

　母性看護領域においても，この倫理的意思決定過程モデルは有用である。とくに弱者である母子の健康・人権を擁護することを念頭におき，4 つの課題を十分に考慮して意思決定をする必要があると考える。

Column | 倫理的問題と看護の実際

　A さんは高齢出産のため，出生前診断を受け，妊娠 20 週のときにその結果を聞いた。すると，「胎児は重度の先天障害をもつ可能性があると医師に言われました。生まれるのは本人にとって不幸だと夫が言っています。どうしたらよいでしょうか」と，相談に来た。

　まずは，相談しにくいことを相談してきた妊婦に敬意をあらわし，つらい気持ちを十分に受けとめ，また自分の価値観をコントロールし，非指示的対応を心がけることが必要である。

①倫理的問題（価値観の対立）の背景などを理解する。

（1）価値観の対立はどのようなもので，誰と誰の対立かを確認する。

　この場合は，親の妊娠中絶の意思決定権か，胎児の生存権かという価値観の対立がありうる。夫は中絶したほうがよいと考えており，妻は授かった命だから産みたいと思っているかもしれない。障害の内容・程度・予後などの事実関係を明らかにしつつ，妻の思いや考えを受けとめることが必要である。

（2）医師からどのように説明されたか，夫も一緒に説明を受けたか，十分な説明であったか。

②医師の説明を一緒に確認して理解を促し，このことに関する夫婦の価値観を，夫婦とともに整理する。

（1）十分な情報を得て夫婦でよく考えることを支援する。

　妊娠 22 週前は，中絶の意思決定の主体が胎児の親にあり，生存できないような致命的な障害であれば，最終的に産まないという選択をすることもありうる。最も重要なことは，胎児の親である夫婦が十分な情報を得てよく考えて決めることであり，看護職者には非

指示的なかかわりが強く求められる。授かった命を考えるとき，中絶の決断は親の立場や状態からみて，これしかないという究極の決断であってほしいという思いが看護職者にはあるかもしれない。しかし，看護職者はその気持ちをうまくコントロールし，過酷な決断をした親をせめるような態度があってはならない。

（2）夫婦の意見の対立はないかを確認する。

　夫の考えが強いと，経済的なことから妻が自分の考えや意見を控えるようなことがある。そこで看護職者は，「あなたは障害のあるとされたおなかの中のお子さんをどのように思っているのですか。ご主人とは違う考えがあるのではないでしょうか。なにが一番困っていることですか」などと，夫婦の力関係も考えて相談にのることも重要である。

（3）胎児の障害・予後についての十分な説明と理解を促す。

　看護職者は「もし十分な情報が得られていなかったら，ほかの医師に聞いてみることも大切ですよ」などと助言を行うこともできる。

（4）障害についての偏見への気づきを促す。

　障害者団体や家族団体などから情報を得ること促し，障害は本人にとって本当に不幸なのかどうかを考えるきっかけをつくる。また，親が胎児のことを考えるとき，障害だけが念頭にあるのではないか，障害だけを通して胎児について考えるようになってはいないか，障害をもって生まれてくれば胎児自身が不幸だと思っていないかなどを確かめる。そして，死んでしまったほうがよいという障害はないことを，親が知ることを手だすけする。

H 母性看護における安全・事故予防

　医療・看護は，医療従事者および，器具・機械を介して対象者に提供されるものであり，その過程でさまざまなリスクを伴う。医療・看護を提供する組織においては，日ごろから事故予防のために業務手順やマニュアルが準備され，多重の防御策が実施されている。

　しかしながら，人間の認知的特性や夜間帯を含む交代勤務による疲労の蓄積，昼夜問わずつねに多くの業務と問題解決に追われている業務環境，最先端医療の導入などにより，近年過失をおこすリスクは高まっている。これらに，看護職者の知識不足や技術の未熟性，人為的なミス，設備や環境の不備などの要因が重なると，重大な事故の発生につながる。事故を個人の能力のみで回避することは困難であるため，組織的な安全・事故予防の必要性が高まっている。

　組織的な安全・事故予防とは，「人間はエラー(人のおこす誤り全般)をおこすもの」ということを前提として，そのエラーが事故につながらないように，組織的に重層化した安全・事故予防の対策をすることである。

① リスクマネジメント

　看護におけるリスクマネジメントは，関連部門と連携をしながら，リスクマネジメントの手法を用いて，患者・家族，来院者および職員の安全と安楽を確保することであり，その結果，看護の質を保証し，医療の質保証に貢献することになる。母性看護実践の現場で考えられるリスクとしては，新生児の取り違えや誘拐，新生児の転落・窒息，陣痛促進剤の過剰な投与，誤薬，針刺し事故，患者誤認，異型輸血，院内感染，盗難，災害などがある。多くの分娩施設ではこれらに対するリスクマネジメントのマニュアルが作成され，それに基づいて取り組みがなされている。

　たとえば，新生児の取り違え防止のために，分娩室からの退室や母子分離前に出生児にネームバンド(母親の姓名，出産日と時刻，母親のネームバンドと同じ番号などが記載される)を装着・確認する。さらに第二次標識の装着・確認や，母親との対面時における母親のネームバンドと新生児のネームバンド番号を照合するなどを行う。これらの確認は複数であるいは母親と一緒に行うことはもちろんであるが，確認をした時刻・実施者を必ず記録しておく。

② 事故への対応

　　事故発生時の初期対応で最も重要なのは，状況の把握と対処である。この際の原則は，患者・妊産婦・褥婦・新生児の生命および健康と安全を最優先に考えて行動することである。

　　事故の第一発見者は，まず被害者の状況を把握し，生命に対するリスクレベルの判断をする。そして，被害者のバイタルサインなどからその緊急度を判定し，状況の悪化および二次災害の予防を視野に入れ，なにをすべきか考え，優先順位をすみやかに判断して行動する。とくに，生命への危険性がきわめて高く，救命処置や安全確保が必要な場合は，第一発見者は声をあげ，ナースコールでほかの医療スタッフに知らせ，人員の確保を行うことが必要である。同時に，ただちに必要な一次救命処置を役割分担して共働して開始する。

　　以上のような初期対応とともに，その後の長期的な対応も含めて，多くの医療機関では，組織的な取り組みが行われている。看護職者はこれらの情報を得て，組織の1人として対応できるように，日ごろから準備しておくことが必要である。また，新しい医療が導入される前には，そのことについての正しい知識を収集して理解しておくこと，また看護としてどのような注意が必要かを分析して職場内で共有し，組織的な取り組みができるように準備しなければならない。

ゼミナール
復習と課題

❶ 母性についてのさまざまな定義を検討し，自分自身の母性についての考えかたを述べなさい。

❷ 母性の心理・社会的特性として，どのようなものがあるか。

❸ ボウルビーの愛着行動について説明しなさい。

❹ セクシュアリティの概念について述べ，その発達課題についてまとめなさい。

❺ リプロダクティブヘルス／ライツの概念と，今後の課題について述べなさい。

❻ 少子化の進行や医療技術の進歩などにより変化する社会に対して，母性看護はどのような役割を果たすだろうか。また，その課題にはどのようなものが考えられるだろうか。

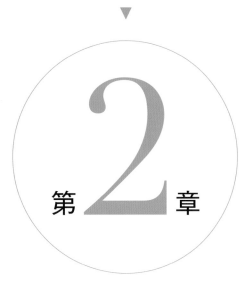

第2章

母性看護の対象を取り巻く社会の変遷と現状

> **本章で学ぶこと** | □母性看護の歴史と統計的指標からその変遷を知り，母性看護にかかわる法律と施策の観点から，母性看護の現状を理解する。
> □母性看護が提供される場や職種，提供システムについて理解する。

A｜母性看護の歴史的変遷と現状

① わが国における母性看護の変遷

1 母性看護の起源

古代▶　わが国の母性看護は，肉親や周囲の手なれた女性たちが出産の介助や新生児の保育を行ったのが始まりである。「古事記」（712 年）や「日本書紀」（720 年）には，清潔な産殿に産婦を隔離し，女性たちが出産の世話をしたと記されている。また，新生児の養育の手だすけをする乳母・湯母・飯嚼・湯坐とよばれる女性たちの記述もある。

　「大宝律令」（701 年）には，安胎・難産・創腫・はり・きゅうなどの教育を受け，現在の助産師や，はり師・きゅう師の業務にあたったとされる**女医**が登場している。

　わが国最古の医書である「医心方」（982 年）には，胎児の発育の様子とそれに相応する胎教，妊娠中の食事，さらには胎盤の処理や難産の処置，新生児の沐浴に関する記述がある。また，民衆の生活に関する記述にまじって，分娩・出産および育児に関する風俗が記されている。これらの古書には，出産の介助や新生児の保育を担当する女性が描かれており，その名称は，洗母・坐婆・穏婆・子取婆・俗婆・腰抱・取上婆・産婆などさまざまである。

江戸時代▶　江戸時代になると，経験的なわざをいかして出産を手伝い，謝礼を受けて生活の一助とする職業人としての**産婆**が登場した。

2 近代産科学の幕開けと助産の発展

江戸時代中期以降▶　江戸時代中期に入ると，「古医方」とよばれる漢方医学を唱導する一派があらわれ，わが国ではじめて医学研究のための人体解剖が行われた。これは長崎の出島を通して伝わった「蘭方医学」を学ぶ者に影響を与え，のちに「解体新書」（1774 年）を生み出す実証に基づく近代医学の浸透へとつながった。

　産科学の分野では，1765（明和 2）年に賀川玄悦が「産論」をまとめた。「産論」では，西洋医学書ではじめて正常胎位が記載され，玄悦が創案した鉗子分娩に関する記述がみられる。また，分娩の救護術として，現在の会陰保護術に相当する**坐草術**が記されている。

産婆の教育も，近代産科学を学んだ医師によって行われるようになった。1830(文政13)年，わが国最初の産婆向け教科書である「坐婆必研(とりあげばばこころえぐさ)」が平野重誠によって記された。「坐婆必研」には，精神的慰安法，悪阻，産椅の利害，腹帯，子癇救助法，妊娠・臨産・産褥の心得，胞衣の処置，逆産の取り扱いなどに関する記述がみられる。

明治時代▶ 1868(明治元)年，明治新政府が布達した**産婆取締規則**では，産婆が人命にかかわる職業であると明記され，売薬や堕胎など，業務上の禁止事項が規定された。1874(明治7)年に文部省から布達された**医制**では，産婆の教育内容や免許制度とその罰則が規定された。この2つは大阪や東京といった都市部から全国に，徐々に波及していった。

1899(明治32)年には**産婆規則**が制定され，産婆が国家資格となった。産婆の業務範囲については，外科手術や産科器械・薬剤の使用を禁止し，消毒・臍帯切断・浣腸の施行を許可すると記された。産婆規則は，産婆に関する初の全国統一法規であり，1947(昭和22)年に**助産婦規則**に改正され，1948(昭和23)年に**保健婦助産婦看護婦法**に改正された。

西洋医学式の教育を受けた産婆が増えていくと，彼女たちは新産婆とよばれ，従来の妊娠指導や出産介助法にさまざまな改良を加えた。分娩体位は坐位から仰臥位となり，会陰保護による会陰裂傷予防ができるようになった。また，昇汞水(塩化第二水銀水溶液)やクレゾール液による消毒，脱脂綿の使用，新生児への硝酸銀点眼が実施されるようになった。

3 公衆衛生的活動の開始

大正時代〜▶ 大正時代になると，それまでの助産中心の母性看護に加え，公衆衛生的な母
昭和初期 性看護が発達した。東京賛育会をはじめとする巡回産婆事業が盛んになり，中産階級以下の妊産婦や乳幼児に対する訪問指導や相談事業が行われるようになった。やがて保健婦(現在の保健師)が母子保健の担い手に加わり，家庭訪問による予防的な保健指導が行われるようになった。

大正末期から昭和初期には，経済的不況により農村や工場で働く女性が増加し，女性労働者の母性保護に焦点があてられた。1929(昭和4)年には，三重県山田赤十字病院が，農山漁村などの辺地に巡回産婆を派遣した。1933(昭和8)年には，岩手県が駐在助産婦をおき，農山村の助産婦事業や乳幼児事業を行った。1934(昭和9)年には，恩賜財団愛育会(母子愛育会)が設立され，農山漁村における愛育村運動が始められた。

1937(昭和12)年に保健所法が制定されたことに伴い，全国に保健所が設置され，妊産婦相談が強化された。時代は戦争が激化したころであり，富国強兵・人口増加をねらいとして妊産婦保護が強化された。さらに，1942(昭和17)年には，妊産婦手帳制度が公布された。

4 戦後の復興と母子保健の基盤整備

第二次世界大戦が終結した1945(昭和20)年は，衛生状態や栄養状態が劣悪で，妊産婦や乳幼児の健康状態にも大きく影響していた。社会情勢は混迷をきわめており，母子保健活動は一時中断せざるをえなくなった。しかし，戦後の復興と相まって母子保健サービスの整備が進み，著しく向上した(▶表2-1)。

▶乳幼児・妊産婦の
死亡率改善
　戦災孤児の増加や，ベビーブームによる子どもの増加と食糧難が相まって，子どもの栄養不足が緊急課題となった。1947(昭和22)年，次代を担うすべての児童の健全育成と，積極的な福祉の推進を基本理念とした**児童福祉法**が制定され，厚生省(現厚生労働省)に母子保健行政を所轄する児童局母子衛生課が設置された。母子保健サービスの主たる目的は，乳幼児および妊産婦の死亡率改善と疾病予防であった。乳幼児や妊産婦に対する保健指導が積極的に行われるようになり，妊産婦手帳は**母子手帳**と改められ，保健指導に活用された。

1948(昭和23)年に，母子保健事業の基盤となる**母子衛生対策要綱**が制定され，妊産婦および乳幼児の健康管理体制が整備された。その結果，乳幼児の死亡率は著しく改善され，乳幼児の体格も大きく向上した。

▶産児制限
　一方，終戦を契機にそれまでの「産めよ殖やせよ」から「産児制限」へと国の方針が変化した。その結果，避妊法が普及していなかったことも影響し，違法な堕胎が横行した。1948(昭和23)年に，優生上の見地から不良な子孫の出生を防止するとともに，母性の生命・健康を保護することを目的とする**優生保護法**が成立し，優生手術や人工妊娠中絶などが合法的に認められた。同時に，

▶表2-1　第二次世界大戦後の復興と母子保健の基盤整備の経緯

年	おもな母子保健サービス
1947(昭和22)	児童福祉法公布，労働基準法公布
1948(昭和23)	妊産婦・乳幼児の保健指導，母子衛生対策要綱，優生保護法公布
1954(昭和29)	育成医療
1958(昭和33)	未熟児養育医療と保健指導，母子健康センターの設置
1961(昭和36)	新生児訪問指導，3歳児健康診査
1965(昭和40)	母子保健法公布
1968(昭和43)	母子保健推進員制度
1969(昭和44)	妊産婦健康診査の公費負担制度，乳幼児の精密健康診査制度
1974(昭和49)	小児慢性特定疾患治療研究事業(公費負担制度)
1977(昭和52)	1歳6か月児健康診査，先天性代謝異常のマススクリーニングの実施
1984(昭和59)	健全母性育成事業，周産期医療施設整備事業
1985(昭和60)	B型肝炎母子感染防止事業
1987(昭和62)	1歳6か月児精密健康診査
1989(平成 元)	思春期クリニック事業
1990(平成 2)	小児肥満予防教室，思春期教室，地域母子保健特別モデル事業
1991(平成 3)	思春期における保健・福祉体験事業，周産期救急システムの整備充実
1994(平成 6)	地域保健法公布

人工妊娠中絶の増加を阻止するための**受胎調節実地指導員制度**が盛り込まれ，家族計画に関する啓蒙活動が始まった。

▶**妊産婦および新生児・未熟児の健康管理の強化**
　昭和 30 年代に入ると，母子保健の焦点は妊産婦および新生児・未熟児の死亡率改善へと移行した。1958(昭和 33)年，未熟児の養育医療と保健指導が制度化された。また母子健康センターが設置され，施設内分娩が奨励された。1961(昭和 36)年には新生児訪問が制度化され，3 歳児健康診査が開始されるなど，妊産婦と乳幼児の健康管理が強化された。

▶**母子保健の一体化**
　1965(昭和 40)年，思春期からの一貫した女性の健康管理を目ざし，**母子保健法**が制定された。これにより，児童福祉の一部であった母子保健が，母子一体の原理に基づく総合的体系として推進されることになった。妊娠の届出および母子健康手帳の交付が制度化し，妊産婦および乳幼児の健康診査と保健指導に関する実施要領が定められた。

　1968(昭和 43)年には，地域での母子保健活動に携わる母子保健推進員制度が導入され，母子保健活動が強化された。

　昭和 40 年代後半には，子どもの先天異常や心身障害の早期発見と予防が強化され，乳幼児の健康診査が充実し，**先天性代謝異常マススクリーニング**が行われるようになった。また**小児慢性特定疾患治療研究事業**により，慢性疾患の治療の公費負担制度が確立した。

5　女性の社会進出と地域母子保健

▶**高度経済成長と女性の社会進出**
　昭和 50 年代の高度経済成長期には，都市化や核家族化，女性の社会進出が進行し，子どもを産み育てる環境は大きく変化した。具体的には，家電製品の普及によって家事労働が軽減したほか，女性の就業意欲の向上や経済的需要にあと押しされて，子育てが一段落したらパートタイマーになるといった働き方が普及した。また，若者が都市部に集中し，共働きの核家族が増加した。

　女性が家事や育児に加えて就労を行うようになったことから，女性の過重負担が問題となってきた。そして，家庭と仕事の両立や職場と家庭における男女の平等と働く女性の母性保護の観点から，家庭と仕事の両立や職場と家庭における男女の平等が求められるようになった。その結果，1985(昭和 60)年には，「雇用の分野における男女の均等な機会及び待遇の確保等に関する法律」(男女雇用機会均等法)が，1991(平成 3)年に「育児休業等に関する法律」(育児休業法)が成立し，1995(平成 5)年には「労働基準法」が改正された。

　同時に，家庭や地域における育児機能の弱体化が問題視され，少子化対策や子どもの健全な育成を目的とした母子保健サービスが行われるようになった。具体的には，小児生活習慣病の予防や心の健康，少子社会における子育て支援が，母子保健施策の主たる目標となった。そして，1994(平成 6)年の「母子保健法」改正により，各市町村が独自に母子保健計画を策定し，基本的な母子保健サービスを提供できるように変更された。

6　少子化と男女共同参画

少子社会の到来▶　1989（平成元）年に合計特殊出生率が 1.57 となった，いわゆる **1.57 ショック**を契機に，わが国の少子化対策が本格化した。保育サービスの充実を基本とした**エンゼルプラン**（子育て支援のための総合計画），子育てと仕事の充実を重視した**新エンゼルプラン**（重点的に推進すべき少子化対策の具体的実施計画について），「仕事と家庭の両立支援」や「子育ての新たな支え合いと連帯」などを重点課題とした**子ども・子育て応援プラン**（新新エンゼルプラン）などの対策がつぎつぎと講じられた（▶表 2-2, 図 2-1）。

子育て支援と▶
働き方改革
　2010（平成 22）年には，社会全体で子育てを応援していくという基本的な考えのもと，**子ども・子育てビジョン**が策定された。ここでは「少子化対策」から「子ども・子育て支援」へと対策の概念が移行し，男女共同参画や，仕事と生活の調和，子ども・若者育成支援に関する施策とより密接な連携という観点が重視され，目ざすべき社会への政策の柱が定められた。

　2013（平成 25）年には，**少子化危機突破のための緊急対策**が策定された。ここでは，従来からの「子育て支援」「働き方改革」の強化とともに「結婚」「妊娠」「出産支援」が新たな対策の柱として打ち出されたほか，次世代育成が地域社会で取り組むべき問題であることが明示された。

▶表 2-2　女性の就業推進と少子化対策の経緯

1991（平成　3）年	育児休業法成立	2006（平成 18）年	新健康フロンティア戦略
1993（平成　5）年	労働基準法改正	2007（平成 19）年	仕事と生活の調和（ワーク・ライフ・バランス）憲章策定
1994（平成　6）年	エンゼルプラン		
1995（平成　7）年	産後ケア事業	2010（平成 22）年	子ども・子育てビジョン
1996（平成　8）年	育児・介護休業法改正，生涯を通じた女性の健康支援事業	2013（平成 25）年	子ども・子育て関連 3 法
		2014（平成 26）年	妊娠・出産包括支援モデル事業
1997（平成　9）年	男女雇用機会均等法改正	2015（平成 27）年	「健やか親子 21（第 2 次）」開始，妊娠・出産包括支援事業
1999（平成 11）年	男女共同参画社会基本法成立		
2000（平成 12）年	「健やか親子 21」策定		
2004（平成 16）年	少子化社会対策大綱策定，子ども・子育て応援プラン策定	2017（平成 29）年	産婦健康診査事業
		2020（令和　2）年	少子化社会対策大綱策定

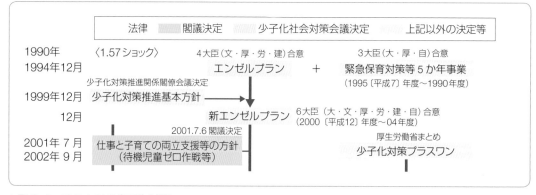

▶図 2-1　これまでの少子化対策

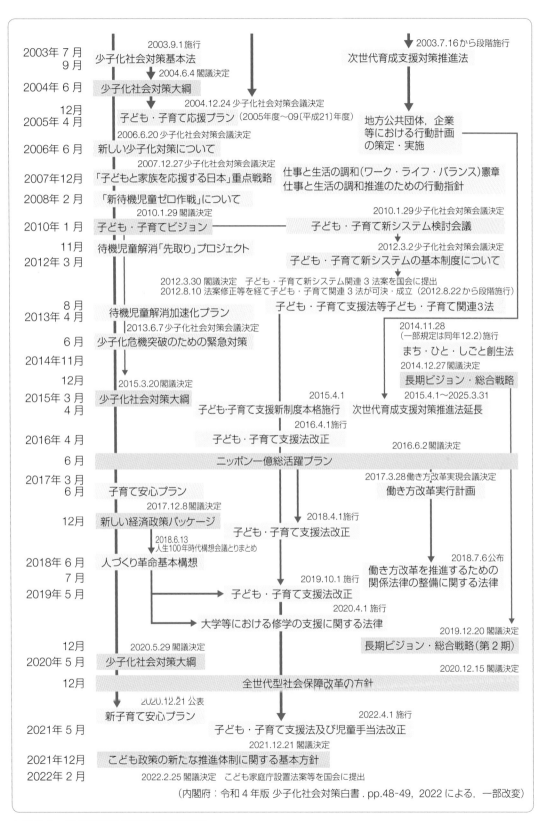

▶図2-1　これまでの少子化対策（続き）

　2015(平成27)年には**少子化社会対策大綱**が閣議決定され，「次世代育成支援対策推進法」が2025(令和7)年3月末まで延長された。2016(平成28)年には「子ども・子育て支援法」が改正された。これらを経て，2017(平成29)年には**子育て安心プラン**がまとめられた。そのなかでは，待機児童の解消等の保育の充実を柱に，女性が安心して働ける社会づくりが課題となっている。

　2020(令和2)年には，新たな少子化対策大綱が閣議決定され，これに基づき保育の受け皿の充実を目ざした新子育て安心プランが公表された。

② 母性看護にかかわる指標とその推移

　母子保健統計(出生・死亡)と婚姻，教育，就労に関する統計(▶表2-3)は，母子保健の水準や社会情勢を反映しており，母性看護と切り離すことができない指標である。これらの指標を把握し，分析を加えて理解することは，母性看護の動向や現状を把握するうえできわめて有用である。また，これらの指標は国際的な動向や，各国の特徴を把握する手がかりとなる。

1 母子保健統計

● 出生に関する統計

出生▶　出生の推移は，**出生率**と**合計特殊出生率**で示される。

　出生率とは，人口1,000(千)に対する出生数であらわされる。

$$出生率＝\frac{1年間の出生数人口}{人口}×1,000$$

　合計特殊出生率とは，15歳から49歳までの女子の年齢別出生率を合計したものであり，1人の女性が一生の間に産む子どもの数の平均を示すものである。

　終戦直後の結婚増加によっておこった第一次ベビーブームにより，1950(昭和25)年ごろまで，わが国の出生数は260万人をこえていた(▶図2-2)。しかし，それ以降は急速に出生数が減少し，1953(昭和28)年には200万人を下まわり，1960(昭和35)年には合計特殊出生率が2.00となった。その後，ひのえうま(丙午)にあたる1966(昭和41)年の特殊な変動を除けば，合計特殊出生率は2.0〜2.1と安定していた。1971(昭和46)年から1974(昭和49)年にかけて，第一次ベビーブーム世代が出産適齢期に入ったことによる第二次ベビーブームがおこった。合計特殊出生率は2.16まで上昇し，出生数は年間200万人をこえた。

　しかし，1975(昭和50)年に合計特殊出生率が2.00を下まわり，その後も低下傾向が続き，2005(平成17)年には1.26と最低値を示した。その後，合計特殊出生率はわずかながら増加傾向を示したものの，2016(平成28)年より再び減少し，2022(令和4)年は1.26となった。

　出生数は2008(平成20)年の109万人をピークに減少傾向にある。わが国の

▶表2-3 母子保健に関するおもな統計

年次	出生数	妊産婦死亡数	周産期死亡数	死産数			乳児死亡数	新生児死亡数	婚姻数	離婚数
				総数	自然死産数	人工死産数				
1900	1,420,534	6,200	−	137,987	−	−	220,211	112,259	346,528	63,828
1910	1,712,857	6,228	−	157,392	−	−	276,136	126,910	441,222	59,432
1920	2,025,564	7,158	−	144,038	−	−	335,613	139,681	546,207	55,511
1930	2,085,101	5,681	−	117,730	−	−	258,703	104,101	506,674	51,259
1940	2,115,867	5,070	−	102,034	−	−	190,509	81,869	666,575	48,556
1950	2,337,507	4,117	−	216,974	106,594	110,380	140,515	64,142	715,081	83,689
1955	1,730,692	3,095	−	183,265	85,159	98,106	68,801	38,646	714,861	75,267
1960	1,606,041	2,097	−	179,281	93,424	85,857	49,293	27,362	866,115	69,410
1965	1,823,697	1,597	−	161,617	94,476	67,141	33,742	21,260	954,852	77,195
1970	1,934,239	1,008	−	135,095	84,073	51,022	25,412	16,742	1,029,405	95,937
1975	1,901,440	546	−	101,862	67,643	34,219	19,103	12,912	941,628	119,135
1980	1,576,889	323	32,422	77,446	47,651	29,795	11,841	7,796	774,702	141,689
1985	1,431,577	226	22,379	69,009	33,114	35,895	7,899	4,910	735,850	166,640
1990	1,221,585	105	13,704	53,892	23,383	30,509	5,616	3,179	722,138	157,608
1995	1,187,064	85	8,412	39,403	18,262	21,141	5,054	2,615	791,888	199,016
2000	1,190,547	78	6,881	38,393	16,200	22,193	3,830	2,106	798,138	264,246
2005	1,062,530	62	5,149	31,818	13,502	18,316	2,958	1,510	714,265	261,917
2010	1,071,305	45	4,515	26,560	12,245	14,315	2,450	1,167	700,214	251,378
2015	1,005,721	39	3,728	22,617	10,862	11,755	1,916	902	635,156	226,215
2020	840,835	23	2,664	17,278	8,188	9,090	1,512	704	525,507	193,253
2021	811,622	21	2,741	16,277	8,082	8,195	1,399	658	501,138	184,384
2022	770,759	33	2,527	15,179	7,391	7,788	1,356	609	504,930	179,099

年次	出生率[※1]	合計特殊出生率	妊産婦死亡率[※2]	周産期死亡率[※3]	死産率[※3]			乳児死亡率[※4]	新生児死亡率[※4]	婚姻率[※1]	離婚率[※1]
					総死産率	自然死産率	人工死産率				
1900	32.4	−	397.8	−	88.5	−	−	155.0	79.0	7.9	1.46
1910	34.8	−	333.0	−	84.2	−	−	161.2	74.1	9.0	1.21
1920	36.2	−	329.9	−	66.4	−	−	165.7	69.0	9.8	0.99
1930	32.4	−	257.9	−	53.4	−	−	124.1	49.9	7.9	0.80
1940	29.4	−	228.6	−	46.0	−	−	90.0	38.7	9.3	0.68
1950	28.1	3.65	161.2	−	84.9	41.7	43.2	60.1	27.4	8.6	1.01
1955	19.4	2.37	161.7	−	95.8	44.5	51.3	39.8	22.3	8.0	0.84
1960	17.2	2.00	117.5	−	100.4	52.3	48.1	30.7	17.0	9.3	0.74
1965	18.6	2.14	80.4	−	81.4	47.6	33.8	18.5	11.7	9.7	0.79
1970	18.8	2.13	48.7	−	65.3	40.6	24.7	13.1	8.7	10.0	0.93
1975	17.1	1.91	27.3	−	50.8	33.8	17.1	10.0	6.8	8.5	1.07
1980	13.6	1.75	19.5	20.2	46.8	28.8	18.0	7.5	4.9	6.7	1.22
1985	11.9	1.76	15.1	15.4	46.0	22.1	23.9	5.5	3.4	6.1	1.39
1990	10.0	1.54	8.2	11.1	42.3	18.3	23.9	4.6	2.6	5.9	1.28
1995	9.6	1.42	6.9	7.0	32.1	14.9	17.2	4.3	2.2	6.4	1.60
2000	9.5	1.36	6.3	5.8	31.2	13.2	18.1	3.2	1.8	6.4	2.10
2005	8.4	1.26	5.7	4.8	29.1	12.3	16.7	2.8	1.4	5.7	2.08
2010	8.5	1.39	4.1	4.2	24.2	11.2	13.0	2.3	1.1	5.5	1.99
2015	8.0	1.46	3.8	3.7	22.0	10.6	11.4	1.9	0.9	5.1	1.80
2020	6.8	1.33	2.7	3.2	20.1	9.5	10.6	1.8	0.8	4.3	1.57
2021	6.6	1.30	2.5	3.4	19.7	9.8	9.9	1.7	0.8	4.1	1.50
2022	6.3	1.26	4.2	3.3	19.7	9.4	9.9	1.8	0.8	4.1	1.47

※1 人口1,000対, ※2 出産10万対, ※3 出産1,000対, ※4 出生1,000対
注）1943年以前, 1973年以後は沖縄県を含む。

（「人口動態統計」より作成）

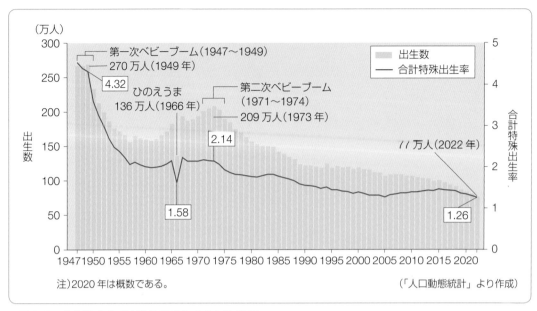

▶図2-2　出生数および合計特殊出生率の年次推移

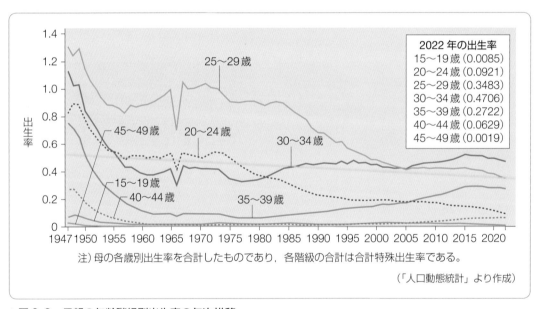

▶図2-3　母親の年齢階級別出生率の年次推移

　総人口は，2011（平成23）年から減少に転じ，とくに生産年齢人口（15〜64歳）の減少幅が拡大していることから，将来の少子化の進行が懸念される。2022（令和4）年の出生数は約77万人である（▶図2-2）。

出産年齢▶　母親の年齢別に出生率の推移をみると，20歳代の出生率が低下しつづけている。一方で，30歳代以上の出生率は上昇しており，最も出生率が高いのは30〜34歳となっている（▶図2-3）。

▶表2-4 妊娠期間別出生割合の推移

妊娠期間	1980	1985	1990	1995	2000	2005	2010	2015	2020
早期産	4.1	4.2	4.5	4.9	5.4	5.7	5.7	5.6	5.5
28週未満	0.1	0.2	0.2	0.2	0.2	0.3	0.3	0.3	0.3
28〜31週	0.4	0.4	0.4	0.4	0.5	0.5	0.5	0.5	0.4
32〜36週	3.6	3.6	3.9	4.3	4.7	4.9	5.0	4.9	4.8
正期産	91.5	92.7	93.8	93.9	93.8	93.7	93.9	94.2	94.4
過期産	4.4	3.2	1.7	1.2	0.8	0.6	0.3	0.2	0.1

（「人口動態統計」より作成）

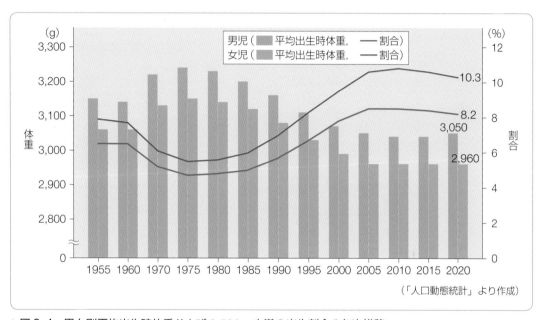

▶図2-4　男女別平均出生時体重および2,500g未満の出生割合の年次推移

出産年齢の高齢化には，女性の高学歴化や有職率の増加，晩婚化により，出産時期を遅らせる女性が増えていることが影響している。

妊娠期間▶　妊娠37週以降42週未満の正期産が占める割合は90%台前半で安定しているが，1980年代と比べると，やや増加している。36週未満の早期産の割合は増加傾向，42週以降の過期産の割合は減少傾向にあったが，近年は横ばいである（▶表2-4）。

出生時体重▶　母体の栄養状態などの改善により出生時体重は増加しつづけ，1975年以降は減少に転じている。2020（令和2）年の平均体重は，男児3,050g，女児2,960gである。一方，2,500g未満の低出生体重児が占める割合はかつてより多く，2020（令和元）年は，男児8.2%，女児10.3%となっている（▶図2-4）。

低出生体重児の増加には，不妊治療の増加に伴う多胎の増加や，女性のやせ志向，早産児の生命予後の向上などが関連している。

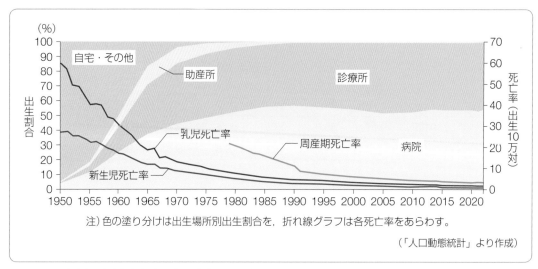

注）色の塗り分けは出生場所別出生割合を，折れ線グラフは各死亡率をあらわす。

（「人口動態統計」より作成）

▶図2-5　出生場所別出生割合と各死亡率の年次推移

出生場所▶ 　1950（昭和25）年における出生場所は自宅が主流であり，病院・診療所・助産所などの医療施設での出生は4.6％と少数であった（▶図2-5）。昭和30年代に入り，施設内分娩が奨励されるようになってから，施設の割合は急速に増加し，1960（昭和35）年には50.1％と半数をこえた。1990（平成2）年には99.9％を占めるにいたり，今日までその傾向は続いている。

　施設内分娩の定着には，核家族化や都市化による住宅構造の変化が影響している。さらに，発達した近代医学や充実した妊産婦保健指導といった保健サービスを受けることで，より安全な出産を目ざす意識が定着してきたことも関連している。

　施設内分娩の普及により，わが国の母子保健は大きく向上した。とくに，緊急時の対応が行いやすくなったことで，妊産婦死亡や周産期死亡が著しく改善した。その反面，出産が家庭の外で，医療的な管理を受けやすい状態で行われることになったため，新しい家族の出発点としての出産のあり方が問われるようにもなっている。

● 死亡に関する統計

　死亡に関する統計のうち，母子保健の水準を示すものには，人口動態統計にある ① 妊産婦死亡，② 死産（自然死産と人工死産），③ 周産期死亡，④ 乳児死亡（新生児死亡と早期新生児死亡），母体保護統計にある ⑤ 人工妊娠中絶がある（▶図2-6）。それぞれの統計が周産期における母子保健のどのような側面を反映するのかを理解したうえで，推移を把握しておく必要がある。

妊産婦死亡▶ 　妊産婦死亡は，妊娠期から分娩時における安全性や母体の健康状態の指標となる。妊娠や分娩に付随した原因による直接産科的死亡と，妊娠と直接関連の

ない疾患が原因である間接産科的死亡，原因不明の産科的死亡，産科的破傷風やヒト免疫不全ウイルス病による死亡の合計数で示される（▶表2-5）。**妊産婦死亡率**とは，出産（出生＋死産）10万に対する妊産婦死亡数であらわされる。

$$妊産婦死亡率 = \frac{1年間の妊産婦死亡数}{1年間の出産数（出生数＋妊娠満12週以後の死産数）} \times 100,000$$

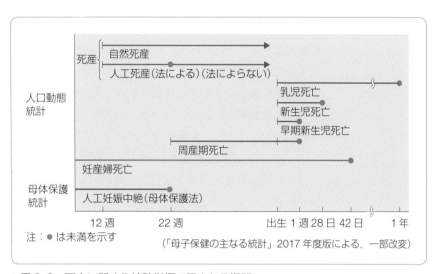

注：● は未満を示す

（「母子保健の主なる統計」2017年度版による，一部改変）

▶図2-6　死亡に関する統計指標で示される期間

▶表2-5　死因別の妊産婦死亡数および死亡率の推移

死因（ICD-10）	死亡数					死亡率(%)				
	2000	2005	2010	2015	2020	2000	2005	2010	2015	2020
総数	78	62	45	39	23	100.0	100.0	100.0	100.0	100.0
直接産科的死亡	62	45	34	30	15	79.5	72.6	75.6	76.9	65.2
子宮外妊娠	5	1	3	－	－	6.4	1.6	6.7	－	－
妊娠，分娩及び産じょくにおける浮腫，タンパク尿及び高血圧性障害	8	5	2	3	3	10.3	8.1	4.4	7.7	13.0
前置胎盤及び（常位）胎盤早期剝離	12	8	4	3	2	15.4	12.9	8.9	7.7	8.7
分娩前出血，ほかに分類されないもの	－	－	－	－	－	－	－	－	－	－
分娩後出血	11	6	3	11	1	14.1	9.7	6.7	28.2	4.3
産科的塞栓	14	12	11	6	4	17.9	19.4	24.4	15.4	17.4
その他の直接産科的死亡	12	13	11	7	5	15.4	21.0	24.4	17.9	21.7
間接産科的死亡	15	17	11	8	7	19.2	27.4	24.4	20.5	30.4
原因不明の産科的死亡	1	－	－	1	－	1.3	－	－	2.6	－
産科的破傷風	－	－	－	－	－	－	－	－	－	－
傷病及び死亡の外因	－	－	－	－	1	－	－	－	－	4.3

（「人口動態統計」より作成）

　わが国の妊産婦死亡率は，1950（昭和25）年には161.2と高率であり，戦後の母子保健の向上に比べて高率の状態が続いた（▶図2-7）。しかし昭和30年代に入り，妊産婦に対する施策に力が入れられるようになってからは徐々に改善され，1965（昭和40）年には80.4と半減し，その後も減少しつづけて現在まで低いレベルを維持している。

死産▶　死産は，妊産婦死亡と同様に，妊娠期から分娩時における安全性や母体の健康状態を反映する指標である。人口動態統計でいう死産は，「死産の届出に関する規程」により，妊娠満12週以後の死児の出産と定められており，自然死産と人工死産に分けられる。人工死産とは，胎児の母体内生存が確実なときに人工的処置を加えたことにより，死産にいたった場合をよぶ。また死産統計には，母体保護法による人工妊娠中絶のうち，妊娠満12週以降のものが含まれている。**死産率**は，出産（出生＋死産）1,000に対する死産数であらわす。

$$死産率 = \frac{1年間の死産数}{1年間の出産数（出生数＋死産数）} \times 1,000$$

　死産の年次推移をみると，自然死産については，戦後の混乱が続いていた1950（昭和25）年から上昇傾向を示しており，1961（昭和36）年には54.3とピークに達した（▶図2-8）。その後は，ひのえうまにあたる1966（昭和41）年前後の特殊な変動を除き，徐々に減少している。

　人工死産についてみると，1955（昭和30）年に51.3と最高値となってからは低下傾向を示し，1974（昭和49）年には16.4まで低下した。しかし，その後再び増加し，1985（昭和60）年に自然死産を上まわった。1987（昭和62）年に24.0まで上昇し，いったん低下したのちに，1997（平成9）年から再び上昇傾向を

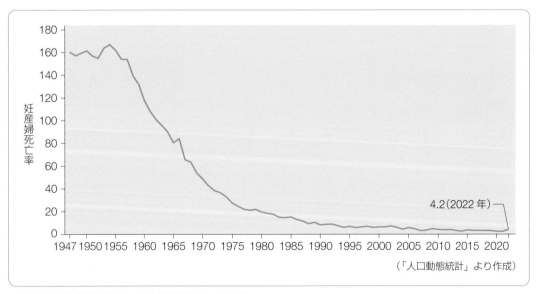

▶図2-7　妊産婦死亡率の年次推移（出産10万対）

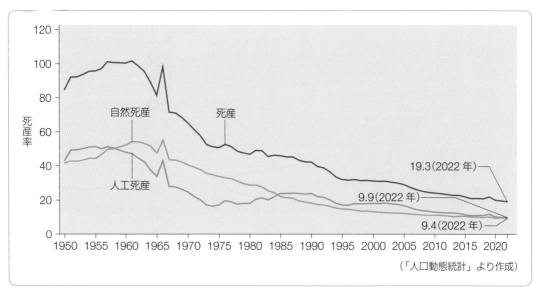

▶図2-8 自然・人工別死産率の年次推移（出産1,000対）

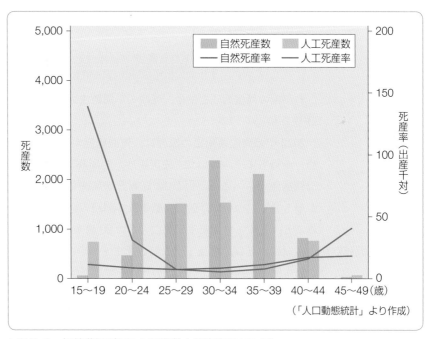

▶図2-9 年齢階級別にみた死産数と死産率（2022年）

示し，2003（平成15）年から再び低下している。

　母親の年齢別にみると，自然死産，人工死産ともに20歳未満と40歳以上で高率となっている（▶図2-9）。

周産期死亡▶　周産期死亡とは，妊娠満22週以後の死産と生後1週未満の早期新生児死亡を合わせたものをいう。周産期死亡は，妊娠および分娩時における母体の健康

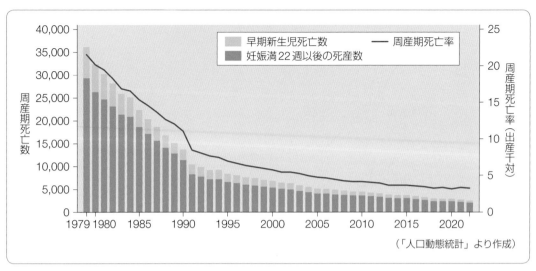

▶図 2-10　周産期死亡数および周産期死亡率の年次推移

状態を示す指標として重要である。**周産期死亡率**は，出産 1,000 に対する周産期死亡数であらわす。

$$周産期死亡率＝\frac{1年間の（妊娠満22週以後の死産数＋早期新生児死亡数）}{1年間の出産数（出生数＋妊娠満22週以後の死産数）}×1,000$$

わが国の周産期死亡率は，死産・早期新生児死亡ともに徐々に減少している（▶図 2-10）。

2022 年の周産期死亡の原因は，児側病態からみると「周産期に発生した病態」が最も多く，ついで「先天奇形，変形及び染色体異常」が多い（▶表 2-6）。母側病態からみると，「現在の妊娠とは無関係の場合もありうる母体の病態」が最も多く，ついで「胎盤，臍帯及び卵膜の合併症」が多い。母親の年齢別にみると，死産・早期新生児死亡ともに 20 歳未満と 40 歳以上で高率である。

乳児死亡 ▶　**乳児死亡**とは，生後 1 年未満の死亡をいい，このうち生後 28 日未満の死亡を**新生児死亡**，生後 1 週未満の死亡を**早期新生児死亡**という。

これらは母体の健康状態や養育条件と深いつながりのある衛生状態，すなわち経済や教育を含めた社会の実情を反映する指標である。**乳児死亡率・新生児死亡率・早期新生児死亡率**は，それぞれ出生 1,000 に対する死亡数であらわされる。

$$乳児死亡率＝\frac{1年間の生後1歳未満の死亡数}{1年間の出生数}×1,000$$

$$新生児死亡率＝\frac{1年間の生後28日未満の死亡数}{1年間の出生数}×1,000$$

$$早期新生児死亡率＝\frac{1年間の生後1週未満の死亡数}{1年間の出生数}×1,000$$

▶表2-6 死因の児側病態および母側病態別にみた周産期死亡数，死産数，早期新生児死亡数（2022年）

母側病態（ICD-10）		児側病態（ICD-10）			
		総数	第16章 周産期に発生した病態	第17章 先天奇形，変形および染色体異常	その他
周産期死亡数		2,527	2,164	342	23
P00	現在の妊娠とは無関係の場合もありうる母体の病態により影響を受けた胎児及び新生児	677	643	30	4
P01	母体の妊娠合併症により影響を受けた胎児及び新生児	217	142	73	2
P02	胎盤，臍帯及び卵膜の合併症により影響を受けた胎児及び新生児	543	529	13	1
P03	その他の分娩合併症により影響を受けた胎児及び新生児	21	21	－	－
P04	胎盤又は母乳を介して有害な影響を受けた胎児及び新生児	－	－	－	－
P99	母体に原因なし	1,069	829	226	16
妊娠満22週以降の死産数		2,061	1,914	141	6
P00	現在の妊娠とは無関係の場合もありうる母体の病態により影響を受けた胎児及び新生児	610	603	6	1
P01	母体の妊娠合併症により影響を受けた胎児及び新生児	77	66	11	－
P02	胎盤，臍帯及び卵膜の合併症により影響を受けた胎児及び新生児	486	478	8	－
P03	その他の分娩合併症により影響を受けた胎児及び新生児	9	9	－	－
P04	胎盤又は母乳を介して有害な影響を受けた胎児及び新生児	－	－	－	－
P99	母体に原因なし	879	758	116	5
早期新生児死亡数		446	250	201	17
P00	現在の妊娠とは無関係の場合もありうる母体の病態により影響を受けた胎児及び新生児	67	40	24	3
P01	母体の妊娠合併症により影響を受けた胎児及び新生児	140	76	62	2
P02	胎盤，臍帯及び卵膜の合併症により影響を受けた胎児及び新生児	57	51	5	1
P03	その他の分娩合併症により影響を受けた胎児及び新生児	12	12	－	－
P04	胎盤又は母乳を介して有害な影響を受けた胎児及び新生児	－	－	－	－
P99	母体に原因なし	190	71	110	11

（「人口動態統計」より作成）

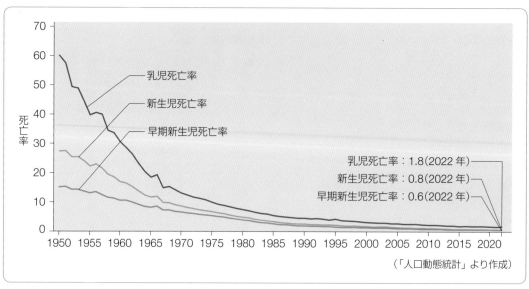

▶図2-11 乳児死亡率・新生児死亡率・早期新生児死亡率の年次推移（出生1,000対）

　　　　　わが国の乳児死亡率は戦前まで高率であったが，終戦直後から重点的な施策が行われたため，戦後急速に改善し，2022（令和4）年の乳児死亡率は1.8，新生児死亡率は0.8である（▶図2-11）。

　　　　　2022年の乳児死亡の原因をみると，「先天奇形，変形及び染色体異常」が35.6％と最も多く，ついで「周産期に特異的な呼吸障害及び心血管障害」が14.9％，「不慮の事故」が4.4％となっている（▶表2-7）。

人工妊娠中絶▶　わが国の人工妊娠中絶は，1955（昭和30）年をピークにして，その後年々減少して，1998（平成10）年には33万3220件となった。その後，一時的に増加したものの，2002（平成14）年からは一貫して減少を続けている。2021（令和3）年の人工妊娠中絶実施率は5.1である（▶図2-12）。

2 母性看護にかかわる社会の指標

● 婚姻に関する指標

婚姻率▶　わが国の人口1,000に対する婚姻届出件数（婚姻率）は，1970（昭和45）年に第一次ベビーブーム世代の結婚でピークを迎えて以降，1987（昭和62）年まで減少傾向が続き，いったん横ばいから若干の上昇傾向を示したものの，近年は横ばいで推移したのち，減少傾向にある（▶図2-13）。また，非婚の増加により，少子化に拍車がかかることが懸念されている。

平均初婚年齢▶　結婚年齢をみると，2022（令和4）年の平均初婚年齢は，夫31.0歳，妻29.6歳となっており，近年は横ばいが続いている（▶図2-14）。

離婚率▶　人口1,000に対する離婚届出件数（離婚率）は，1991（平成3）年以降上昇傾向

▶表2-7 乳児死亡の死因および新生児死亡の死因の順位（2022年）

乳児死亡の死因	死亡数	死亡率 (出生10万対)	割合 (%)	新生児死亡の死因	死亡数	死亡率 (出生10万対)	割合 (%)
1 先天奇形，変形及び染色体異常	483	62.7	35.6	1 先天奇形，変形及び染色体異常	244	31.7	40.1
2 周産期に特異的な呼吸障害及び心血管障害	202	26.2	14.9	2 周産期に特異的な呼吸障害及び心血管障害	181	23.5	29.7
3 不慮の事故	60	7.8	4.4	3 妊娠期間及び胎児発育に関連する障害	35	4.5	5.7
4 乳幼児突然死症候群	44	5.7	3.2	4 胎児及び新生児の出血性障害及び血液障害	28	3.6	4.6
5 妊娠期間及び胎児発育に関連する障害	42	5.4	3.1	5 周産期に特異的な感染症	16	2.1	2.6
6 心疾患(高血圧性除く)	35	4.5	2.6	6 心疾患(高血圧性除く)	6	0.8	1.0
7 胎児及び新生児の出血性障害及び血液障害	33	4.3	2.4	7 代謝障害	5	0.6	0.8
8 敗血症	20	2.6	1.5	8 出産外傷	4	0.5	0.7
9 周産期に特異的な感染症	17	2.2	1.3	9 敗血症／不慮の事故	3	0.4	0.5
10 代謝障害	13	1.6	0.9				

（「人口動態統計」より作成）

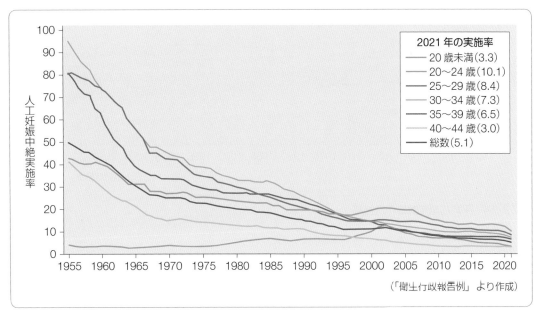

（「衛生行政報告例」より作成）

▶図2-12 年齢階級別人工妊娠中絶実施率の年次推移（女子人口1,000対）

が続いたのち，2002（平成14）年から減少傾向にある（▶図2-15）。結婚から離婚までの同居期間が5年未満の離婚が全体の1/3以上を占めており，乳幼児を養育中の夫妻の離婚が多くなっている。この傾向により，単親世帯の増加や，

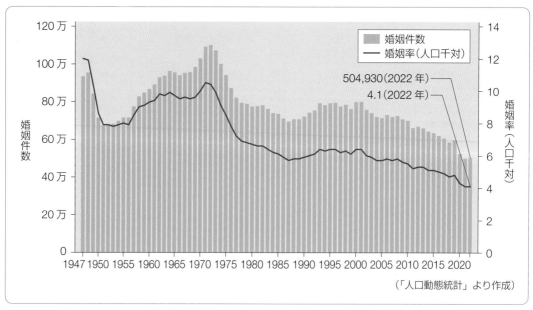

▶図2-13　婚姻件数および婚姻率の年次推移

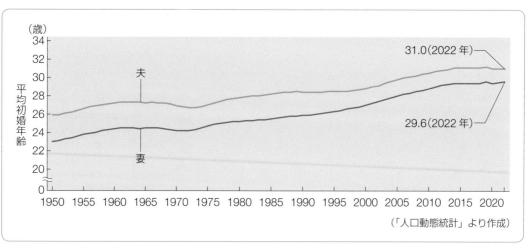

▶図2-14　平均初婚年齢の年次推移

再婚に伴う継父母による子どもの養育など，新しい育児や親子のあり方が課題
となっている。

　また，婚姻期間が15年以上のいわゆる熟年離婚の割合も年々増加している。
これは，女性の社会的自立や子どもの自立後の人生観が多様になっていること
と関係している。

未婚率▶　2020(令和2)年の女性の年齢階級別未婚率は，25〜29歳で62.4％，30〜34
歳で35.2％，35〜39歳で23.6％であり，年々上昇しているものの2010年から
はやや横ばい傾向にある(▶図2-16)。

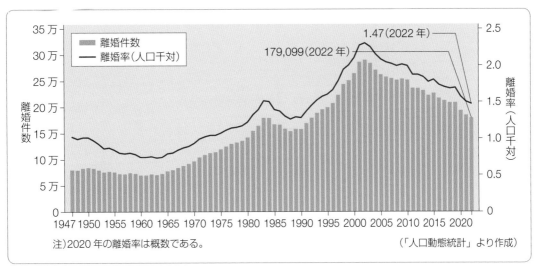

注)2020年の離婚率は概数である。　　　　　　　　　　　　　（「人口動態統計」より作成）

▶図2-15　離婚件数および離婚率の年次推移

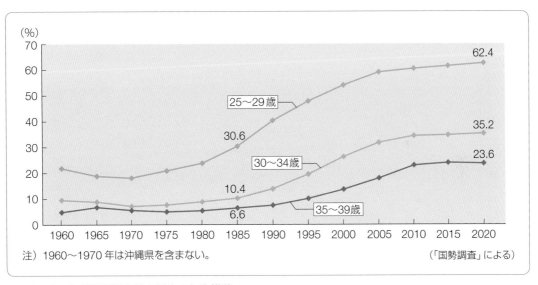

注）1960～1970年は沖縄県を含まない。　　　　　　　　　　　　　（「国勢調査」による）

▶図2-16　年齢階級別女性未婚率の年次推移

　　　　　生涯未婚率とは50歳時点での未婚率を算出した数値で示される（▶図2-17）。
2020（令和2）年の生涯未婚率は男性28.3%，女性17.8%であり，それぞれ上昇
が続いている。

● 女性の教育と就労に関する指標

進学率▶　　第二次世界大戦後，わが国においても，女性の教育に対する考え方が変化し，
1958（昭和33）年には女性の義務教育修了後の進学率が50%をこえ，1969（昭
和44）年には男子を上まわった。2021（令和3）年度の進学率は，女性99.0%，
男性98.8%であり，ほとんどの者が高等学校以降の教育を受けていることに

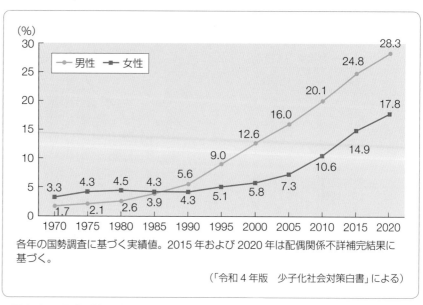

▶図2-17　男女別生涯未婚率の年次推移と将来推計

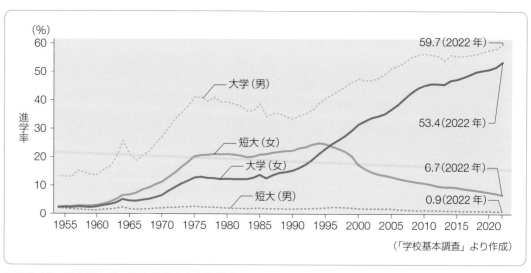

▶図2-18　男女別大学・短大進学率の年次推移

なる。さらに，大学・短期大学への進学率も上昇傾向にある（▶図2-18）。

労働力人口▶　2022（令和4）年のわが国の女性労働力人口は約3096万人であり，労働力人口の44.8％を占めている。男性の労働力人口が1997（平成9）年をピークに減少傾向にあるのに対して，女性の労働力人口は増加傾向にあり，労働力人口総数に占める女性の割合も上昇傾向である。

就業率▶　わが国の女性の就業率を年齢別にみると，20代をピークにして30代に低下し，40代からゆるやかに上昇したのち，50代後半に再び下降する。これは，

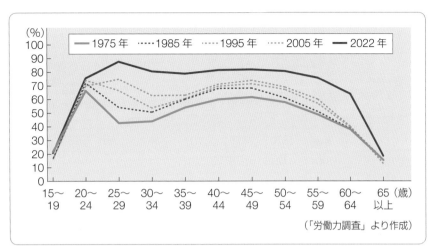

▶図2-19　年齢階級別労働力人口比率（女性）の年次推移

修学の終了と同時に就業し，結婚や出産を機に退職するという特徴的な就業パターンであり，**M字型曲線**とよばれている（▶図2-19, 131ページ）。

　晩婚化や出産の高齢化に伴い，離職のピークとなる年齢が年々上昇していると同時に，結婚や出産・育児を理由に離職する女性が減少している。そのため，M字型曲線の谷は浅くなり，欧米の台形型曲線に近づいている。2022（令和4）年の離職のピークは35〜39歳であり，その労働力人口比率は78.9％であった。

就業形態▶　女性の就業形態をみると，男性に比べて，パートタイム勤務・アルバイト・派遣労働などの常勤以外の雇用形態が多くなっている。また，在宅就業で働く者も増加しており，育児や介護などの家庭生活との両立をはかりやすい働き方が，女性に積極的に選択されている。しかし，就業形態の多様化が女性の就業の継続を可能にしている反面，雇用形態によっては社会保険や福利厚生の制度が適用されにくいことから，勤労女性の健康管理が課題となっている。

3 母性看護にかかわる指標の国際的動向

● 出生に関する動向

人口▶　2021（令和3）年の世界の総人口は約78億7千5百万人であり，年平均増加率は1.1％である（▶表2-8）。地域別の人口増加は，先進地域0.3％，開発途上地域1.3％，後発開発途上地域2.3％である。わが国の人口増加率は−0.2％であり，人口減少が始まっている。

　年齢別の人口構成では，先進地域では15歳以上が80％以上を占めるのに対し，後発開発途上地域では14歳未満が38.5％となっている。わが国では，65歳以上が28.7％であり，先進地域のなかでも高率となっている。

▶表2-8　世界の人口

国・地域	人口(百万人)			年平均増加率(%)	平均寿命(年)			人口構成(年齢階級別, %)			
								0～14歳	10～24歳	15～64歳	65歳以上
	1969年	1994年	2021年	2015～2020年	1969年	1994年	2021年	2021年	2021年	2021年	2021年
世界	3626	5670	7875	1.1	56	65	75	28.3	23.6	65.1	9.6
先進地域	1001	1167	1276	0.3	71	74	83	16.3	16.6	64.0	19.7
開発途上地域	2625	4503	6599	1.3	53	63	74	27.0	25.0	65.4	7.6
後発開発途上地域	301	570	1082	2.3	44	52	68	38.5	31.7	57.8	3.6
日本	103.5	126.1	126.1	－ 0.2	72	80	88	12.3	13.6	59.0	28.7

(国際連合人口基金:「世界人口白書2021」による)

▶表2-9　世界の主要地域別の合計特殊出生率の推移

国・地域	1969年	1994年	2021年
世界	4.8	2.9	2.4
先進地域	2.3	1.6	1.6
開発途上地域	5.9	3.2	2.5
後発開発途上地域	6.8	5.6	3.8
日本	2.1	1.4	1.4

(国際連合人口基金:「世界人口白書2021」による)

▶表2-10　世界の主要地域別の妊産婦死亡率(出生10万対)の推移

国・地域	1994年	2017年
世界	369	211
先進地域	22	12
開発途上地域	409	232
後発開発途上地域	832	415
日本	11	5

(国際連合人口基金:「世界人口白書2021」による)

出生▶　2021(令和3)年の世界の合計特殊出生率は2.4であり，地域別では，先進地域1.6，開発途上地域2.5，後発開発途上地域3.8である(▶表2-9)。1970年代までは，アフリカ・アジア・ラテンアメリカが5.0～6.0前後であるのに対し，ヨーロッパ，北部アメリカ，オセアニアが2.0～3.0前後と地域格差が大きかった。しかし，それ以降はすべての地域で減少傾向が続き，アフリカ以外は1～2まで低下している。

　2021(令和3)年のわが国の合計特殊出生率はおよそ1.4である。1970年代前半には2.0を下まわっており，先進諸国と同じ推移をたどっている。

● 死亡に関する動向

妊産婦死亡▶　2017(平成29)年の全世界の出生10万に対する妊産婦死亡率は211であり，先進地域12，開発途上地域232，後発開発途上地域415となっている(▶表2-10)。いずれの地域でも減少傾向にあるものの，依然として格差がみられている。わが国の2017(平成29)年における出産10万に対する妊産婦死亡率はおよそ5であり，先進国のなかでもとくに低くなっている。

▶表2-11 世界と日本の乳児死亡率・新生児死亡率の推移

国・地域	乳児死亡率 （出生1,000対）		新生児死亡率 （出生1,000対）		
	1990年	2019年	1990年	2000年	2019年
世界	65	28	37	31	17
後発開発途上地域	108	45	52	42	26
日本	5	2	3	2	1

（国連児童基金：「世界子供白書2021」による）

乳児死亡・新生児▶
死亡

　2019（令和元）年の出生1,000に対する乳児死亡率は，全世界28，後発開発途上地域45と，いずれも減少傾向にあるものの地域格差が続いている（▶表2-11）。新生児死亡率についても同様である。

　わが国の乳児死亡率は2％，新生児死亡率は1％と低く，わが国の医療が高水準にあることを示している。

● 女性のリプロダクティブヘルスに関する動向（▶表2-12）

10代女性の出産▶
　2018（平成30）年の15歳〜19歳女子の1,000人あたりの出生率は，先進地域14％，開発途上地域48％，後発開発途上地域91％と地域による格差が大きい状態が続いている。

　わが国の2018（平成30）年における19歳以下の出生率は3.1％であり，先進諸国のなかでもとりわけ低率となっている。

初等・中等教育▶
　2019（令和元）年の女子の前期中等教育純就学率は，先進地域98％，開発途上地域83％，後発開発途上地域60％であり，全世界の就学率が85％まで改善している。一方，後期中等教育就学率は，先進地域93％，開発途上地域62％，後発開発途上地域44％と，まだ十分には改善されていない。

　わが国では，近代化に伴って，初等教育および中等教育については完全就学をほぼ達成している。

避妊▶
　2021（令和元）年において，女性の近代的避妊法の需要充足率は，先進地域80％，開発途上地域76％，後発開発途上地域59％と，後発開発途上地域を含み，改善傾向にある。

　わが国における近代的避妊法の需要充足率は68％と先進国のなかでは著しく低値であり，減少傾向に推移している。

専門家の▶
出産立ち会い
　2019（令和元）年までに，専門技術者の立ち会いのもとでの出産率は全世界で81％であるのに対し，後発開発途上地域では61％となっている。わが国では，100％となっている。

▶表2-12　世界のリプロダクティブヘルスに関する指標

国・地域	15〜19歳の思春期女子出生率(人口千対)	前期中等教育純就学率(%)	後期中等教育純就学率(%)	15〜49歳女性の避妊需要充足率(近代的避妊法)(%)	医療従事者の立ち合いのもとでの出産率(%)
	2020年	2019年	2019年	2021年	2014〜2019年
世界	41	85	65	77	81
先進地域	12	98	93	80	99
開発途上地域	45	83	62	76	79
後発開発途上地域	91	66	44	59	61
日本	3	——	——	——	100

（国際連合人口基金：「世界人口白書2021」による）

③ 母性看護にかかわる法律

本項では，各法律の概要について述べる。法文の抄録は「巻末付録」を参照されたい。

1　母子保健に関する法律

● 母子保健法

本法は，母性ならびに乳幼児の健康保持および増進をはかることを目的に，1965(昭和40)年に制定された。児童福祉行政の一部であった母子保健を広義にとらえ，母性の保護と尊重，母子保健の保持・増進を理念とした現在の母子保健対策の土台となっている。

母子保健に関する知識の普及，妊産婦と乳幼児を対象とした保健指導と健康診査，妊娠の届出と母子健康手帳の配布，妊産婦および新生児や未熟児への訪問指導，低出生体重児の届出，養育医療，母子健康包括支援センターの設置などが定められている。

1994(平成6)年には，地域の特性に基づいた母子保健サービスの提供を実現するための改正が行われた。具体的には，基本的な母子保健サービスが市町村に移行して，妊娠・出産・乳幼児への一貫したヘルスサービスが行えるようになった。

2017(平成29)年には，「児童福祉法」の改正に伴い，妊娠期から子育て期までの切れ目ない支援等を通して妊娠や子育ての不安と孤立に対応するための**母子健康包括支援センター(子育て世代包括支援センター)**の設置が市町村の努力義務と位置づけられた。

2019(令和元)年には，産後1年以内の母子に対する産後ケア事業について，

関係機関と連携して一体的な実施ができる体制を整えることが，市町村の努力義務に追加された。

● 母体保護法

本法はかつて「優生保護法」という名称であったが，母体の生命・健康を保護することを目的として，1996(平成8)年の改正において，現在の名称に改名された。

改正により「不良な子孫の出生を防止する」という文言が削除され，胎児側の理由による人工妊娠中絶が認められなくなった。

不妊手術と人工妊娠中絶の実施や届出，受胎調節，受胎調節実地指導員制度が定められている。

● 戸籍法

「戸籍法」は1947(昭和22)年に制定され，出生の届出について定められている。

子が出生したときは，出生後14日以内に，出生地の市町村長に届け出ることが定められている。

● 死産の届出に関する規程

本規定は，母子保健の向上をはかるために死産の実情を明らかにすることを目的として，1946(昭和21)年に制定された。

ここでいう死産とは，妊娠満12週以後の死児の出産をいい，すべての死産の届出が義務づけられている。

2 母子の福祉に関する法律

● 児童福祉法

本法は，すべての児童が心身ともに健やかに育成されることを目的に，1947(昭和22)年に制定された。

児童の育成に関係する妊産婦や保護者に対する国や地方公共団体の責任が明記されている。また，療育の給付，助産施設や保育所への入所措置，児童福祉施設の設置が定められている。

● 母子及び父子並びに寡婦福祉法

本法の前身は，母子家庭などのひとり親家庭の生活の安定と向上を目的に，1964(昭和39)年に制定された「母子及び寡婦福祉法」である。福祉資金の貸付，就業支援事業等の実施，自立支援給付金の給付，母子・父子福祉施設の設置などが定められている。

2014(平成26)年の改正によって，父子家庭への支援が拡大され，法律名が変更された。

● 児童虐待の防止等に関する法律

本法は，児童に対する虐待の禁止・予防・早期発見及び児童虐待を受けた児童の保護や自立の支援についての措置を定め，児童の権利利益の擁護に資することを目的に，2000(平成12)年に制定された。

本法によって，児童虐待が，保護者からの身体的虐待，性的虐待，ネグレクト，心理的虐待と定義されたほか，児童虐待の早期発見や通告，立ち入り調査，児童の一時保護，保護者に対する指導，児童に対する支援について定められている（▶309ページ）。

● 配偶者からの暴力の防止及び被害者の保護等に関する法律

本法は，配偶者からの暴力，とくに経済的自立が困難な女性に対する暴力を防止するとともに，被害者の保護によって人権の擁護と男女平等の実現をはかることを目的として2001(平成13)年に制定された。配偶者暴力相談支援センターの設置，発見者による通報，被害者の保護や自立支援，関係機関の連携などについて定められている。

2013(平成25)年には，配偶者の範囲が生活の本拠をともにする交際相手を含められるように拡大された（▶304ページ）。

3 女性の就労と母性保護に関する法律

● 労働基準法

本法は，労働者の生活上の必要を満たす労働条件の基準を定め，労働者の生活の質を向上させることを目的として1947(昭和22)年に制定された。坑内労働の禁止，生理休暇などの女性労働者の母性保護に関する事項や，妊産婦にかかる危険有害業務の制限，産前6週間(多胎妊娠の場合は14週間)・産後8週間の休業および時間外労働の制限，産後1年以内の育児時間など，女性労働者の妊娠・育児に関する事項が定められている。また，性別を理由にした賃金の差別の禁止についても定められている。

● 雇用の分野における男女の均等な機会及び待遇の確保等に関する法律(男女雇用機会均等法)

本法は，雇用の分野における男女の均等な機会および待遇の確保をはかるとともに，女性労働者の就業に関して，妊娠中および出産後の健康の確保をはかるなどの措置を推進することを目的に，1972(昭和47)年に制定された。男女の平等に加え，女性労働者が母性を尊重されつつ充実した職業生活を営むこと

ができることを基本的理念として，性別を理由とした差別の禁止，婚姻や妊娠，出産を理由とする解雇の禁止，再就職の援助，妊娠中および出産後の保健指導または健康診査を受けるための時間の確保が定められている。

1997(平成9)年の改正では，女性労働者に対する性的な言動に起因する問題(セクシュアルハラスメント〔セクハラ〕)の防止が事業主に義務づけられ，2006(平成18)年には男女労働者に拡大された。

● 育児休業，介護休業等育児又は家族介護を行う労働者の福祉に関する法律(育児・介護休業法)

本法は，育児や家族の介護を行う労働者に対して，雇用の継続や再就職の促進をはかり，職業生活と家庭生活の両立に寄与することを目的に，1995(平成7)年に制定された。当初は「育児休業等に関する法律」(育児休業法)として1991(平成3)年に施行されたが，高齢化の進行に伴って，育児と同様に介護と家庭生活の両立が求められるようになり，介護休業を盛り込むかたちで改正・改名が行われた。育児や家族の介護にあたる労働者の休業，時間外労働の制限，深夜業の制限等について定められている。

少子化対策の観点から，男女ともに仕事と育児が両立しやすくなるような改正が段階的に行われている。2009(平成21)年には，育児休業期間が1年から1年6か月に延長され，父母がともに育児休業を取得する場合の「パパ・ママ育休プラス」や，3歳未満の子を養育する労働者に対する短時間勤務制度が導入された。2017(平成29)年には，介護休業の分割取得や半日単位での取得，介護のための所定労働時間の短縮措置の導入，育児休業の取得要件の緩和等の改正が行われた。あわせて，妊娠・出産，育児休業・介護休業を理由とするいやがらせ(マタニティハラスメント〔マタハラ〕，パタニティハラスメント〔パタハラ〕)の防止措置が新設された。2022(令和4)年には，産後パパ育休制度(出生時育児休業制度)が創設されるとともに，事業主に対しては，育児休業・産後パパ育休制度に関する研修の実施や相談窓口の設置などの雇用環境整備と，個別の周知・意向確認の措置が義務化された。

4 少子社会における次世代育成支援に関する法律

● 男女共同参画社会基本法

本法は，男女が互いに人権を尊重しつつ責任を分かち合い，性別にかかわりなく個性と能力を十分に発揮できる男女共同参画社会の実現に向け，男女共同参画社会の基本理念を明らかにして，国や地方公共団体等の取り組みを推進することを目的に，1999(平成11)年に制定された。男女共同参画基本計画や男女共同参画会議について定めている。

● 少子化社会対策基本法

　本法は，急速に進展する少子化に長期的視点から対処するため，施策の基本理念を明らかにし，国や地方公共団体の責務や施策の基本事項等を定めることによって少子化社会対策を推進することを目的に，2003(平成 15)年に制定された。

　施策の基本理念として，家庭や子育てに夢をもち，次代の社会を担う子どもを安心して生み，育てることができる環境を整備すること，子どもの安全な生活の確保と，子どもが健やかに育つこと，社会・経済等の施策が少子化の状況に配慮して講じられることがあげられている。

　基本的施策には，① 子育て中の者の雇用環境の整備，② 保育サービス等の充実，③ 安心して子どもを生み育てることができるような地域社会における子育て支援体制の整備，④ 母子の健康診査や保健指導等の母子保健医療体制の充実，⑤ 教育に関する心理的な負担を軽減するためのゆとりのある教育の推進，⑥ 住宅の供給や安心して子どもを遊ばせることができ，犯罪等の危害からまもられるまちづくり，⑦ 子育てにかかる経済的負担の軽減，⑧ 国民に対する教育および啓発があげられている。

● 次世代育成支援対策推進法

　本法は，急速な少子化の進行と家庭や地域環境の変化に対応して，次代の社会を担う子どもの健全な育成を支援するための社会づくりを目的に，2003(平成 15)年に制定された。家庭における子育ての意義が理解され尊重されることを基本理念に，国や地方公共団体，企業等の責務と行動計画が策定された。10年間の時限立法であったが，2014(平成 26)年に改正され，さらに 10年延長された。

● 成育過程にある者及びその保護者並びに妊産婦に対し必要な成育医療等を切れ目なく提供するための施策の総合的な推進に関する法律(成育基本法)

　本法は，成育過程にある者およびその保護者ならびに妊産婦に対し，必要な成育医療等を切れ目なく提供するための施策を総合的に推進することを目的に，2018(平成 30)年に制定された。成育過程にある者・妊産婦に対する医療，保健，教育，普及啓発，体制整備，調査研究などが基本的施策にあげられている。

④ 母性看護にかかわる施策

　わが国では，さまざまな母子保健施策が「母子保健法」の制定と同時に始まり，水準の高い母子保健の実現に大きく貢献してきた(▶図 2-20)。社会の変化に合わせて，母性看護にかかわる施策は，母子保健にかかる経済的支援や，思

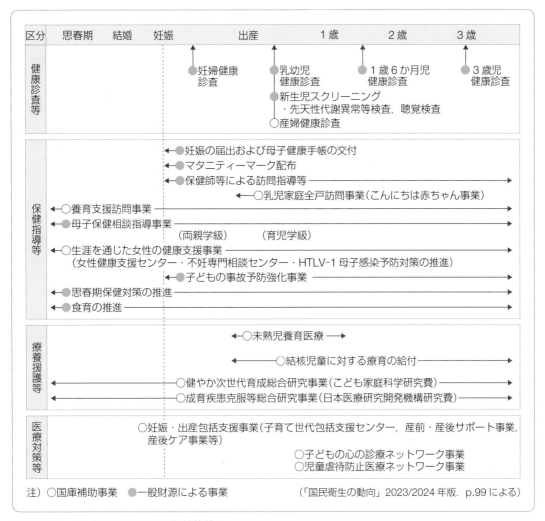

区分	思春期	結婚	妊娠	出産	1歳	2歳	3歳

健康診査等

●妊婦健康診査
●乳幼児健康診査
●新生児スクリーニング・先天性代謝異常等検査，聴覚検査
○産婦健康診査
●1歳6か月児健康診査
●3歳児健康診査

保健指導等

●妊娠の届出および母子健康手帳の交付
●マタニティーマーク配布
●保健師等による訪問指導等
○乳児家庭全戸訪問事業(こんにちは赤ちゃん事業)
○養育支援訪問事業
●母子保健相談指導事業
(両親学級)　(育児学級)
○生涯を通じた女性の健康支援事業(女性健康支援センター・不妊専門相談センター・HTLV-1母子感染予防対策の推進)
●子どもの事故予防強化事業
●思春期保健対策の推進
●食育の推進

療養援護等

○未熟児養育医療
○結核児童に対する療育の給付
○健やか次世代育成総合研究事業(こども家庭科学研究費)
○成育疾患克服等総合研究事業(日本医療研究開発機構研究費)

医療対策等

○妊娠・出産包括支援事業(子育て世代包括支援センター，産前・産後サポート事業，産後ケア事業等)
○子どもの心の診療ネットワーク事業
○児童虐待防止医療ネットワーク事業

注)　○国庫補助事業　●一般財源による事業　　　　(「国民衛生の動向」2023/2024年版. p.99による)

▶図2-20　わが国のおもな母子保健施策

春期から結婚前からの継続的な母性保護，少子社会における子育て支援と働く女性の健康支援，幼少期から更年期までの生涯にわたる健康支援への発展してきている。

1 母子保健施策

● 妊娠の届出および母子健康手帳の交付

「母子保健法」には，妊婦が市町村長(保健所を設置する市または特別区においては保健所長を経て市区長)に妊娠の届出をすること，届出に対して，市町村が**母子健康手帳**を交付することが規定されている。

妊娠の届出は，行政が妊婦を把握し，各種の母子保健サービスを行ううえで重要である。妊娠の届出に対して交付される母子健康手帳は，妊娠期から乳幼

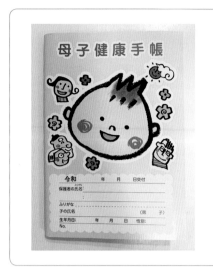
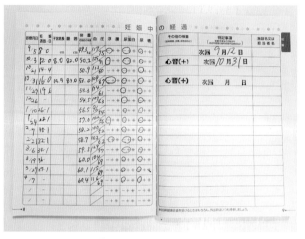

▶図2-21　母子健康手帳

児期までの母子の記録であり，母子の健康管理に活用される（▶図2-21）。また，妊娠や育児に関する地域の情報を提供する役割ももつ。

● 健康診査

「母子保健法」には，妊産婦と乳幼児の健康診査について規定されている。健康診査は異常の早期発見と早期対処に加えて，異常への移行を予防するための保健相談を適切な時期に受けられる機会として重要である。

[1] **妊婦健康診査**　妊婦は市町村の委託を受けた医療機関において，公費による健康診査を受診することができる。公費負担の回数や金額は市町村により異なるが，おおむね14回程度の公費負担が実施されている。

[2] **産婦健康診査**　出産後まもない時期の産婦に対する健康診査は，母体の身体的機能の回復や授乳状況，精神状態を把握し，産後うつ病と新生児への虐待予防のために，市町村の委託を受けた医療機関において行われる。市町村は，報告に基づいて産後ケア事業などの必要な支援を実施することになっている。

[3] **乳幼児の健康診査**　乳児の健康診査は，3〜6か月と9〜11か月に各1回ずつ，市町村の委託を受けた医療機関で公費によって受診することができ，必要に応じて精密検査が行われる。1歳6か月健康診査と3歳児健康診査が行われており，1歳6か月健康診査は精神・運動機能の発達障害の早期発見が，3歳児健康診査は精神・運動機能の発達障害と視聴覚障害の早期発見が目的となる。また，健康診査の結果を受けて，養育者への育児指導も行っている。

● 新生児スクリーニング

先天性代謝異常や先天性甲状腺機能低下症（クレチン症）などといった早期発

見・早期治療により知的障害などの発生を予防することが可能である疾患については，新生児を対象に血液や尿を用いての**マススクリーニング検査**が実施されている。患児に対しては，**小児慢性特定疾病対策事業**により，公費による治療が行われる。また，新生児聴覚検査の実施を推進し，適切な療養が受けられるような体制を整備している。

● 保健指導・訪問指導

「母子保健法」には，母子保健に関する知識の普及，妊産婦とその配偶者，乳幼児の保護者に対する保健指導，新生児の訪問指導，妊産婦の訪問指導，未熟児の訪問指導について規定されている。

[1] **妊婦，新生児・未熟児の保健指導**　妊婦の保健指導は，おもに健康診査に引きつづき行われている。市町村から委託された医療機関での保健指導は，健康診査に基づいて定期的に助産師が中心となって行っている。市町村では，必要に応じて家庭訪問指導を行っている。いずれも，心とからだの健康の保持・増進を目ざした日常生活全般にわたる指導や助言が行われている。新生児の保護者が育児の経験がない場合や，家庭において養育している未熟児の場合は，市町村が家庭訪問指導を行っている。

[2] **集団指導**　母子保健に関する知識の普及や相談事業，地域住民のネットワークづくりを目的として，講習会方式の集団指導を行っている。内容は，婚前学級や新婚学級，両親学級，育児学級，祖父母学級と多岐にわたっている。

[3] **乳児家庭全戸訪問事業**　生後4か月までの乳児のいるすべての家庭を訪問し，子育て支援に関する情報提供や，親子の心身の状況や養育環境などの把握を行う。

[4] **養育支援訪問事業**　乳児家庭全戸訪問事業によって，育児ストレスや産後うつ病，育児ノイローゼなどの問題による養育支援が必要となっている家庭に対して，家庭内での育児に関する具体的な援助を訪問により実施する。

2 出産・育児にかかわる経済的支援

[1] **妊娠高血圧症候群等療養援護**　妊娠高血圧症候群・糖尿病・貧血・産科出血・心疾患など，母子の健康に大きな影響を与える合併症を有する妊産婦が入院して治療する必要のある場合，早期に適正な治療を受けられるように医療援助を行っている。

[2] **未熟児養育医療**　出生時の体重が2,000 g以下のきわめて少ない場合など，養育に医療が必要な未熟児に対しても，医療機関に収容して医療給付を行っている。

[3] **小児慢性特定疾病対策事業**　小児がんなど，その治療が長期にわたり医療費が高額であるうえに，放置により児童の健全な育成を阻害することになる小児の特定疾患について，医療の確立と普及をはかり，患児家族の経済的・精神

的負担の軽減をはかる目的で，医療費を公費で負担している。

[4] **育成医療**　身体に障害のある児童に対しては，生活の能力を得るために必要な医療の給付を行っている。

[5] **出産育児一時金**　健康保険の被保険者またはその被扶養者が出産したときに，申請により支給される。

[6] **産科医療補償制度**　分娩に関連して発症した重度脳性麻痺児とその家族の経済的負担をすみやかに補償すること，脳性麻痺発症の原因分析により再発防止に活用することを目的に，公益財団法人日本医療機能評価機構が運営している。要件に該当する者の申請により，補償金が支払われる。

3　妊娠・出産包括支援事業

● 産前産後の支援事業

[1] **産前・産後サポート事業**　妊娠初期から産後にかけて，母子保健推進員，愛育班員，研修を受けた子育て経験者やシニア世代の者，看護専門職などが，妊娠・出産・子育てに関する不安や悩みを傾聴し，相談支援(寄り添い)を行う。また，地域の母親どうしの交流を支援し，孤立感の軽減をはかる。利用者の家庭を訪問するアウトリーチ(パートナー)型と実施場所に来所してもらうデイサービス(参加)型がある。

[2] **産後ケア事業**　出産後，医療機関や対象者の居宅において，看護専門職が中心となって行う。母親の身体的な回復のための支援，授乳の指導や乳房のケア，母親の心理的支援，育児指導，家族等の支援者との関係調整，地域の社会的資源の紹介などを行う。

● 地域子ども・子育て支援事業

「子ども・子育て支援法」に基づき，市町村が地域の実情に応じた事業計画を立案して実施している。おもな事業は以下のとおりである。

[1] **利用者支援事業**　子どもとその保護者の身近な場所で，教育・保育施設や地域の子育て支援事業を利用できるように，必要な情報提供や相談・助言，関係機関との連絡調整などを実施する。

[2] **地域子育て支援拠点事業**　乳幼児とその保護者が相互の交流を行う場所を開設し，子育てについての相談に応じて，情報の提供や助言を行う。

[3] **子育て短期支援事業**　保護者の疾病などにより家庭での養育が一時的に困難になった児童に対し，児童養護施設への短期入所や夜間養護を行う。

[4] **ファミリー・サポート・センター事業(子育て援助活動支援事業)**　子育て中の保護者を会員として，児童の預かりなどの援助を受けることを希望する者と援助を行うことを希望する者との連絡，調整を行う。

[5] **一時預かり事業**　家庭での保育が一時的に困難となった乳幼児を，認定こ

ども園や幼稚園，保育所，地域子育て支援拠点で一時的に預かり，必要な保護を行う。

[6] **延長保育事業**　保育認定を受けた子どもを，通常の利用時間外に，認定こども園や保育所で保育を実施する。

[7] **病児保育事業**　病児を，病院や保育所の専用スペースで，看護職が一時的に保育を行う。

[8] **放課後児童クラブ（放課後児童健全育成事業）**　保護者が昼間家庭にいない児童に対し，授業の終了後に小学校の空き教室や児童館を利用して遊びや生活の場を提供する。

4　健やか親子21

2000（平成12）年に，21世紀の母子保健の方向性を示す健やか親子21が策定された。主要課題は，① 思春期の保健対策の強化と健康教育の推進，② 妊娠・出産に関する安全性と快適さの確保と不妊への支援，③ 小児保健医療水準を維持・向上させるための環境整備，④ 子どもの心の安らかな発達の促進と育児不安の軽減であった。

● 中間評価・最終評価

2005（平成17）年と2010（平成22）年には中間評価が行われ，2013（平成25）年には最終評価が行われた。最終評価では，10代の性感染症罹患率の減少および人工妊娠中絶実施率の減少，産後うつ病疑いの割合の減少，妊娠中の喫煙率の減少や育児期間中の両親の自宅での喫煙率の減少など，約8割の評価指標において一定の改善がみとめられた。しかし，児童虐待による死亡数や10代の自殺率など，「変わらない」または「悪くなっている」と評価された項目もみられた。そのほか，母子保健に関する取り組みについて地域間格差が拡大していることも指摘された。

● 健やか親子21（第二次）

最終評価と同時に，次期計画として健やか親子21（第二次）についても検討がなされ，2015（平成27）年から開始されている。健やか親子21（第二次）では，10年後の「すべての子どもが健やかに育つ社会の実現」に向けて，3つの基盤課題と2つの重点課題が設定されている（▶図2-22）。

5　生涯を通じた女性の健康支援

2015（平成27）年に発布された**第4次男女共同参画基本計画**では，「男女共同参画基本法」に基づき，2025（令和7）年までの基本的な考え方と2019（令和元）年までの具体的な取り組みが規定された。

具体的な取り組みの1つに位置づけられている「生涯を通じた女性の健康支

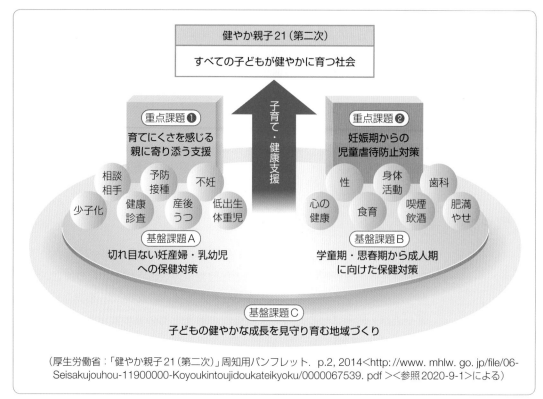

(厚生労働省：「健やか親子21（第二次）」周知用パンフレット. p.2, 2014<http://www. mhlw. go. jp/file/06-Seisakujouhou-11900000-Koyoukintoujidoukateikyoku/0000067539. pdf ><参照2020-9-1>による)

▶図 2-22　健やか親子 21（第二次）のイメージ

援」には，女性が，妊娠・出産，更年期疾患など女性特有の健康問題に直面することや，女性の就業の増加，晩婚化，平均寿命の伸長等の実情に応じた支援が必要であることが記されている。また，生涯を通じた罹患状況の男女差や，ライフステージに応じて心身の状況が大きく変化するという女性の特性に着目した性差医療の推進および，安心して子供を産み育てられるような地域における切れ目のない支援体制の構築と職場環境の構築があげられている。

　基本計画には，女性に対するあらゆる暴力の根絶と，貧困・高齢・障害によって困難をかかえた女性が安心して暮らせる環境の整備もあげられている。

B 母性看護の提供システム

　母性看護の提供は，周産期医療，子育て支援，生涯にわたる女性の健康支援に大別される。いずれも，医療機関どうし，または地域との連携，看護職と医師，行政，福祉との連携に基づいて提供される。

① 母性看護にかかわる機関

1 周産期医療にかかわる機関

　　安心して子どもを産み育てられる社会の実現に向けて，地域単位での総合的な周産期医療体制の整備と医療機関を結ぶネットワークの充実が進んでいる（▶図2-23）。妊産婦のリスクに応じた医療が提供され，緊急時には母体・新生児搬送とオープンシステムによって，病態や緊急度に対応できる医療機関へと連携できる体制づくりが進んでいる。

● 一般病院・診療所

　　これらの医療施設は，ローリスク妊産婦に対するさまざまな医療サービスを提供している。周産期に限らず，あらゆる年代のリプロダクティブヘルスに対応している。医師と助産師が，正常分娩，ローリスク妊産婦や乳幼児に対する健康診査や健康相談を行っている。

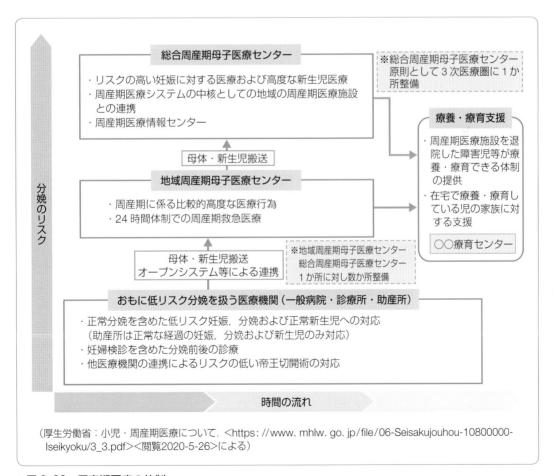

（厚生労働省：小児・周産期医療について. <https://www.mhlw.go.jp/file/06-Seisakujouhou-10800000-Iseikyoku/3_3.pdf><閲覧2020-5-26>による）

▶図2-23　周産期医療の体制

● 助産所

　助産所は、「医療法」第2条により助産師が開設している施設である。正常経過をたどっている妊産婦に対し、助産を中心とした妊娠期から産後までの一貫した看護を行っている。地域社会に根ざした生涯にわたる母性への支援を提供する機能も果たしており、思春期の女性への性教育や育児支援も行っている。妊産婦が必要な医療サービスを受けられるように、病院・診療所と連携しながら運営されている。

● 周産期母子医療センター

　周産期母子医療センターは、地域の中核施設として、ハイリスクまたは高度な医療を必要とする母子に対応する。総合周産期医療センターは、とくに高度な医療提供が可能であり、母体・胎児集中治療室 maternal and fetal intensive care unit(MFICU)と新生児集中治療室 neonatal intensive care unit(NICU)を有する。周産期医療情報センターを設置し、地域の周産期医療連携の拠点となる。

2　子育て支援にかかわる機関

● 母子健康包括支援センター(子育て世代包括支援センター)

　2017(平成29)年、母子保健法の改正に伴い、母子健康包括支援センター(子育て世代包括支援センター)が誕生した(▶図2-24)。妊娠期から子育て期までの切れ目ない支援等を通して妊娠や子育ての不安と孤立に対応することを目的に、「母子保健法」に基づく母子保健事業、「子ども・子育て支援法」に基づく利用者支援事業、「児童福祉法」に基づく子育て支援事業を継続的かつ総合的に実施している。具体的には、妊産婦や家族の相談への対応、必要な支援の提供、関係機関との連絡調整を行う。

3　女性の健康支援にかかわる機関

● 女性健康支援センター

　女性健康支援センターは、保健師・助産師・医師等の専門職による、女性のリプロダクティブヘルス全般に関する健康相談や情報提供を行っている。利用者どうしの交流や訪問事業を行っているセンターもある。

● 配偶者暴力相談支援センター

　配偶者暴力相談支援センターは、配偶者からの暴力の防止と被害者の保護をはかるために、被害者の相談に応じたり婦人相談員を紹介したりする。このほか、被害者の一時保護や、自立のための援助などを行う。

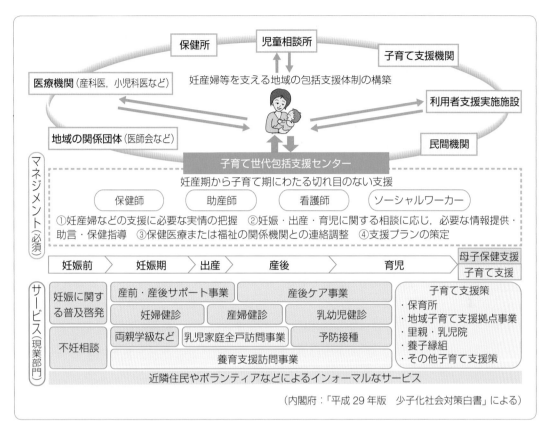

▶図 2-24　子育て世代包括支援センター

② 母性看護に携わる職種

　母性看護には，看護師・助産師・保健師の 3 つの看護職がかかわる。看護職者のなかには，より専門性の高い専門看護師や認定看護師もいる。これらの看護職者は，医師や，栄養士，歯科衛生士，医療ソーシャルワーカーなどのほかの専門職と協働して，母性看護を展開している。

● 看護師

　看護師は，おもに医療機関において，妊産婦や新生児への看護，医療を受ける母子とその家族に対する看護に従事する。

● 助産師

　助産師は，助産ならびに妊婦・褥婦もしくは新生児の看護を専門とし，助産を中心に妊婦健康診査や保健指導，産後の母子に対する看護や健康相談，産後ケアを行っている。また，思春期の性教育や子どもの成長段階に応じた育児支援，更年期・老年期の健康相談など，女性のライフサイクル全般にわたるリプロダクティブヘルスに関する支援も行う。

病院・診療所では，正常経過をたどる妊産婦に対する助産師主体のケアと，医師との協働によるハイリスク妊産婦や異常経過にある妊産婦に対するケアを実践している。助産所を開設し，妊娠期から子育て期にわたる継続的なケアの提供を地域で実践している助産師もいる。

● 保健師

保健師は，地域において公衆衛生的な立場から，疾病予防や健康増進を行う。妊娠期から子育て期にわたる地域の母子保健を担当し，母子保健教育や家庭訪問，保健相談を行う。

● 専門看護師

専門看護師は，特定の専門看護分野における卓越した看護実践能力を有することが認められた者であり，① 卓越した看護実践(実践)，② 看護者を含むケア提供者に対するコンサルテーション(相談)，③ 保健医療福祉従事者間のコーディネーション(調整)，④ 倫理的な問題や葛藤の解決(倫理調整)，⑤ 看護者に対する教育的機能(教育)，⑥ 実践の場における研究活動(研究)の役割を果たす。母性看護専門看護師の活動は，周産期母子援助，女性の健康への援助，地域母子保健援助に分けられる。

● 認定看護師

認定看護師は，特定の認定看護分野における熟練した看護技術と知識をあらゆる場で用いることができると認められた者であり，① 水準の高い看護実践(実践)，② 看護職者に対する指導(指導)，③ 看護職者に対するコンサルテーション(相談)の役割を果たす。母性看護に直接的に関連する認定看護分野には，生殖看護と新生児集中ケアがある。

[1] 生殖看護認定看護師　生殖補助医療を受けるカップルへの必要な情報提供および自己決定の支援に関する技術と知識を有する。不妊看護認定看護師から名称が変更になった。

[2] 新生児集中ケア認定看護師　ハイリスク新生児の病態変化を予測した重篤化の予防，生理学的安定と発育促進のためのケアおよび親子関係形成のための支援に関する技術と知識を有する。

● 養護教諭

養護教諭は，学校保健の立場から，学童期から思春期の母性育成に携わっており，月経教育・性教育・母性保護教育を行っている。

● 受胎調節実地指導員

助産師・保健師・看護師のいずれかの免許を有し，所定の講習を修了した者

には，受胎調節実地指導員の資格が与えられる。避妊器具を使用する受胎調節の実地指導や，受胎調節のために必要な医療品の販売を行うことができる。

ゼミナール
復習と課題

❶ わが国の母子保健統計の特徴を，3つ述べなさい。
❷ わが国の少子化の推移を，母子保健統計を用いて説明しなさい。
❸「母子保健法」に基づく子育て支援を3つあげなさい。
❹ 母性看護に携わる専門職の種類とそれぞれの専門性を述べなさい。

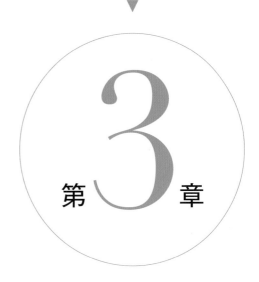

第**3**章

母性看護の対象理解

A 女性のライフサイクルにおける形態・機能の変化

① 生殖器の形態・機能

　生殖に関与する器官を**生殖器**とよぶ。男女それぞれの生殖器は，体表から観察される**外性器**(外生殖器)と，体内にある**内性器**(内生殖器)に分けられる。男女の性腺(精巣・卵巣)には配偶子として，それぞれ精子・卵子が形成される。外性器には，乳房も含まれる。女性生殖器のそれぞれは，ホルモンの作用により精妙に統合され，生殖のために機能している。ここでは，男女の生殖器の構造を述べたうえで，女性生殖器のはたらきを月経周期に関連づけて説明する。

1 女性の外性器

● 外陰

　臨床上，外性器は総称して**外陰** vulva ともよばれる。女性の場合は，処女膜より外側にある器官，すなわち恥丘・大陰唇・小陰唇・陰核・腟前庭・会陰がこれに相当する(▶図3-1)。

恥丘▶　**恥丘** mons pubis は，恥骨結合の前上方をおおっており，脂肪に富む軟部組織である。思春期になると陰毛が生じる。

大陰唇▶　**大陰唇** labium majus pudendi は，恥丘から会陰にまたがる左右一対の皮下脂肪に富む皮膚の膨隆である。左右の大陰唇は，前後で結合しており，それぞれ前陰唇交連・後陰唇交連とよばれる。また，左右の大陰唇の間は女性外陰(陰門)とよばれる。色素沈着により暗褐色を呈し，多数の皮脂腺や汗腺があり，陰毛もみとめられる。男性では，陰嚢がそれに相当する。

小陰唇▶　**小陰唇** labium minus pudendi は，大陰唇の内側にある左右二葉の弁状の皮膚

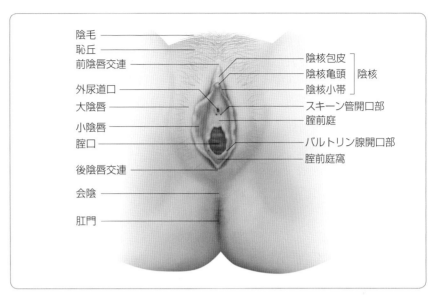

陰毛
恥丘
前陰唇交連
外尿道口
大陰唇
小陰唇
腟口
後陰唇交連
会陰
肛門

陰核包皮
陰核亀頭] 陰核
陰核小帯
スキーン管開口部
腟前庭
バルトリン腺開口部
腟前庭窩

▶図3-1　女性の外陰部

のヒダである。前端は2つに分かれて陰核を包んでおり，上方は陰核包皮，下方は陰核小帯となる。色素沈着はみられるが，汗腺は乏しく，陰毛はみとめられない。皮脂腺は豊富で，分泌物は剝落表皮とともに恥垢を形成する。男性では，陰茎皮膚に相当する。

陰核▶　陰核 clitoris は小陰唇の前端にあり，陰核包皮と陰核小帯に包まれた円柱状の小体である。陰核の先端は露出しており，陰核亀頭とよばれる。陰核亀頭の真皮には神経終末が密集しており，敏感である。陰核の基部は，恥骨結合下面に陰核海綿体を含む陰核脚をのばしている。男性の陰茎に相当し（相同器官），性感により勃起する。

腟前庭▶　腟前庭 vestibule of the vagina は左右小陰唇の間にあり，前方を陰核，後方を後陰唇交連で囲まれた陥凹部分である。腟前庭深部側の腟入口部両側には前庭球がある。これは丸い棍棒状の海綿体であり，性感によりうっ血・膨張する。前庭球は，男性の尿道海綿体にあたる。腟前庭には，腟口・外尿道口・スキーン管 Skene's duct およびバルトリン腺 Bartholin's gland の開口部が存在する。

　①**腟口**　腟口は腟前庭の後方にあり，両脚を広げると開口部としてみとめられる。腟口は扁平上皮におおわれた膜である**処女膜** hymen で部分的にふさがれている。処女膜は，初回性交時や，激しい運動などにより破れる。個人差があるが，処女膜には小指を挿入できる程度の小孔がある。小孔を欠く場合は処女膜閉鎖といわれ，腟および子宮内に月経血が貯留し，周期的な腹痛を引きおこす。

　②**外尿道口**　膀胱から出て腟前壁に沿って下行した尿道は，陰核と腟口の間で外尿道口として開口する。尿道のまわりには尿道周囲腺が豊富にあり，淋菌

などの感染巣になりやすい。スキーン管は尿道下にあり，外尿道口後面両側に開口する。

　③**バルトリン腺**　大前庭腺ともいわれ，前庭球の後側にある分泌腺である。腟口の中央両側に開口しており，性的な興奮により，性交時の潤滑液としてはたらく粘液を分泌する。細菌感染により炎症をおこしやすい。開口部の閉塞により，バルトリン腺嚢腫をつくることもある。

会陰▶　会陰 perineum は陰唇後交連と肛門の間をいう。腟・腟口と直腸・肛門を隔てる分水嶺の役割をもつ。深部には，骨盤底筋群が筋肉塊を形成している。皮膚は薄く伸展性に富むが，分娩時には皮膚や筋肉に裂傷を生じることもある。

● 乳房

構造▶　乳房は，胸部の前面の左右に，一対の半球型の隆起として存在する。乳房の中央に突出する部分を**乳頭**といい，乳頭周囲には淡褐色の輪状の部分があり，**乳輪**とよばれる。

　乳輪には，結節状に隆起している乳輪腺（モントゴメリー腺 Montgomery's gland）がみとめられる。また，腋窩などの部位に，副乳とよばれる乳房組織をみとめることもある。

　乳房には，15〜20の乳腺葉からなる**乳腺**がある（▶図3-2）。乳腺葉は，さらに乳腺小葉に分かれ，その末端は腺房となり腺腔を形成している。乳汁は腺房

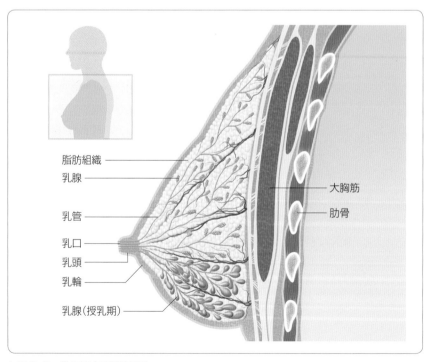

脂肪組織
乳腺
乳管
乳口
乳頭
乳輪
乳腺（授乳期）
大胸筋
肋骨

▶図3-2　乳房の矢状断面図

でつくられて腺腔に入り，乳腺小葉の小腺管を経て，さらに太い乳管に集められて，乳口にいたる。

乳房の変化▶　乳腺の基本構造は胎児期に完成しており，出生後は思春期まで休止期にある。思春期以降に女性ホルモンの影響で発達し，月経周期によるホルモンの変化により，乳腺組織に周期的変化が生じる。

排卵期には，エストロゲンの増加に伴い，乳房のはりなどの身体的変化に気づくこともある。妊娠すると，乳頭・乳輪の色素沈着の増強や，乳輪腺の膨隆，乳房の増大などがみられるようになる。

2 女性の内性器

女性の内性器には，腟・子宮・卵管・卵巣が含まれる（▶図3-3, 4）。

腟▶　腟 vagina は外陰と子宮を結んでおり，長さ 7〜8 cm の粘膜におおわれた筋肉の管である。腟は，① 月経の排出路，② 性交時の精子進入路，③ 産道，の3つの機能を兼ねる器官である。

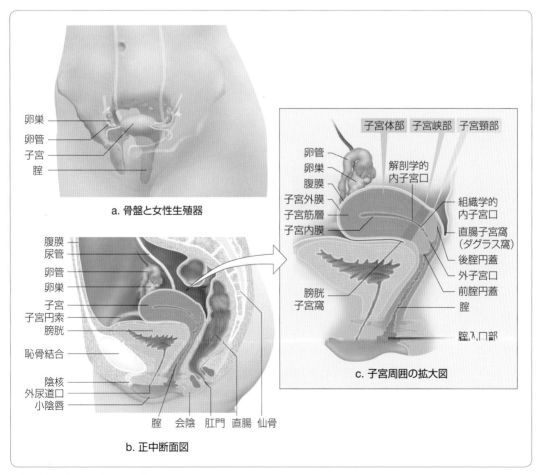

a. 骨盤と女性生殖器

b. 正中断面図

c. 子宮周囲の拡大図

▶図3-3　女性の内性器とその周辺の構造

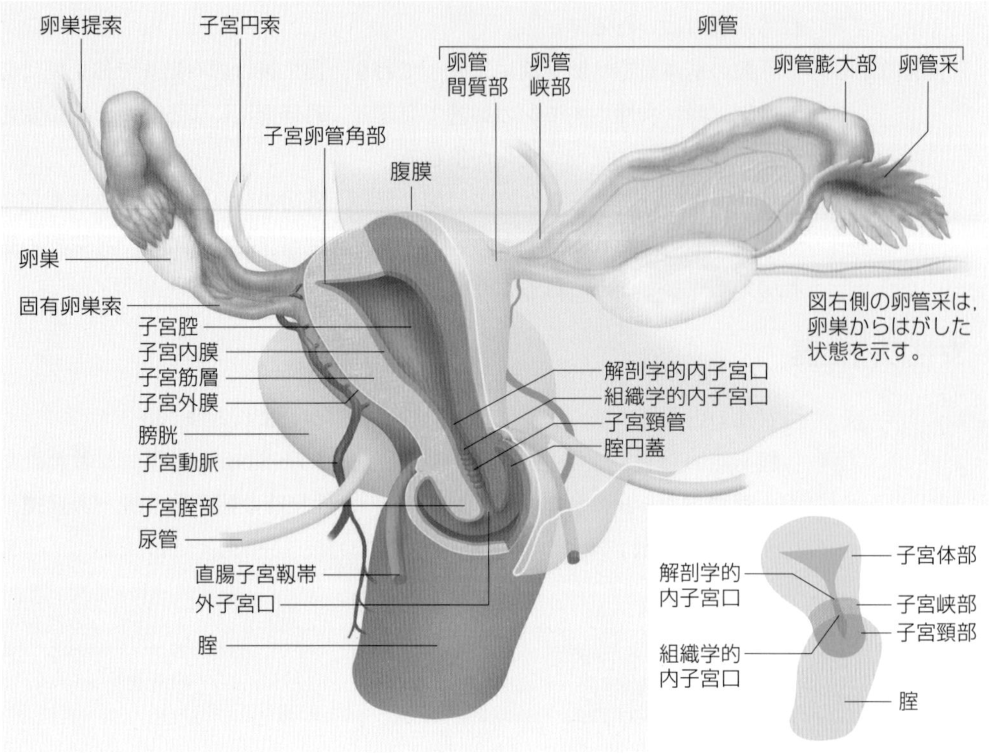

図右側の卵管采は，卵巣からはがした状態を示す。

▶図 3-4　卵管・卵巣・子宮・腟

腟の上方は子宮頸部につながっている。子宮頸部は腟内に突出しており，前腟円蓋，後腟円蓋および，左右の側腟円蓋を形成する。後腟円蓋は**直腸子宮窩**（**ダグラス窩** Douglas's pouch）と接しており，ここを穿刺することにより容易に腹腔内に達することができる（ダグラス窩穿刺）。また腟は，体外受精における採卵や，腟式手術の経路として利用される。

腟の上皮はグリコーゲンを含有しており，剥離した上皮細胞のグリコーゲンは，腟内の細菌によって分解されて乳酸となる。したがって，正常時の腟内は，酸性を保っており，これによって外部からの微生物の進入を防いでいる。

子宮 ▶　**子宮** uterus は長さ 7〜9 cm で，骨盤内で膀胱の後方，直腸の前方に位置し，前後にやや扁平な西洋ナシのような形をしている。子宮上部は平滑筋で構成され，外側は腹膜でおおわれ，内腔は粘膜（**子宮内膜**）で裏打ちされる。通常は可動性が高く，前方腹側に屈曲して前屈状態であることが多い。

子宮は，上方の**子宮体**と，下方の**子宮頸**に分けられる。成熟女性では，子宮体は子宮上方の 2/3 ほどの部分である。子宮体の上端を**子宮底**とよび，また下部の狭くなっている部分を**子宮峡部**とよぶ。上方の角は**子宮卵管角**とよばれ，**卵管子宮口**が開口する。

子宮体は前後に狭く左右に広がっており，子宮底を底辺とする逆三角形を呈する。子宮体の内腔を**子宮腔**といい，その内面は腺組織に富む子宮内膜におおわれている。子宮内膜は月経周期によって大きく変化する（▶109ページ，図3-7）。また，子宮腔が狭まり頸部に移行する部分を**内子宮口**とよぶ。

子宮頸部の最先端にあたる**外子宮口**は，頸管腺から分泌される粘液でおおわれる。この頸管粘液は，排卵期にエストロゲンの上昇に伴い増加する。

子宮体は筋層が大部分を占め，平滑筋が輪状・斜走・縦走とさまざまに走行している。この筋が収縮することにより，分娩時に胎児が娩出される。

子宮頸部は体部と比べて結合組織が多く，分娩時は展退する。内腔である頸管にも内膜があり周期的変化をするが，子宮内膜とは区別される。

卵管▶ **卵管** fallopian tube は，左右一対の，子宮底の子宮卵管角から出て蛇行し，卵巣を抱きかかえるようにして腹腔に開口する管状臓器である。卵管の全長は7〜10 cm で，卵管子宮口を起点に子宮壁内は卵管間質部，子宮外に出て細い部分を**卵管峡部**，外側で太くなった部分を**卵管膨大部**とよび，末端は**卵管采**となる。

卵管の壁は，卵管内膜・筋層・卵管外膜の3層からなる。卵管内膜は子宮内膜ほど著明ではないが，月経周期に応じて周期的変化を示す。卵管内膜には線毛細胞があり，線毛運動により卵子を子宮へと輸送する。また，卵管内膜は受精の場を提供すると同時に，受精卵の発育の際に栄養を供給するはたらきももつ。筋層の収縮運動は，排卵された卵子を受けとめ，子宮へ移送する役割を果たすと考えられている。

卵巣▶ **卵巣** ovary は，卵子の発生・成熟，排卵を行う生殖器であると同時に，エストロゲン・プロゲステロンなどのホルモン分泌器官でもある。

卵巣は，子宮の両側に位置しており，扁平な楕円に近いソラマメ大の灰白色の臓器である。成熟期の日本人女性では，長さ 2.5〜4.0 cm，幅 1.0〜2.0 cm，厚さ 0.6〜1.1 cm とされる。子宮体の前後をそれぞれおおっている子宮広間膜の後葉に付着し，内側は子宮と固有卵巣索(卵巣固有靱帯)によって，外側は骨盤壁と卵巣提索によって支持・固定されている。

卵巣の表面に近い外側部分を皮質とよび，その中には多数の**卵胞** ovarian follicle がある。卵胞は卵子とその周囲の細胞群からなり，その成熟度に応じて順に，原始卵胞，発育卵胞，成熟卵胞，閉鎖卵胞，黄体，白体とよばれる（▶110ページ，図3-8）。中心部分は卵巣髄質で，血管や神経の通路となる。

3 男性生殖器

男性生殖器(男性性器)は，左右一対をなす精巣(睾丸)・精巣上体(副睾丸)・精管・精嚢および1個の前立腺と陰茎からなる（▶図3-5）。

精巣▶ **精巣** testicle は陰嚢内に存在し，左右一対で長さ 4 cm，幅 3 cm ほどの卵形の臓器である。精巣の外部は白膜とよばれる線維性の膜で包まれており，内部

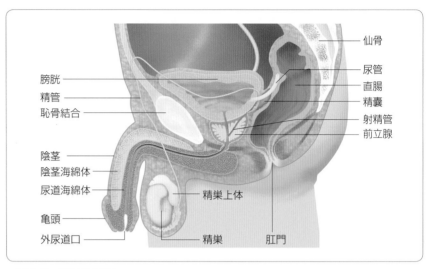

膀胱
精管
恥骨結合

陰茎
陰茎海綿体
尿道海綿体

亀頭
外尿道口

仙骨
尿管
直腸
精囊
射精管
前立腺

精巣上体

精巣　　肛門

▶図 3-5　男性生殖器

は多数の精細管とそれを取り囲む間質からなる。精細管では，精原細胞が減数分裂をすることにより，1日あたり約1億個の精子がたえまなく産生されている。

　精細管の中には**セルトリ細胞** Sertoli cell があり，精子の産生にかかわっていると考えられている。また，間質には**ライディッヒ細胞** Leydig cell があり，アンドロゲン(男性ホルモン)を分泌している。

精巣上体▶　精細管内で産生された精子は，精巣輸出管を通って**精巣上体** epididymis に入る。精巣上体は，頭部・体部・尾部の3つの部分に分けられ，精子はまず頭部に入り，尾部から出ていく。頭部に到達した時点では未熟であった精子は，尾部にいたると代謝能・運動能・受精能が高まる。

　これらのことから，精子は精巣上体内で単に貯蔵されているだけでなく，成熟していることがわかる。

**精管・精囊・▶
前立腺**　射精時には，成熟した精子が**精管** deferent duct を通過し，**精囊** seminal vesicle および前立腺からの分泌液が精液に加わり，精管の末端部分である射精管に入る。前立腺は射精管を囲むように存在し，その筋は，分泌液の放出および射精管からの精液の放出時にはたらく。

陰茎▶　**陰茎** penis は，平常時はおよそ7cmくらいでやわらかいが，陰茎海綿体が性的興奮によって充血すると勃起し，体積とかたさを増す。陰茎の先端は亀頭とよばれ，神経に富んでおり，女性の陰核に相当する。膀胱から尿を排泄する尿道は，陰茎を通り亀頭に外尿道口を開口している。射精管から放出された精液は，尿道を通って体外に排出される。これを**射精**という。

　陰茎は，尿路であるとともに，精液を女性の生殖器に到達させるための器官であり，また精液の排出路でもある。

4 女性生殖器の機能

● 月経周期

　成熟期の女性は，28日前後の周期で子宮内膜の剝離に伴う出血があり，これを**月経** menstruation とよぶ。月経開始の第1日目から，次回月経の開始前日までの期間を**月経周期** menstrual cycle といい，**表3-1** に示すホルモンを中心に，視床下部-下垂体-卵巣系のフィードバック作用を軸として精妙に維持されている。

　卵巣から分泌されるホルモン（**卵巣ホルモン**）のうち，おもなものは**エストロゲン** estrogen と**プロゲステロン** progesterone の2種類である。これらのホルモンの血中濃度の変化は，排卵を引きおこし，また子宮内膜を着床・妊娠に適した環境にする。

月経周期の ▶
調節機序

　月経周期の調節機序を概略すると，以下のようになる（▶図3-6, 7）。

(1) 卵巣ホルモンの分泌が低下して月経になると，視床下部から分泌される**性腺刺激ホルモン放出ホルモン**（ゴナドトロピン放出ホルモン）gonadotropin releasing hormone（GnRH）の指令により，下垂体から**卵胞刺激ホルモン** follicle stimulating hormone（FSH）が分泌される。

(2) FSH は卵巣を刺激し，発育した卵胞からはエストロゲンが分泌され，子宮内膜が増殖する。

▶表3-1　月経周期に関与するおもなホルモン

ホルモン	分泌場所	おもなはたらき
性腺刺激ホルモン放出ホルモン（GnRH）	視床下部	下垂体にはたらきかけ，性腺刺激ホルモン（ゴナドトロピン）[1]を分泌させる。
卵胞刺激ホルモン（FSH）	下垂体前葉	卵巣で卵胞を発育させる。
黄体化ホルモン（LH）	下垂体前葉	卵巣で排卵や黄体の形成を促す。
プロラクチン	下垂体前葉	性腺刺激ホルモンのはたらきを調整し，乳汁分泌を促進する。
エストロゲン	卵巣	子宮内膜を増殖させる。子宮以外にも多様な作用をもつ。
プロゲステロン	卵巣	妊娠の成立・維持に重要。基礎体温を上げる作用もある。
アンドロゲン（男性ホルモン）	卵巣・副腎	多嚢胞性卵巣のときに高値となる。

1）性腺に作用し，発育促進・機能調節などのはたらきをもつ LH・FSH・ヒト絨毛性ゴナドトロピン（hCG）の3種の総称。

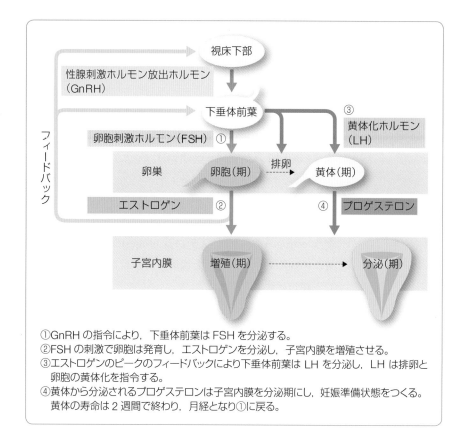

▶図3-6　月経周期の調節機序

（3）卵胞が成熟し，エストロゲンの分泌がピークに達すると，そのフィードバック作用により，下垂体は**黄体化ホルモン**（黄体形成ホルモン）luteinizing hormone（LH）を大量に分泌する（LHサージ）。LHは排卵を促すと同時に，卵胞の黄体化を指令する。

（4）黄体から分泌されるプロゲステロンは子宮内膜を分泌期にし，妊娠準備状態をつくり，同時に体温は高くなる。黄体の寿命は2週間で終わり月経となり，（1）に戻る。

思春期における▶
内分泌環境の変化　　胎児期に形成された卵巣内の卵胞・卵子は出生後は休止しており（▶114ページ），思春期前の女性においては視床下部-下垂体-卵巣系ははたらいていない（▶198ページ，図5-3）。

　思春期前期においては，月経周期の確立に向けて身体的発育と性腺機能の活性化が並行して進む。すなわち身長・体重とも，思春期前期において急激な増加を示すが，月経周期の確立とともに身長の増加は停止傾向をみせる。これらの変化は，次のような機序によっておこる。

　思春期になると，視床下部に対する性ステロイドホルモン（エストロゲン・プロゲステロン・アンドロゲンの総称）抑制閾値は高くなる。したがって，微量の性ステロイドでは抑制がかからず，GnRHおよび**性腺刺激ホルモン**（LH・

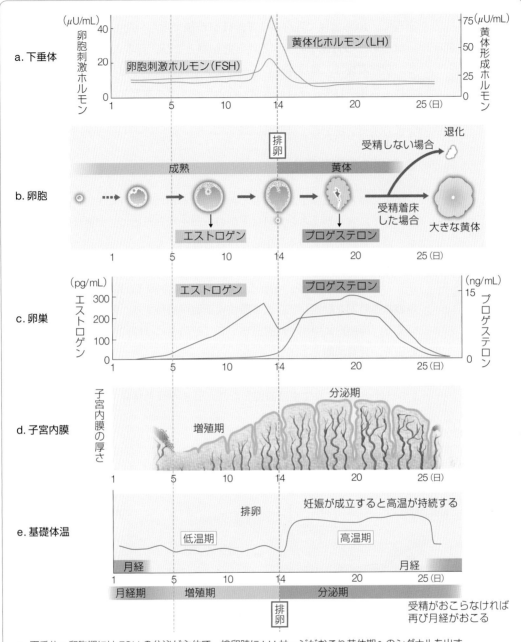

a. 下垂体：卵胞期にはFSHの分泌が主体で，排卵時にLHサージがおこり黄体期へのシグナルを出す。
b. 卵胞および c. 卵巣：卵胞期にはFSHにより卵胞が発育しエストロゲンを分泌し，黄体期にはプロゲステロンの分泌が中心となる。
d. 子宮内膜：卵胞期には子宮内膜はエストロゲンの作用で増殖する（増殖期）。黄体期にはプロゲステロンの作用で分泌期となる。
e. 基礎体温：黄体期にはプロゲステロンの作用で高温期となる。

▶図3-7　性周期における変化

FSH・hCG)の産生・分泌が増加し，卵巣のホルモン分泌が活発化する。この過程で，10歳前後で乳房の発育，11歳前後で陰毛の発生が始まる。

初経▶　はじめての月経が発来することを初経とよび，日本人では平均12.5歳である。初経直後は，無排卵のことや周期・持続日数が一定しないことも多い。その後，数年かけて，ほぼ成人量の性ステロイドホルモンが分泌されるようになり，中枢へのフィードバック作用も成人と同じレベルで調節され，性腺刺激ホルモンの量も成人量となる。

● 卵巣の周期的変化

卵巣には多数の卵子が存在しており，思春期以降，月に1個が排卵されるようになる。言いかえると，月に1個の排卵を行うために，卵巣は周期的に変化をとげ，月経周期をつくり出しているともいえる。

卵胞の成熟▶　卵子は，胎児期の卵巣の中で，一層の顆粒膜細胞に包まれた**原始卵胞**として存在している(▶図3-8)。初経を迎えるころになると，原始卵胞は**一次卵胞**といわれる時期を経過して，まず顆粒膜細胞が増殖する。顆粒膜細胞が増殖していくと，卵胞内に空洞(卵胞腔)ができ，その中には卵胞液がある。この時期の卵胞を，**発育卵胞**とよぶ。

ヒトでは数個の卵胞が同時に成熟して発育卵胞となるが，通常はそのなかの1つだけが選択されて**主席卵胞**となり，引きつづき発育する。主席卵胞が決定

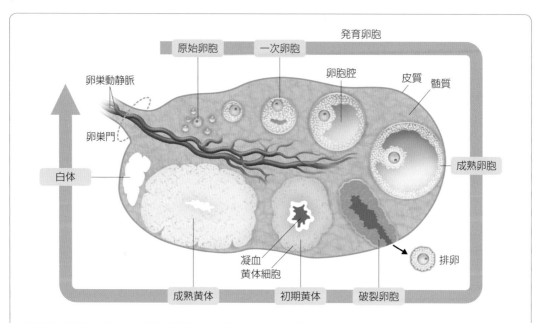

1回の月経周期で数十個の卵胞が発育し，卵胞腔をみとめる発育卵胞に成長する。その中の1つが主席卵胞に選択され，成熟卵胞(グラーフ卵胞)として排卵し，黄体化する。

▶図3-8　卵胞の発育

されると，ほかの発育卵胞は変成して閉鎖卵胞となり，発育がとまってしまう。まれに，この選択がうまく進まず，2個ないしは3個の卵胞が発育を続け，排卵されることがある。これが二卵性の双子ないし三卵性の三つ子の原因であり，前者が1/100，後者はさらにその1/100の1/10,000の割合とされる。

排卵▶　主席卵胞はFSHの作用により，排卵前には2cm程度までに大きくなり，**成熟卵胞(グラーフ卵胞)**とよばれるようになる。成熟卵胞にLHがはたらくと，排卵がおこる。

排卵後の変化▶　LHには，黄体化ホルモンという名前が示すように，排卵だけでなく，卵胞を**黄体**にかえる作用もある。黄体とは，排卵後に卵胞を構成していた細胞が分化し，黄体細胞となったものである。黄体は，エストロゲンも分泌するが，プロゲステロンを大量に分泌することが特徴である。

　プロゲステロンの上昇に伴い，基礎体温も上昇する。妊娠が成立しない場合，黄体の寿命は約14日間であり，黄体は退縮して**白体**となる。黄体の消退とともに急激にプロゲステロンの分泌も停止し，月経が始まり，基礎体温も低下する(▶図3-7-e)。

　排卵された卵子は卵管に入り，卵管膨大部でタイミングよく精子と出会えば受精する。受精卵が着床して妊娠が成立すると，黄体は妊娠黄体となり，寿命が延長し，14日以降もプロゲステロンを分泌するようになる。そのため，妊娠すると基礎体温は高い状態が続く。

● 子宮内膜の周期的変化

　子宮内膜は，卵巣から分泌されるエストロゲンとプロゲステロンによって調節され，受精卵のいわばベッドとして着床の場となる。受精卵の子宮内膜への着床は，卵子と精子の出会いと同様にタイミングが重要であり，月経周期の限られた時期のみにおこりうる。この時期を**着床可能期**implantation windowとよぶこともある。なお，内膜細胞は加齢の影響を受けにくく，閉経後などであっても，エストロゲンとプロゲステロンの投与により，周期的変化をおこすことができる。

増殖期▶　子宮内膜は，月経時に脱落する**機能層**と，脱落しない**基底層**に分けられる。月経が開始すると，子宮内膜の機能層は出血とともに剥離・脱落し，基底層のみを残すだけとなる。その後，FSHのはたらきで卵胞からエストロゲンが分泌されると，子宮内膜の基底層から新たな機能層が増殖を開始する。この期間は周期14日目の排卵日まで続き，**増殖期**とよばれる。子宮内膜の増殖期は，月経周期の**卵胞期**に相当する(▶図3-7-d)。

　増殖期初期の子宮内膜は，厚さ3mm程度で，子宮腺は直線状で数も少ない。増殖期中期では内膜は厚さを増し，子宮腺も迂曲・蛇行がみとめられる。増殖期後期では内膜の厚さは10mmをこえ，子宮腺も迂曲・蛇行が著しくなる。上皮細胞の核は腫大し，間質の細胞も大きくなる。

分泌期▶　排卵を契機に卵巣は**黄体期**に入り，プロゲステロンを分泌し，子宮内膜は**分泌期**にかわる。排卵から1週間ほどの分泌期前期では，子宮腺の上皮に特徴的な変化がみられる。上皮細胞の核の下方にグリコーゲンに富んだ部分(核下空胞)がみとめられ，基底膜側から管腔側に核が押し上げられた形態をとる。やがてグリコーゲンは管腔側に移行・分泌され，子宮腺はグリコーゲンで満たされ，核は基底側に戻る。この一連の変化は，受精卵の発育や着床に備えたものと考えられている。分泌期後期では，腺上皮には大きな変化はみられないが，間質に浮腫および，間質細胞から変化した偽脱落膜細胞がみられるようになる。

分泌期末期には，プロゲステロンの分泌が急減に減少し，子宮内膜の血管にも変化がおこり，血液の供給がとまり，子宮内膜は基底部分を残して壊死し，はがれ落ちて月経になる。

● 月経随伴症状

月経周期に随伴し，乳房痛や下腹部痛などの身体症状や，怒りやすくなる，うつ状態などの精神症状があらわれることがあり，**月経随伴症状**とよぶ。

月経前症候群▶　月経前期では，月経前3〜10日ぐらいの黄体期に，イライラ・のぼせ・下腹部痛・腰痛・乳房痛などの症状が繰り返しあらわれる。とくに症状が強い場合を**月経前症候群** premenstrual syndrome(**PMS**)または月経前緊張症とよぶ。月経前症候群は20代でもみられるが40代から更年期にかけて多くあらわれる。その原因は月経そのものではなく，性周期に伴うホルモン濃度の変化による生理的変化であると考えられている。次に述べる月経困難症と比較して，精神症状と乳房症状が多い。また，月経前症候群と鑑別すべき疾患として，月経前に精神症状を呈する月経前不快気分障害 premenstrual dysphoric disorder(**PMDD**)がある。

月経困難症▶　月経時にあらわれる随伴症状は**月経困難症**とよばれ，下腹部痛や腰痛などに加えて，疲労・脱力感，食欲不振，頭痛などもみられる。

月経前症候群や月経困難症では，仕事やその他の日常生活に支障をきたすこともあり，本質的な治療方法はないが，身体症状および精神症状を軽減することを目的とした治療が行われる。なお，子宮内膜症や子宮筋腫に伴う二次的月経困難症に対しては，基礎疾患に対する治療が必要となる。

● 更年期・老年期の変化

生殖年齢にある女性では，中枢である視床下部・下垂体からの司令により，卵巣は周期的なエストロゲンとプロゲステロンの分泌とともに排卵を繰り返す。子宮内膜も性ステロイドホルモンの分泌に応じた周期的変化をおこし，月経周期が繰り返される。生殖機能における加齢による変化は，中枢・卵巣・子宮のなかでは，卵巣機能に最も早くあらわれる。

卵巣機能の変化▶　卵巣機能をはかる指標として，エストロゲン分泌量や卵子の質があげられる

が，エストロゲン分泌量の低下や，卵子の質低下による妊孕性の低下などの加齢に伴う変化は，30代後半にはみとめられることが多い。40代半ばになるとその傾向は著明になり，月経は不順になったり無排卵周期の頻度が増えたりし，やがて閉経となる。そして，エストロゲンの分泌量が減り，中枢へのフィードバックがかからないため性腺刺激ホルモン（FSH・LH）の分泌量は増え，子宮内膜の厚みは減少する。

更年期の変化▶　わが国の平均閉経年齢は50.5歳であり，更年期とは閉経の前後5年を合わせた10年間をいう。更年期には，エストロゲンの減少と，性腺刺激ホルモンの過剰に伴い，イライラやほてりなどのいわゆる更年期症状がしばしばみられる。エストロゲンには生殖器官以外への多彩な作用が存在するため，更年期以降の骨量減少や，脂質異常症・高血圧・心疾患の増加にはエストロゲンの減少が関係していると考えられている。

老年期の変化▶　老年期になると，卵巣から卵子・卵胞は完全に消失し，ホルモンの分泌もほぼ停止する。エストロゲンのフィードバックがかからない下垂体からは，FSHとLHの過剰分泌が続く。子宮内膜は萎縮するが，ホルモンの投与には反応し，増殖期，分泌期を経て消退出血をおこすことも可能である。子宮内膜の加齢による変化が，卵巣に比較して遅いことは，可否は別として，閉経後女性へのホルモン投与と胚移植により妊娠が成立することからも明らかである。

② 妊娠と胎児の性分化

1 妊娠の成立

妊娠の成立の定義▶　排卵された卵子と射精された精子がタイミングよく卵管で出会うと，受精卵となり，子宮に着床して**妊娠**が成立する。しかし，超音波検査やホルモンの微量測定が可能になり，体外受精が普及した今日では，妊娠の成立の定義づけは容易ではなくなっている。体内に受精卵を宿している状態を妊娠というが，体外受精・胚移植が可能になり，単に受精卵を体内に保有するだけでは，妊娠の成立とみなしえなくなっている（▶Column「生命のはじまりと妊娠週数」）。

　したがって，最近では，妊娠の始まりを着床と規定し，妊娠とは受精卵の着床に始まり，胎芽または胎児および付属物の排出をもって終了するまでの状態と考えるのが一般的である。この定義についても，着床して**ヒト絨毛性ゴナドトロピン** human chorionic gonadotropin（**hCG**）が陽性となったあと月経様の出血がおこる化学流産という病態の存在があることから，化学妊娠とよばれる状態であり，胎嚢[1]をみとめてはじめて妊娠の成立とすべきという意見もある。

---

1) 胎嚢とは，児の入っている嚢（袋）状の構造をよぶ。妊娠初期の超音波検査では，胎嚢の周囲の絨毛膜が輪状の構造物として確認できる。

ここでは，妊娠成立までの主要な過程を段階ごとにみていく。

● 卵子の成熟と排卵

卵子へと分化することが可能な一次卵母細胞は，卵巣の中に多数個存在するが，それぞれ1個ずつが，顆粒膜細胞に囲まれた卵胞の中にある。妊娠が成立するためには，一次卵母細胞がタイミングよく卵胞の中で発育・成熟し，排卵されなければならない。

卵巣の中で休眠状態にある一次卵母細胞が周期的に目ざめる過程は，前述した月経周期と卵巣周期の変化に基づいている。

卵子・卵胞の発育▶　胎児期に卵巣の中で発生した一次卵母細胞は，顆粒膜細胞（卵胞上皮細胞）に周囲を囲まれ発育する。一次卵母細胞と卵胞の発育を調整し，促進するのは下垂体前葉から分泌される卵胞刺激ホルモン（FSH）である。発育卵胞内の卵母細胞は透明帯におおわれており，卵核がみとめられる（▶図3-9-①，②）。

FSHの刺激により，卵子と卵胞は発育して大きさも増す。ただし，一次卵母細胞の減数分裂は停止したままで，卵核は成熟卵胞にいたるまでみとめられる。つまり，一次卵母細胞は胎児期に第一減数分裂を開始するが，出生前に休止期に入り，排卵直前まで休止した状態が続く。

LHサージと排卵▶　卵子・卵胞が十分に発育すると，卵胞からのエストロゲン分泌がピークに達する。すると，下垂体前葉から黄体化ホルモン（LH）が大量に分泌され，LHサージがおこる（▶108ページ，図3-6）。LHサージは，排卵の引きがねになると同時に，一次卵母細胞の減数分裂も再開させる（▶図3-10）。それは，LHサージ後の一次卵母細胞を観察すると，卵核が消失し，第一減数分裂が再開したこ

Column　生命のはじまりと妊娠週数

新しい生命のはじまりはいつかと聞かれたとき，どう答えるだろうか。精子と卵子が出会い受精する瞬間で，そのときに妊娠も始まると考える人が多いのではないだろうか。しかし体外受精が普及した今日，顕微鏡下に見える多数の受精卵は生命なのか，どの胚を子宮に戻したらよいのか，残った卵子・胚を凍結した場合はどうなるのか，さらに卵子・胚が提供されることもありうるということを考えると，生命とはなにかという疑問に答えるのは簡単ではない。そのため，本文で述べたように，単に受精卵を体内に宿しているだけでは，生命のはじまりとはみなさず，受精卵の着床をもって妊娠の成立と考えるのが一般的となっている。

そうすると，妊娠期間・妊娠週数を数えるとき，着床の時点から起算するべきだという意見も出てくるであ

ろう。しかし，着床の時期を知ることは不可能で，臨床には役だたない。したがって，妊娠期間は，最終月経の初日を0として起算することにまったく揺らぎはない。受精や着床からみると，2週間も3週間も前の日にちである最終月経を基点にするのは不合理とする人もいるかもしれないが，妊娠への月経周期の始まりであり，正確かつ容易に判断できる利点にはかなわない。なお，受精からの期間を表現する場合には胎齢という言葉を用いるが，その場合には受精は妊娠2週にあたるため，およそ「胎齢＝妊娠週数−2」と考えればよい。

ちなみに，超音波検査の普及する以前には，最終月経の不確かな妊婦の妊娠週数は悪阻開始を6週，胎動初覚を初産なら20週，経産なら18週としていた。

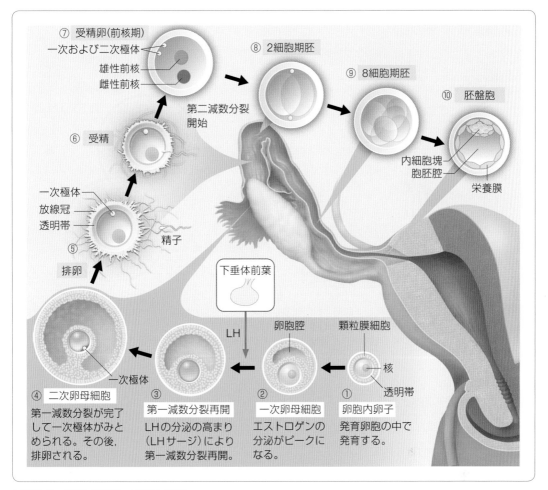

⑦ 受精卵(前核期)
一次および二次極体
雄性前核
雌性前核

⑧ 2細胞期胚

⑨ 8細胞期胚

⑩ 胚盤胞
内細胞塊
胞胚腔
栄養膜

第二減数分裂
開始

⑥ 受精

一次極体
放線冠
透明帯
精子
⑤
排卵

下垂体前葉

LH

卵胞腔
顆粒膜細胞
核
透明帯

④ 二次卵母細胞
第一減数分裂が完了
して一次極体がみと
められる。その後,
排卵される。

一次極体

③
第一減数分裂再開
LHの分泌の高まり
(LHサージ)により
第一減数分裂再開。

② 一次卵母細胞
エストロゲンの
分泌がピークに
なる。

① 卵胞内卵子
発育卵胞の中で
発育する。

▶図3-9　卵子の発育・成熟と受精

とからもわかる(▶図3-9-③)。

　LHサージ後,十数時間がたつと,成熟した一次卵母細胞は,第一減数分裂を完了して二次卵母細胞と一次極体に分裂する(▶図3-9-④)。卵子が一次極体を放出したと表現されるが,染色体の半減という意味ではそれぞれが同量をもっており,一次極体にも卵子と同じだけ染色体が存在する。二次卵母細胞は第二減数分裂を開始するが,いったん休止期に入る。この時点で卵胞径はおよそ2cmに達し,卵胞壁が破綻して二次卵母細胞は排卵される。

　このようにFSHの作用で卵胞が発育し,卵胞と卵子が十分に発育するとエストロゲンの分泌が亢進し,それを中枢が感知してフィードバック機構により卵子を成熟させ排卵をおこすLHが分泌される。これが,発育・成熟させ卵子がタイミングよく排卵されるしくみである。

● 精子の産生と射精

精子発生▶　精子は,精巣の中の精細管で産生される。卵子が胎児期に発生し,長い減数

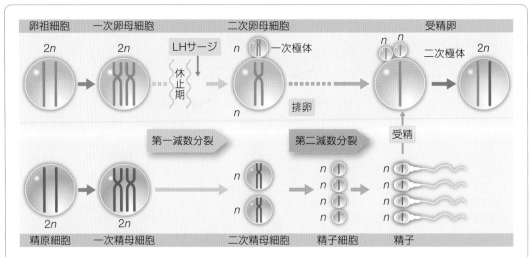

体細胞は46本の染色体をもつが，生殖細胞（卵子・精子）は減数分裂により23本に減少する。一次と二次の卵母細胞・精母細胞ではDNA量が2倍になっている。
　女性では，一次卵母細胞の第一減数分裂は胎児期の卵巣の中で開始するが，出生時には休止期に入る。LHの刺激により減数分裂が再開し，排卵された卵子では第一減数分裂が完了している。その後，受精により第二減数分裂が進行する。なお，1個の卵母細胞からは1個の卵子がつくられる。
　男性では精原細胞からつくられた一次精母細胞が第一減数分裂をおこして二次精母細胞がつくられる。これは第二減数分裂により精子細胞となり，さらに精子が形成される。1個の精母細胞からは，4個の精子が産生される。

▶図3-10　配偶子の形成と受精

　　　　　　　分裂の休止期があるのに対して，精子には休止期はなく，思春期以降はつねに減数分裂により新しい精子が産生されつづける。精原細胞（精祖細胞）からつくられた一次精母細胞が第一減数分裂をおこし，2つの二次精母細胞ができる（▶図3-10）。二次精母細胞は引きつづき第二減数分裂をおこし，それぞれ2つの精子細胞を形成する。つまり，1つの精原細胞から4つの精子細胞ができることになる。この過程を**精子発生**とよぶ。精子細胞は，形態変化の過程を経て精子となる。
　　　　　　　精子が形成されるには，70日ほどを要する。精細管の中で行われる精子の産生過程は，それぞれの過程が連続的かつ周期的に進むため，**精子形成ウェーブ**とよばれる。
　　　　　　　健康な男子では1日に約1億個の精子がつくり出され，生涯で1兆個の産生があるとされる。
精子の構造▶　完成した精子は頭部と尾部に分けられ，さらに尾部はミトコンドリアに富んだ中片と鞭毛に分けられる。精子は精細管内に放出され，精巣網を経て精巣上体に進み，成熟して受精能を獲得すると考えられる。性的刺激により射精がおこり，1回の射精で放出される精子数は，一定の禁欲期間後ではおよそ4億である。

● 受精

配偶子が受精能を ▶
もつ期間

　卵子と精子が受精し，妊娠が成立するのには両者が出会うタイミングが重要である。一次卵母細胞は，第一減数分裂を終了してタイミングよく排卵され，待ち構えていた卵管采に受けとめられる。そして，卵管の上皮細胞の線毛運動と，卵管の蠕動運動によって卵管内を移動し，卵管膨大部で精子を待つ。減数分裂に要した時間が数十年(たとえば25歳なら25年)と長いのに比べ，卵子が受精能をもつ期間は短く，およそ24時間と限られている。

　一方，性交により腟内に射精された数億の精子のうち，運動性のよいものは頸管粘液をたどって子宮頸部に入り込み，毎分約2〜3mmの速度で子宮を通過する。精子は数時間から十数時間で卵管膨大部に到達するが，その数は数百個と考えられている。

受精成立 ▶
　多数の精子が1個の卵子と受精を試みるが，関門として卵子の周囲を何層にも取り囲む顆粒膜細胞(卵丘細胞ともよばれる)からなる**放線冠**が存在する(▶図3-9-⑤)。放線冠に進入するためには多数の精子が必要となる。したがって，精子過少症(乏精子症)のためにわずかな精子しか到達できない場合には，受精がおこりにくくなる。次の関門として**透明帯**があり，通過には精子頭部におこる**先体反応**により生ずる酵素も必要となる。透明帯を通過した精子の頭部は卵子の細胞表面に接着し，**受精 fertilization** がおこる(▶図3-9-⑥)。

受精成立後の変化 ▶
　1個の精子により受精が成立すると，卵子の表面の性状が急激に変化し，ほかの精子を受けつけなくなり，これにより多精子受精が阻止される。このしくみには，精子からの刺激による卵細胞内のカルシウム増加が関与している。なお，精子が受精能を有するのは通常48時間から72時間ほどであり，そのタイミングを逸すると，卵子と遭遇しても受精することはできない。

　排卵された二次卵母細胞の第二減数分裂は休止期にあるが，受精により再開し，完了すると二次極体が観察される。受精後十数時間を経過した受精卵では，精子由来の前核(**雄性前核**)と卵子由来の前核(**雌性前核**)がみとめられる(▶図3-9-⑦)。やがて，この2つの核が融合して受精は完了する。

● 着床

卵割 ▶
　受精卵は分裂し，成長を始めながら，卵管上皮細胞の線毛運動と，卵管の蠕動運動によって卵管膨大部から卵管峡部，子宮卵管角を通過し，4〜5日で子宮に到達する。受精当初はほぼ均等な**卵割**を繰り返し，2細胞(2日目)，4細胞，8細胞(3日目)と細胞数が増加していく(▶図3-9-⑧，⑨)。

胚盤胞 ▶
　子宮に到達した受精卵を見ると，多数の細胞からなり，すでに胎盤の原基に分化する**栄養膜**の細胞と，個体になる細胞，すなわち**内細胞塊**とに分化し，液体に満ちた腔(胞胚腔)をもっており，**胚盤胞**とよばれる(▶図3-9-⑩)。受精卵は，卵管から子宮へ移動中は透明帯という殻にまもられて発育するが，胚盤胞

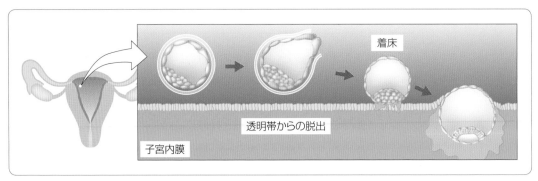

着床
透明帯からの脱出
子宮内膜

▶図3-11　着床

　となり子宮内膜に着床するときには，透明帯から脱出する（▶図3-11）。これは，鳥類やその他の動物が卵の殻から出るのと同じように，**ハッチング** hatching とよばれる。

着床▶　透明帯から脱出した胚盤胞は，分泌期の子宮内膜に接着し，**着床** implantation を開始する。ヒトでは内細胞塊側を子宮内膜に向けて接着し，そののちに子宮内膜細胞と細胞融合する。やがて胚は，子宮内膜内に浸潤し，血管を含み脱落膜化した内膜におおわれる。

　子宮内膜は分泌期であり，グリコーゲンをたくわえており，着床した胚への栄養の供給の用意がなされている。子宮内膜が着床可能な時期・期間は限られており，これは「着床の窓が開く」と表現される。ホルモンなどのコントロールでタイミングよく受精し，発育した胚がタイミングよくハッチングし，着床可能期の内膜にめぐり会うことにより，妊娠の成立が可能となる。

　着床は受精後7日目前後に進行し，内細胞塊からは胎芽の分化が開始し，栄養膜は絨毛として発育分化し，hCGの分泌も始まる。

● 妊娠初期

　前述したように，妊娠の成立をどの時点と定義するかについては議論があるが，ここでは着床後の経時的変化をみていく。

胎盤の形成▶　着床後の胚と子宮内膜では，それぞれの側から胎盤が形成される。胎盤の絨毛組織は胎児由来であり，hCGを分泌する。hCGには卵巣を刺激してホルモン分泌を続けさせるという重要な作用がある。

　hCGのはたらきがない，言いかえれば妊娠の成立をみない月経周期では，黄体は14日で寿命となり，プロゲステロンの分泌が停止して月経が開始する。つまり，妊娠が成立したことを母体側に知らせ，黄体を妊娠黄体とし，妊娠継続に必要なプロゲステロンを分泌させる主要なシグナルがhCGであるともいえる。hCGが尿中で検出されるのは予定月経前後であり，妊娠週数でいえば約4週にあたる（▶表3-2）。

化学妊娠▶　妊娠4週でhCGの分泌が確認された状態は**化学妊娠**とよばれる。しかし，

▶表 3-2　妊娠成立過程

妊娠週数	おもなできごとと所見
0	月経開始。複数の卵胞の発育がみられる。
2	排卵・受精。卵胞消失で排卵は確認できる。体内における受精の有無は診断できない。受精卵の移植をもって妊娠成立とはいわない。
3	着床。着床を検知することは現状では困難である。
4	妊娠反応陽性(hCG 検出)。超音波検査では子宮内膜の肥厚はみとめても，胎囊は検出できない。
5	胎囊を検出。検出できないときは，化学流産や異所性妊娠を疑い，経過を観察する。
6	胎芽と胎児心拍を検出。卵黄囊も識別できる。
7	頭部と体幹の区別が可能になる。
8	体幹の運動，すなわち胎動が観察できる。

注)おおよその所見を示したものであり，個人差がある。

このうちの相当数が流産(化学流産)に終わると考えられる。そのため，化学妊娠は臨床的には妊娠の成立とはいえず，経腟超音波検査(断層法)により，子宮内に胎囊の構造を確認してはじめて臨床的に妊娠が成立したということができる。およそ妊娠 5 週には胎囊が子宮内に検出されるが，妊娠反応陽性で胎囊が検出されない場合は，化学流産と異所性妊娠の可能性も考え，経過をみる必要がある。

　経腟超音波検査は，経腹超音波検査では腹部臓器の影響で描出しにくい子宮内部も容易に観察することができるため，妊娠初期の検査に適する。妊娠 6 週では通常，胎児の様子と心拍が検出される。その後，胎芽は 1 日に 1〜2 mm 程度の発育を示し，7 週では頭部と体幹の区別ができる。8 週では，体幹をゆっくり動かす胎動が観察される。

流産▶　妊娠には流産のリスクがつきものであり，妊娠の定義にもよるが，その確率は 15% 程度とされる。超音波検査で胎囊をみとめても，10% 以上は流産の転帰をとることは知っておく必要がある。心拍を確認できれば流産のリスクは減るが，心拍が消失することもある。順調に 7〜8 週を過ぎれば流産の可能性は 1% 以下となる。

● 妊娠の成立と卵子，精子

　卵子と精子は，同じ配偶子でありながら異なる性格を有する。卵子は前述したように，胎児期に減数分裂を開始し，排卵されて妊娠するまで 20 年から 30 年，ときには 50 年近くを経過する。それに対して，精子が産生される過程は数か月で，完成して数日で射精される。卵子は年齢とともに加齢し，精子はつねに新規に産生されているといえる。

加齢の影響▶　妊娠の成立に関係する因子はさまざまであるが，加齢との関連を図 3-12 に

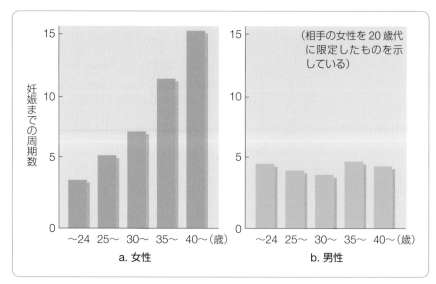

▶図3-12 妊娠成立までの周期と男女の年齢

示す。このグラフは，妊娠を希望して夫婦生活を開始してから，妊娠までの周期数を年代別にみたものである。20代前半では平均3.3周期であるが，年齢が高くなるにつれて必要とする期間は増加し，40代では15.4周期と妊娠の成立までに多くの周期を要することがわかる。この加齢による変化は，ほかにも関与する因子は考えられるが，染色体異常などの発生率と同様，卵子の加齢が最大の原因と考えられている。

　これに対して男性の加齢による影響は，男性全体でみてみると，夫婦の年齢に相関があるため，女性と似た傾向を示す。しかし，相手の女性の年齢を20代に限ってみると，年齢が高くなっても妊娠までに要する期間はかわらないことが明らかとなった(▶図3-12-b)。つまり，卵子は加齢により妊娠の成立に対する能力に変化が生じているのに対して，精子はつねに新鮮なものがつくられて，加齢による変化を受けないと解釈される。

2 性分化のメカニズム

　男女の性決定・性分化のしくみを解明するにあたり，第一の手がかりとなったのは，20世紀半ばの**性染色体**の発見であった。これにより，ヒトの性決定はXとYの性染色体により決定されることがまず明らかになった。さらに，性決定の過程において，重要な役割を果たす**精巣決定因子** testis determining factor(TDF)が，Y染色体上にあると推論された。

　これは，Y染色体をもつ個体が男性となる，つまりY染色体の有無が性を決定し，X染色体の数によらないことを意味している。逆に，Y染色体をもたない個体は，X染色体の数によらず女性になることも意味している。

　性分化は，表3-3に示したような段階により決定される。また，図3-13に

▶表3-3　性分化の過程

分化の段階	分化のしくみ
染色体の性	Y染色体の有無により決定され，X染色体の数によらない。
遺伝子の性	Y染色体上のSRY遺伝子の有無および精巣決定因子作用による。
性腺の性	男性：SRY遺伝子のはたらきにより未分化性腺は精巣に分化し，配偶子は精子になる。 女性：SRY遺伝子を欠くと未分化性腺は卵巣に分化し，配偶子は卵子になる。
性器の性	男性：精巣からアンドロゲン・抗ミュラー管ホルモン（AMH）が分泌されることにより，内性器・外性器が男性化する。 女性：アンドロゲン・MISを欠くと内性器・外性器は女性化する。
脳の性	アンドロゲンによる脳作用の規定（女性は周期性を保つ）。
社会上の性	出生時の性別判定による戸籍上の性に規定される。
心理上の性	社会生活上の性により個人において永年にわたりつちかわれる。

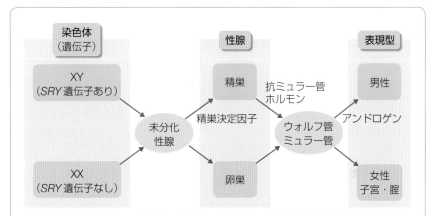

性分化は性染色体（SRY遺伝子の有無）で規定され，XY個体では未分化性腺は精巣に分化し，精巣のはたらきでウォルフ管の発育とミュラー管の退化が促され，内性器・外性器の男性型への分化が ➡ で示すように段階的に進む。
XX個体では ➡ で示すようにSRY遺伝子が作用せず，性腺は卵巣に分化し，ウォルフ管の退化とミュラー管の発育により内性器・外性器は女性型に分化する。

▶図3-13　性の段階的な分化（性分化のカスケード）

示した段階的な流れを，**性分化のカスケード**ともいう。ここでは性の分化のしくみを，染色体および遺伝子による決定，性腺と生殖器，さらには表現型[1]の発生・発育から述べる。

● 性染色体にある遺伝子による性の決定

ヒトには23対，つまり46本の染色体があり，そのうちの1対は性決定にか

1）表現型とは，遺伝子の構成（遺伝子型）により規定される形態・生理的な特徴をいう。

かわる性染色体であり，残りの44本の染色体は**常染色体**とよばれる。前述したように，ヒトの性決定はXとYの性染色体により決定されており，男性の核型(染色体の構成)は，常染色体+XYであり，女性は常染色体+XXである。

1959年に，TDFがY染色体上にあることが明らかになり，さらにY染色体の構造異常などの解析からY染色体の短腕上に精巣決定因子が存在することが想定され，研究が進んだ。そして1990年にシンクレアSinclair, A. H. らにより，精巣決定因子である*SRY*(sex determining region Y)**遺伝子**のDNA塩基配列が明らかにされた。

これにより，*SRY*遺伝子が性分化において決定的役割をすることがわかった(▶図3-13)。ただし精巣の分化のすべてが*SRY*遺伝子だけで説明されるわけではなく，後述するように，ほかの遺伝子の関与も考えられている。

● 性腺および生殖器の分化

雌雄のどちらの性腺にも分化する能力をもった性腺原基は，妊娠5週ごろに**尿生殖隆起**とよばれる部分に出現する(▶図3-14)。性腺の分化に引きつづき，内性器と外性器の分化がおこる。

この分化においては，**ウォルフ管 Wolffian duct** と**ミュラー管 Müllerian duct**

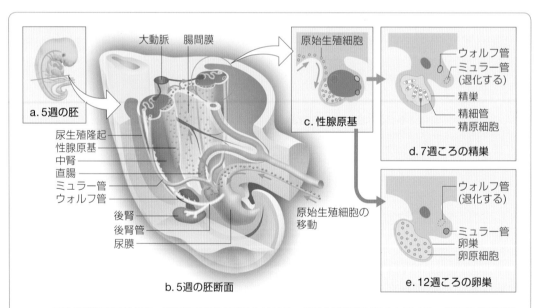

a-c.　尿生殖隆起中間部分の一部に性腺原基が発生しはじめ，原始生殖細胞が侵入してくる。この時点では精巣になるか卵巣になるか区別がつかず，原始生殖細胞も精子・卵子のいずれになるか不明である。
d.　　XY個体では精巣の分化が始まり精細管構造がみとめられる。原始生殖細胞は精原細胞への分化を始め，幼若セルトリ細胞もみとめられる。ミュラー管は退化しはじめる。
e.　　XX個体では性腺原基は時間的には遅れて皮質部分が発達し，卵巣に分化する。原始生殖細胞は卵原細胞に分化して増殖する。その後卵母細胞となり，卵胞構造をとるにいたる。

▶図3-14　性腺原基の発生から精巣・卵巣への分化

の発達および退化が重要な点である。ウォルフ管は中腎管由来の性管の原基で，男性では発育して精巣上体・精管・精囊へと分化するが，女性では痕跡にとどまる（▶図3-15）。一方，ミュラー管は性管の原基で，女性では発育して子宮，卵管および腟上端へ分化するが，男性では痕跡にとどまる。

男性生殖器の分化▶　XYの性染色体をもつ場合には，胎児期の初期にSRY遺伝子が発現し，その産物であるタンパク質が精巣決定因子としてはたらく。精巣決定因子により，妊娠7週前後に，未分化な性腺の髄質が精巣へと分化する。分化した精巣は内分泌腺，すなわち性腺としてはたらきはじめ，さらに分化が進んでいく。

　8週ころには，精巣のセルトリ細胞から**抗ミュラー管ホルモン** anti-Müllerian hormone（**AMH**）が分泌され，（女性では卵管・子宮などに分化する）ミュラー管の退縮をおこす。またそれと前後して，精巣の間質にあるライディッヒ細胞からはアンドロゲン（男性ホルモン）が分泌され，ウォルフ管に作用し，男性内性器を分化させる。また，中枢は周期性のない男性型となる。

女性生殖器の分化▶　一方，女性ではY染色体をもたず，SRY遺伝子を欠いているため精巣が誘導されず，性腺原基は卵巣へと誘導される。女性の場合，男性とは異なって，生殖器の分化は受動的であり，卵巣決定因子のようなものは同定されていない。それは，性腺原基は卵巣に分化すべく運命づけられているが，精巣決定因子の存在により特別に精巣が分化すると考えることもできる。つまり男性とは対照

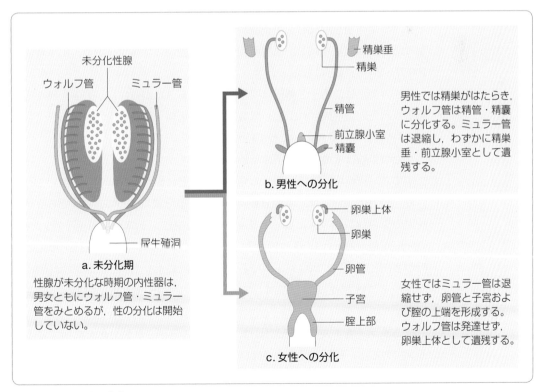

a. 未分化期
性腺が未分化な時期の内性器は，男女ともにウォルフ管・ミュラー管をみとめるが，性の分化は開始していない。

b. 男性への分化
男性では精巣がはたらき，ウォルフ管は精管・精囊に分化する。ミュラー管は退縮し，わずかに精巣垂・前立腺小室として遺残する。

c. 女性への分化
女性ではミュラー管は退縮せず，卵巣と子宮および腟の上端を形成する。ウォルフ管は発達せず，卵巣上体として遺残する。

▶図3-15　性腺の分化

的に，女性では胎児期に精巣からのアンドロゲンおよび抗ミュラー管ホルモンのはたらきを受けないことが，女性への分化を決定づけている。

ミュラー管は退縮せずに，子宮などの女性内性器が分化誘導される。またウォルフ管はアンドロゲンの作用を受けず，退縮する。また，尿生殖洞はミュラー管下端部と接したのち，腟上部を形成する。さらに，中枢も周期性をもった女性型となる。

● 配偶子の形成

配偶子（精子・卵子）のもとになる**原始生殖細胞** primordial germ cell が，どこで発生し，移動してくるのかについては，まだ十分に明らかになっていない。しかし，原始生殖細胞は受精後24日ごろには100個ほどに数を増やし，後腸上皮内から尿生殖隆起に移動することが知られている。原始生殖細胞の運命，言いかえれば精子に分化するか卵子に分化するかは，性腺が精巣であるか卵巣であるかによって左右される。

精子の形成▶　男性の精巣では，7週ごろに精細管構造がみとめられるようになり，原始生殖細胞は精細管構造に取り込まれ，精子のおおもとになる精原細胞に分化する。精原細胞は，9週以後に活発な体細胞分裂により数を増やす。

卵子の形成▶　女性では男性よりやや遅れて，12週ごろまでに卵巣皮質において原始生殖細胞から卵原細胞が分化する。卵原細胞は体細胞分裂で数を増やし，20週前後には500万〜700万に達する（▶図3-16）。卵原細胞はやがて一次卵母細胞となり，原始卵胞を形成し，第一減数分裂を開始する。一次卵母細胞に分化しなかった卵原細胞は死滅し，原始卵胞の数も胎児期には減少を始め，出生時には100万〜200万ほどになる。

卵子の加齢▶　前述のように，精子と卵子は同じ配偶子でありながら性格が大きく異なる。卵子は胎児期に形成され，第一減数分裂の休止期で思春期以降の排卵を十数年から長い場合は50年にわたって待つ。

女性の年齢はそのまま卵子の年齢ということができ，卵子の加齢は，妊娠のしやすさ，流産率，染色体異常の発生頻度などに影響を及ぼすことが知られている。染色体異常では，減数分裂時の染色体不分離によって，2本であるべき胎児の染色体数が3本になるトリソミーが発生し，そのうち21番（ダウン症）の頻度が最も高く，18番，13番がそれにつぐ。ダウン症の頻度は，母親の年齢が20歳代前半では0.1％未満であるが，加齢により上昇して35歳では0.3％程度，その後加速度的に増加して40歳で1％，45歳では5％にいたる（▶図3-16）。

抗ミュラー管ホルモン（AMH）は，精巣から分泌され性分化を調節するホルモンであるが，最近，発育中の卵胞から分泌され，加齢（卵子数減少）に伴い低下することがわかり，卵巣予備能の指標と考えられるようになった。

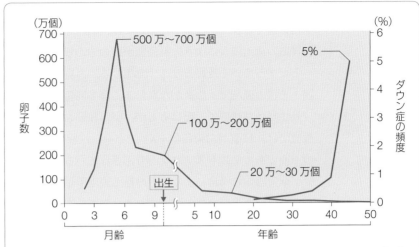

赤線：原始生殖細胞から分化した卵原細胞は体細胞分裂で数を増し，妊娠 20 週（月齢
6 か月）前後には 500 万〜700 万個に達する。その後，卵原細胞は一次卵母細
胞となり原始卵胞を形成するが，その数は胎児期に減少を始め，出生時には
100 万〜200 万個，思春期には 20 万〜30 万個に減少する。
青線：第一減数分裂の休止期にある卵子は加齢変化を受け，染色体異常の頻度も増加
する。ダウン症の頻度は若年者では 0.1%未満であるが，35 歳以降加速度的に
増加し 45 歳では 5%に達する。

▶図 3-16　ヒト卵子の発生とその後の数的変化

3　身体上の性と心理・社会上の性

社会上の性は，出生時の性別判定による戸籍上の性の決定により規定される。
誤った判断によりその後の児の一生が左右されることもあるため，陰核の肥大
した女児であるのか，陰茎が小さい（ミクロペニス micropenis）男児であるのか
の判定に苦慮するような症例では，染色体検査なども考慮される。

一般に心理上の性は，社会生活上の性により個人の内面で長年にわたってつ
ちかわれる。後述するように，この性の社会的側面をジェンダーといい，ジェ
ンダー同一性とは心理・社会的な意味で自分の性を認知することである。

性同一性障害／▶
　性別違和

性同一性障害／性別違和は，自己の生物学的あるいは肉体的な性に対して，
不快感や不適切という感情・感覚をいだくものである。これはもって生まれた
性と，心理的・社会的な性との同一性の障害ということができる。最近では，
治療手段として，性転換手術も正当な医療行為ととらえられている。

4　おもな性分化疾患

胎児期において，男女の性は分化し，生殖器も発育・発達するが，この発生
過程の異常は，さまざまな性分化疾患 disorders of sex development（DSD）をき
たす。おもな疾患の原因を知ることは性分化のしくみを理解するうえでも有用
である。ここでは主要なものについてふれる。

腟欠損・腟閉鎖▶　外性器が女性型でありながら，腟所見で腟をみとめない場合がある。機能的子宮を有する腟欠損ないし腟閉鎖では，洞腟腔の形成不全が原因と考えられる。月経血の流出障害により，月経血が腟の中あるいは子宮の中，さらには腹腔内へとたまっていく月経モリミナを生じる。直腸診および超音波診断などによる腟・子宮の確認で，診断がなされる。腟と同時に子宮を欠損する症例も多い。

アンドロゲン▶
不応症
　外性器は女性型で，腟はあるが，子宮腟部および子宮をみとめない。染色体検査では，核型が常染色体＋XY であり，性腺は両側精巣でありアンドロゲンの一種であるテストステロンも分泌されている。それにもかかわらず，アンドロゲン受容体の異常により性腺の性と表現型が一致せず，外性器は女性型をとる。精巣女性化症候群ともよばれる。性腺の性から表現型の性への分化が障害されるためにおこる病態である。

先天性副腎皮質▶
過形成
　胎児期からのアンドロゲン過剰により，外性器に男性化をみとめる疾患である。おもにコルチゾール(コルチゾル)合成系の酵素が障害されることによる遺伝性疾患であり，内性器自体は女性型を示す。一般に子宮は存在するが小さく，卵胞も発育しない。したがって，原発性無月経となる。

　治療には，副腎皮質刺激ホルモンを抑制し，アンドロゲンの産生過剰を防止するために，コルチゾールの補充療法が行われる。早期に発見し，治療を開始すれば，月経も発来し，妊娠も可能である。

ターナー症候群▶　性未成熟・低身長・翼状頸(肩から耳介にかけて皮膚がはり出した状態)・外反肘を主徴とする。核形は常染色体＋XO(X 染色体が1本のみ)の場合が多いが，常染色体＋XO の細胞と常染色体＋XX の細胞が混在したモザイク状となっていることもある。

　卵巣の正常な分化には性染色体が XX であることが必要であるが，ターナー症候群では胎児期性腺は卵巣への分化を開始するが，X 染色体を1本しか有しないため正常な経過をとらない。また出生時には，すでに卵子は枯渇している場合が多い。しかし内性器は女性型を示し，子宮卵管は正常に近い形状を示す。また，子宮内膜はホルモン負荷に反応し，消退出血もみとめられる。

46，XY 性分化▶
疾患
　46，XY 性分化疾患とは，核形は常染色体＋XY でありながら，内性器・外性器ともに女性型をとり，ターナー症候群の身体的特徴を欠くものをさす。Y染色体をもっているにもかかわらず，*SRY* 遺伝子の異常などのため，精巣が分化せず，内性器は女性型となる。

　このことは，精巣のはたらきを欠くとき，性は女性型をとること裏づけるものでもある。子宮はホルモン負荷により消退出血をおこし，受精卵の移植を受けた出産例もある。つまり，適当なホルモン補充療法を行うことで，子宮は妊娠のための機能を果たすということができる。

卵精巣性 DSD▶　これまで真性半陰陽とよばれてきた疾患であり，一個体の性腺組織に卵巣組織と精巣組織をみとめるきわめてまれな疾患である。片側の性腺に卵巣組織，もう一方に精巣組織が存在する場合と，1つの性腺内に卵巣組織と精巣組織が

存在する場合(卵精巣 ovotestis)がある。

卵精巣性 DSD の病因としては，性染色体が細胞によって XX または XY などとなるモザイクが考えられている。しかし実際には，核型は常染色体＋XX を示すものも多く，*SRY* 遺伝子を有する X 染色体と正常 XX のモザイクなどのさまざまな組み合わせや，未知の遺伝子異常があると思われる。

5 性分化疾患の人へのケア

性分化疾患の人へのケアの際にとくに重要な点は，思春期における原発性である。その人の遺伝子上の性，性腺上の性あるいは表現型の性と，患者が長年の社会生活でつちかってきた心理上の性には，ねじれが生じている可能性がある。看護にあたっては，社会生活や心理上の性を十分に考慮し，尊重する必要がある。

たとえば，思春期の XY 女性症候群患者において，患者本人の社会生活上の性を無視して染色体上の性を強調することは，適切なケアとはならないであろう。また，精巣性女性化症候群患者においても，性腺上の性の告知にあたっては，カウンセリングなどによる患者の援助体制を十分に整えたのちに行う必要がある。

思春期の患者の場合，その感受性などを考慮すると，説明や告知の困難な点もある。しかし，この時点で正しく理解せず成人に達し，たとえば不妊という問題が生じたときなどには対応がより困難になるため，患者が疾患を十分に理解できるように適切なケアが必要となる。その際，妊娠可能かどうかを含めた予後を告知することも，重要な点である。

このように性分化疾患の人へのケアにあたっては，心理面を支えていくことも重要であり，看護職者だけでなく，すべての医療従事者により，援助が行われなければならない。

B 女性のライフサイクルと家族

① 女性の一生をあらわす用語

人の生涯をあらわす用語には，ライフサイクル・ライフコース・ライフスパンなどがあるが，それぞれの考え方には違いがある。

ライフサイクル▶ ライフサイクルとは，発達心理学者のエリクソンによって広まり，個人の誕生から成熟にいたる一連の発達段階や課題をさす。

人の一生は，しばしば自然界の現象にあてはめて考えられることが多い。四季にたとえるならば，成長著しい小児期(乳児期～学童期)と青年期を春，大人として成熟を迎えた前成人期は夏，円熟味を帯びる中年期(成人期)は秋，衰退

と死に向かう老年期は冬であるといわれる。

　すなわち，ライフサイクルは人の一生における共通パターンに視点がおかれた用語といえる。

ライフコース▶　ライフコースとは，就学や就職，結婚，出産，子育て，退職，家の購入，留学などの**ライフイベント**(人生におけるできごと)において選択を重ねた結果，一生の間に個人がたどる道筋をいう。

　ライフイベントでは，選択によって役割の喪失や取得，あるいはその両方がおこる。たとえば，結婚により，夫婦のそれぞれが未婚者という役割を喪失し，既婚者という役割を取得する。また，ライフコースのなかで個人の役割は 1 つとは限らず，ある時期に，家庭(娘・妻・母親)，職場(職業人)，社会(市民)など，複数の場での異なる役割が重なること(**多重役割**)も多い。さらに，自分や家族の病気などのライフイベントによって，生活に社会的・経済的な変化が生じ，その後のライフコースに影響することもある。

　このように，ライフコースは，社会の影響を受けながら個人がどのような道筋をたどるかに焦点があてられた用語である。近年，女性を取り巻くさまざまな社会環境が変化するにしたがって，女性のライフコースは多様化している。

ライフスパン▶　ライフスパンは人間の寿命の長さをあらわし，出生から死までを 1 つの時間的な区切りとしてとらえた用語である。発達段階や社会の影響，世代性を含まないという点において，ライフサイクルやライフコースとは異なる。

② 現代女性のライフサイクル

　現代に生きる女性の生涯は，高齢化(長寿化)や少子化，生き方の多様化といった社会の変化に伴い，従来とは大きくかわりつつある。したがって，母性看護学では，対象となる女性やその家族をライフサイクルやライフコースの変化の視点からとらえ，対象を取り巻く環境に目を向けることが重要である。そして，女性や家族がどのような社会で生活し，どのような影響を受けて現在にいたっているかを理解し，支援する。

1　女性のライフコースの変化

女性のライフ▶
コースの変化
　図 3-17 は，わが国における夫婦のライフコースのモデルの年代別比較である。1920(大正 9)年の女性と比べ，1961(昭和 36)年および 2009(平成 21)年の女性は，出産・子育て期間が短縮し，子どもが独立したあとに夫婦で過ごす期間が延長している。

　これは，平均寿命の延伸，結婚年齢および第一子出産年齢の上昇，夫婦 1 組あたりの出生児数の減少の影響によるものである。1961(昭和 36)年と 2009(平成 21)年を比較しても，およそ 3 世代の間に女性のライフコースのモデルは大きく変化し，祖母や母親世代とは異なるライフコースを現代の女性は歩んでい

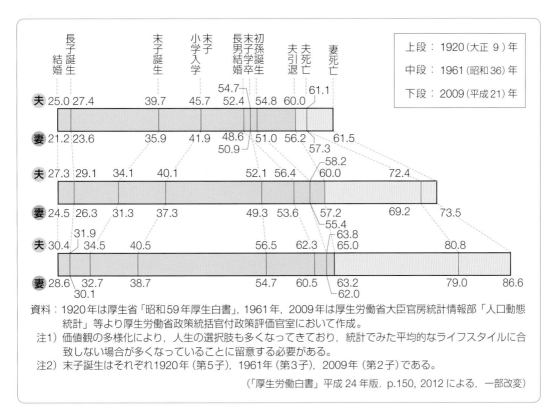

▶図3-17　統計でみた平均的なライフコース

る。それゆえ，現代の女性はロールモデルなき世代といわれ，このことが女性の心身に新たなストレスを引きおこしている。

　また，現代女性のライフコースでは，結婚・出産・仕事の関係が多様となり，かつてに比べて選択肢そのものは増えている（▶図3-18）。しかし，雇用環境や保育サービス，夫の協力，経済状況などから，女性が望むライフコースを必ずしも選択し，実現できるとは限らない。

高齢化▶　わが国の平均寿命は，2022（令和4）年には男性81.05歳，女性87.09歳であり，女性は世界1位，男性は世界3位である（▶図3-19）。

少子化▶　2022（令和4）年の出生数は77.0万人であり，80万人を割り込んでいる。また，1人の女性が一生の間に生む子どもの数に相当する合計特殊出生率は，2005年以降で一時期増加に転じたものの，2016年以降は微減し，2022年に1.26である（▶66ページ）。

　少子化には，後述する女性の未婚率の増加（未婚化），高学歴化，初婚年齢の上昇（晩婚化），住環境の問題，非正規雇用の増加などといった労働環境の問題，経済状況の悪化など，複数の要因が影響している。そのため，すぐには出生数の大幅な増加は見込めないと考えられている。

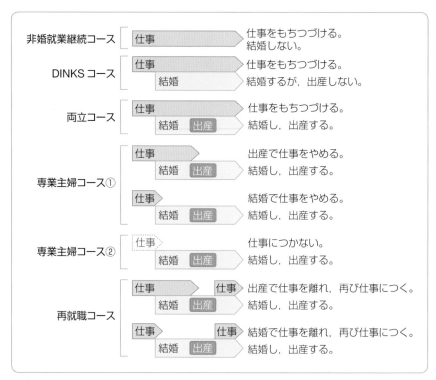

▶図 3-18　現代女性の代表的なライフコース（結婚・出産・仕事の関係）

2　多様化する女性のライフスタイル

● 高学歴化および晩婚化

　　わが国では女性の高学歴化・晩婚化・未婚化が進んでおり，ほぼ全員が結婚する皆婚社会から，個人の自由な意思により結婚する社会へと意識が変化している。

高学歴化▶　「学校基本調査」によると，1995（平成7）年において女性の短大と大学の進学率が逆転し，2018（平成30）年には大学進学率が 50.1％と半数をこえた。女性の高学歴化は今後もさらに進むと予測される（▶78ページ，図2-18）。

晩婚化▶　女性の社会進出に伴って，晩婚化が進んでいる。平均初婚年齢は上昇傾向であり，2022（令和4）年で妻29.6歳，夫31.0歳である（▶76ページ，図2-14）。

未婚化▶　未婚率は 1975年ごろより上昇傾向にある。2020（令和2）年の「国勢調査」における未婚率をみると，20代後半女性は62.4％であり，「2人に1人が独身」の状態である。また，30代前半女性では35.2％，30歳後半女性では23.6％と20〜30代女性が独身であることはけっしてめずらしくない。

　　また，女性の**生涯未婚率**（50歳時の未婚率）も，1975（昭和50）年4.3％から2020（令和2）年の17.8％へと増加している。未婚化・晩婚化の傾向がこのまま

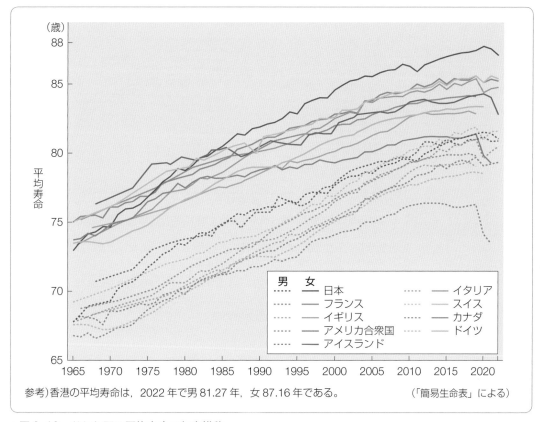

参考)香港の平均寿命は，2022年で男81.27年，女87.16年である。　　　（「簡易生命表」による）

▶図3-19　おもな国の平均寿命の年次推移

かわらなければ，2035（令和17）年には女性の5人に1人，男性の3人に1人が生涯で未婚になると推計され，わが国のかつての皆婚規範は崩壊しつつある（▶77ページ，図2-16）。

● 労働

女性の労働力人口▶　　2022（令和4）年の，わが国の女性の労働力人口は3096万人である（▶78ページ）。そのうち，就業者数は約3024万人，生産年齢人口の就業率（15歳〜64歳）は72.4%であり，増加傾向にある。

　女性の年齢階級別の労働力率は学校卒業後の20代で上昇したのち，結婚・出産で一旦低下し，育児がひと段落すると再び上昇するパターンを描く。わが国の女性の労働力率では，結婚・出産による低下が顕著なM字型曲線という特徴がある。ただし，現在では，M字型であるもののM字の底は浅くなり，逆U字型に近づきつつある。また，M字の底となる年齢階級は幅が狭くなり，さらに晩婚化によって30代前半から30代後半に推移している（▶79ページ，図2-19）。

　主要国における女性の労働力率の曲線を比較すると（▶図3-20），同じアジア圏にある日本と韓国では，M字型である。しかし欧米では，労働環境の整備

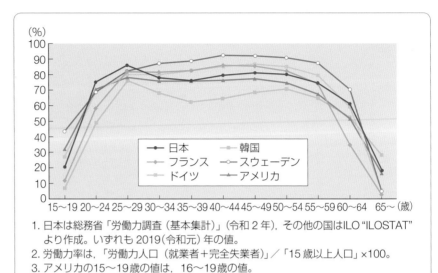

1. 日本は総務省「労働力調査（基本集計）」（令和2年），その他の国はILO "ILOSTAT"
　 より作成。いずれも2019（令和元）年の値。
2. 労働力率は，「労働力人口（就業者＋完全失業者）」／「15歳以上人口」×100。
3. アメリカの15〜19歳の値は，16〜19歳の値。

（内閣府：「男女共同参画白書」令和元年版による，一部改変）

▶図3-20　主要国における女性の労働力率

によって女性の柔軟な働き方が可能であるために，出産・子育て年齢において
も労働力率が低下しておらず，逆U字型となっている。

非労働力人口に▶
おける課題　　上述のように，わが国の女性の労働力人口におけるM字型曲線は逆U字型
に近づきつつある。しかし一方で，2021（令和3）年の女性の就業希望者（就業
を希望しているが実際には求職活動を行わなかった者）は171万人いるといわ
れている。また，求職をしていない理由として「出産・育児期のため」
（25.0％）も多い。このことから，依然として出産・育児期における女性の就業
の問題は残されていることがわかる。

● 現代女性の多様なライフコース

　　第1章で示したように，現代女性の多様なライフコース（▶130ページ，図
3-18）は，ライフイベントにおける選択肢の組み合わせとその帰結を，選択に
よってどのような方向に枝葉が伸びるのかというライフサイクルの木に模式化
することができる（▶10ページ，図1-1）。

ライフコースに▶
おける性差　　ライフサイクルの木において，女性は20代〜30代になると，結婚や出産を
するか，さらに仕事を継続するかなど，自分の生き方を選択する時期になる。
ほぼ同時期，男性も女性と同様に，職業や結婚などのライフイベントに関して
選択を行う。しかし男性の場合，結婚や出産で仕事をやめる選択を迫られるこ
とは少ない。このような性差には，後述するジェンダーの問題が関連している
（▶143ページ）。

　　女性の場合，どの枝（つまりどのような生き方）を選択しても，その後の過程
および環境には，女性であることに起因する社会的・文化的なストレスが存在

する。また、個々のライフコースには、後述する空の巣症候群（▶147ページ）やスーパーウーマン幻想などの危機がひそんでいることもある。結婚・出産・子育てについては、する（あるいはしない）という選択をしたあとも、その選択が正しかったのかどうかを悩むことも多い。その結果、ライフコースを変更することもある。

多重役割 ▶ 　現代の女性は社会で活躍することをますます期待されている。しかしその期待には、仕事を継続するという選択をした女性が、仕事と家事・育児・介護を両立させること（**多重役割**）が前提となっていることも多い。そのため、女性が複数の役割を完璧にこなそうとしすぎてしまい、心身への負担をより大きくすることにつながっている（**スーパーウーマン幻想**）。

ロールモデルなき ▶
　　時代 　祖母や母親の世代では、ライフコースの多様性が低く、あらかじめ用意されたレールにのることができた。しかし、現代の女性は多様なライフコースを歩めるがゆえに、そのようなレールにのることはむずかしくなっている。そのため、現代の女性はロールモデルのないままに、何度も選択を思いまどわなければならないという困難をかかえている。

3　伝統的な性役割観の変化とワークライフバランス

　わが国では、核家族化および共働き世帯の増加が進行し、それに伴って、地域とのつながりが薄れてきている。これらのことから、さまざまな困難や課題が新たに生まれている。

共働き世帯の増加 ▶ 　共働き世帯は年々増加しており、2021（令和3）年には1247万世帯と「男性雇用者と無業の妻からなる世帯（専業主婦世帯）」の566万世帯を大きく上まわっている。しかし、第1子出産を機に離職する女性の割合は46.9％と依然として高い[1]。また離職の理由としては「子育てをしながら仕事を続けるのは大変だったから」が52.3％と最も多いという報告がある[2]。

　子育てに関する困難に対し、女性の育児を支援するだけでは効果が限局的である。また、地域による子育ての力が低下しているなかで、男性も女性と同様に、家事・育児に参加することが不可欠となっており、後述するワークライフバランスは、女性だけではなく男性も含めた課題となっている。

　このような社会情勢から、男女ともに家庭と仕事を両立できるような環境づくりや意識改革が必要となっており、「男性の育児休業取得促進事業」（イクメンプロジェクト）などの取り組みが進められている。

性役割観の変化 ▶ 　わが国では、古くからの性役割観の1つとして、「男は仕事、女は家庭」という考え方（性別役割分業観、▶144ページ）がある。近年は、伝統的性役割観

---

1) 国立社会保障・人口問題研究所：第15回出生動向基本調査．2017.
2) 明治安田総合研究所：25〜44歳の子育てと仕事の両立——出産・子育てに関する調査より．2018.

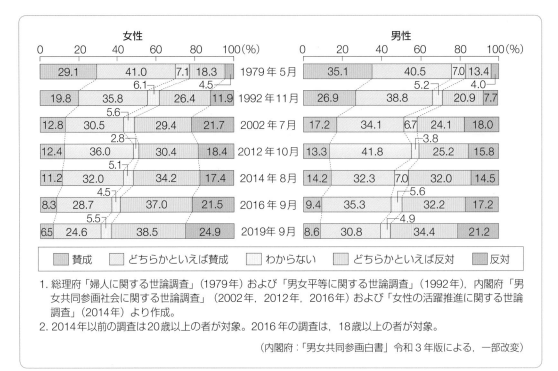

▶図3-21　伝統的性役割観に対する意識の変化

に反対する人が増えており，2019（令和元）年の「男女共同参画社会に関する世論調査」では，男女ともに反対が賛成を上まわっている（▶図3-21）。

　ただし，意識の変化がみられている一方で，実際の行動には男女間で大きな差があり，女性が仕事と家事・育児両方を担うという現状がある。

　たとえば，育児休業取得率では，女性が82.2％であることと比較して，男性は6.2％ときわめて低い。また取得期間についても，女性の場合，10か月〜18か月が大多数であるのに対し，男性の場合，民間企業では5日未満が，公務員では1か月以下が最も多く，いずれも短期取得にとどまっている。さらに，6歳未満の子どもをもつ夫婦の家事・育児時間（1日あたり）は，夫1時間23分に対して妻7時間30分と夫婦間で大きな差がある。また，夫については，ほかの先進国と比較しても低水準にある（▶図3-22）。

ワークライフ▶
バランス
　ワークライフバランスとは，仕事と生活との調和をはかることによって，両方を充実させる生き方のことである。個人が仕事と生活のどちらに重点をおくかは，男女ともにライフサイクルの段階によってかわる。そのため，ワークライフバランスは，性別を問わず，個人に合わせて仕事と生活のバランスをとれるように調整することも含んでいる。

　わが国においても，ワークライフバランスの必要性は認識されるようになっているが，必ずしも実現できていない。「男女共同参画社会における世論調査」において，仕事・家事・プライベート時間のうち，優先させたいものを比較す

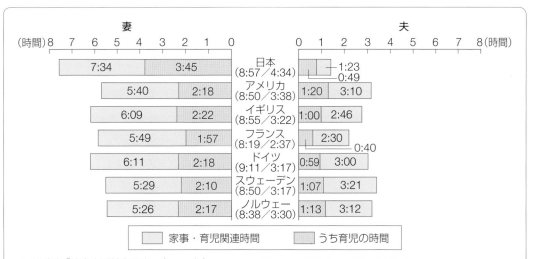

1. 総務省「社会生活基本調査」(2016年), Bureau of Labor Statistics of the U.S. "American Time Use Survey" (2016) および Eurostat "How Europeans Spend Their Time Everyday Life of Women and Men" (2004) より作成。
2. 日本の値は,「夫婦と子供の世帯」に限定した夫と妻の1日あたりの「家事」,「介護・看護」,「育児」および「買い物」の合計時間(週全体平均)。
3. 国名の下に記載している時間は, 左側が「家事・育児関連時間」の夫と妻の時間を合わせた時間。右側が「うち育児の時間」の夫と妻の時間を合わせた時間。

(内閣府:「男女共同参画白書」令和元年版による, 一部改変)

▶図3-22　6歳未満の子どもをもつ夫婦の家事・育児関連時間の国際比較(1日あたり)

ると, 男女ともに希望では「仕事と家庭生活ともに優先」が多い。しかし, 実生活(現実)では, 男性は「仕事」, 女性は「家庭」を優先せざるをえない傾向にある(▶図3-23)。

高齢化社会のわが国では, 労働力の確保も課題であり, 大きな潜在力である女性の活躍が求められている。また, 前述した子育て支援の視点からも男女ともにワークライフバランスの実現は重要な課題である。

マタハラ・▶
パタハラ
マタニティハラスメント(マタハラ)とは, 働く女性が妊娠・出産や育児(子どもの病気を理由に会社を休むことも含む), 産前・産後休業などの制度取得を理由に, 職場の上司や同僚から解雇や降格などの不利益な取り扱いや, いやがらせを受けることである。また, 育児に積極的に参加しようとする男性が, 同様に職場の上司や同僚が不利益な取り扱いなどのいやがらせを受けることをパタニティハラスメント(パタハラ)とよぶ。

厚生労働省の調査では, 正社員の21.8%, 派遣社員の48.7%がマタハラを受けたことがあるとしている。具体的には, マタハラの場合, 妊娠を機に自主退職を促される, 契約を更新しない, 産休・育休復帰後に不利な配置転換をされるなどがある。パタハラの場合は, 男性が育休を取得したり, 育児を理由として定時退社・短時間勤務・フレックス勤務を利用したりすることを妨げられることや, いやがらせを受けることがある。

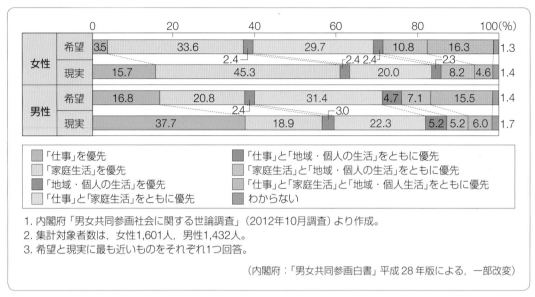

1. 内閣府「男女共同参画社会に関する世論調査」（2012年10月調査）より作成。
2. 集計対象者数は，女性1,601人，男性1,432人。
3. 希望と現実に最も近いものをそれぞれ1つ回答。

（内閣府：「男女共同参画白書」平成28年版による，一部改変）

▶図3-23　仕事と生活の調和に関する希望と現実

　　　これらの問題の背景には，世代による性役割観の違いや長時間労働をよしとする職場風土，仕事をカバーする同僚・部下の不満が個人に向くことなどがある。そのため，2017年の「男女雇用機会均等法」「育児・介護休業法」の改正により，すべての事業主にマタハラ・パワハラについて職場での周知や相談窓口を設けるなど防止措置を講じることが新たに義務づけられた（▶85ページ）。

4　女性の健康とQOL

平均寿命と▶
健康寿命

　　　2022年において，わが国の女性の平均寿命は世界1位である（▶129ページ）。しかし，女性が長い生涯を通してつねに健康なわけではなく，健康に生活できる年齢をあらわす健康寿命（▶191ページ）は平均寿命よりも短くなる。また，平均寿命から健康寿命を引いた期間は男性よりも女性のほうが長い。

　　　そのため，わが国の女性は男性より長生きをしても，病気や寝たきりによって生活の質が低下し，医療や介護が必要な状態が10年以上続くことになる。

　　　高齢女性および家族の生活の質を上げるためには，健康寿命をのばすことが必須である。そのため，女性と家族が健康的なライフスタイルを身につけ，可能な限り自立を維持して生活できるような看護支援が求められている。

ジェンダー▶
ギャップ指数

　　　2006年より毎年，世界経済フォーラムが発表しているジェンダーギャップ指数 gender gap index（GGI）は，世界各国の男女間の不均衡を示す指標の1つである。ジェンダーギャップ指数では，経済・教育・政治・保健の4分野において男女にどれだけの格差が存在しているかを得点化する。

　　　2022年のわが国のジェンダーギャップ指数は146か国中116位と低い。とくに，国会議員・閣僚や管理職などの政治・経済の項目で男女格差が大きく，

先進国のなかでは非常に低い。

③ 家族の発達段階と家族看護

1 家族のライフサイクルにおける発達段階と課題

家族の発達段階・ ▶
発達課題
　家族の定義については第1章で述べた（▶41ページ）。家族の量や質の変化を発達ととらえると，家族にも個人と同様に発達段階があり（▶表3-4），それぞれの段階に特有の発達課題があると考えることができる。

家族のライフ ▶
サイクル
　結婚によって新しい家族が成立し，配偶者または本人の死までの経過を**家族のライフサイクル** family life cycle（**家族周期**）とよぶ。家族のなかで育てられた子どもは，やがて成人して生まれ育った家族（**定位家族**）を離れ，結婚によって次世代の家族（**生殖家族**）を形成し，子どもを生み育てる。このように家族のライフサイクルは循環しながら続いていく。

　家族のライフサイクルにおける発達段階のとらえ方には諸説あるが，主要な部分は共通している。たとえば，近代社会における家族の典型例とされる「夫婦とその子ども」の段階と発達課題についてみると**表3-5**のようになる。

　表3-5において，岡堂と森岡はそれぞれ心理学的側面からわが国の家族の発達をとらえている。一方，中野・鈴木らは，看護の視点から家族の各発達段階における発達課題と健康問題をあげている。

　また，家族は複数の成員（**家族成員**）からなりたつため，家族成員の個人の発達段階と家族の発達段階とは密接に関連している。したがって，母性看護の対象である家族の心理的な問題について，その背景と解決の糸口を見つけるためには，それまでの個人や家族の発達課題における問題の積み残しを理解することが重要である。

▶表3-4　ヒル Hill, R. の段階説

1)	子どものいない新婚期
2)	第1子出生〜3歳未満（若い親の時期）
3)	第1子3歳〜6歳未満（前学齢期）
4)	第1子6歳〜12歳未満（学齢期）
5)	第1子13歳〜19歳未満（思春期の子をもつ時期）
6)	第1子20歳〜離家（成人の子をもつ時期）
7)	第1子離家〜末子離家（子どもの独立期）
8)	末子離家〜夫退職（子離れ期）
9)	夫退職〜死亡（老いゆく家族）

（森岡清美，望月嵩：新しい家族社会学．培風館，p.69，1997による）

▶表3-5　わが国における家族の発達段階および発達課題・健康問題

	岡堂	森岡	中野・鈴木ほか		
	発達段階	発達段階	発達段階	発達課題	健康問題
新婚期	①新婚期（結婚～第1子誕生）	①子どものない新婚期	①家族の誕生	・互いに満足できる結婚生活を築く ・調和のとれた親族ネットワークを築く ・家族計画をたてる	・性役割や夫婦の役割調整 ・家族計画に関する教育・相談 ・出産前教育
養育期	②出生・育児期（子どもの誕生～小学校入学）	②育児期（第1子出生～小学校入学）	②出産家族（第1子が2歳6か月になるまで）	・子どもと母親・父親それぞれの異なる発達ニーズを満たす ・家族成員が新しい役割（親役割）を学習する ・家族で役割調整を行い，家族機能や家族関係を拡大する ・家族計画をたてる	・育児に関する相談・教育 ・子どもの健康問題の早期発見および早期治療 ・親子関係に関する相談・教育
			③学齢前期の子どもをもつ家族（第1子が5歳になるまで）	・子どもが役割を取得できるようにする ・子どもの事故や健康障害を予防する ・第1子のニードを満たしながら第2子のニードを満たす ・親役割と夫婦役割を調整する ・親子関係を調整する（子離れ，親離れ）	・子どもの感染性疾患や事故 ・夫婦関係を強化 ・育児に関する相談・教育
発展期	③子どもが学童期の時期	③第1教育期（第1子小学校入学～卒業）	④学童期の子どもをもつ家族（第1子6歳～13歳まで）	・子どもの社会化 ・子どもが学業にはげむように配慮する ・円満な夫婦関係の維持 ・親から分離がぐきるよう促す	・子どもの学習問題，問題行動 ・子どもの健康障害（視力・聴力，言語，発達障害など）
充実期	④子どもが10代の時期	④第2教育期（第1子中学校入学～高校卒業）	⑤10代の子どもをもつ家族	・子どもの自由や責任を認める ・子どもを巣だたせる準備をする ・家族の統合を徐々にゆるめ，子どもをとき放す ・両親と子どもとの間に開放的なコミュニケーションを確立する	・家族成員の健康増進 ・健康なライフスタイルの確立と危険要因についての検討 ・成人期の家族成員の健康問題 ・青年期の事故，性についての問題，薬物問題
向老期		⑤第1排出期（第1子高校卒業～末子20歳未満）			
	⑤子どもが巣だつ時期（第1子の自立～末子の自立）	⑥第2排出期（末子20歳～子ども全員独立）	⑥新たな出発の時期にある家族（第1子巣だち～末子巣だちまで）	・第1子の巣だちを援助する ・その他の子どもが巣だつ準備をする ・子どもの結婚により新しい家族成員を迎え，家族を拡張する ・子ども夫婦のライフスタイルや価値観を認める ・夫婦の役割を調整し再確立する	・夫役割と妻役割の役割移行の問題 ・年老いた両親のケア提供問題 ・成人病や更年期の問題

▶表3-5 （つづき）

	岡堂	森岡	中野・鈴木ほか		
	発達段階	発達段階	発達段階	発達課題	健康問題
老年期	⑥加齢と配偶者の死の時期	⑦向老期（子ども全員独立〜夫65歳未満）	⑦中年家族	・成長した子どもとの関係を再定義しながら子どもから独立することに取り組む ・健康的な環境を整える ・年老いた両親や孫と有意義な関係を維持する ・夫婦関係を強固なものにする	・健康増進のニード ・夫婦関係に関する問題 ・子どもや子どもの配偶者，孫，年老いた両親とのコミュニケーション ・年老いた両親の世話
		⑧退穏期（夫65歳〜死亡）	⑧退職後の高齢者家族	・満足できる生活状態を維持する ・減少した収入で生活に適応していく ・夫婦関係を維持する ・配偶者の喪失に適応する ・家族の絆を統合させたものとして維持する ・人生をふり返り自分の存在の意味を見いだす	・体力低下 ・機能低下 ・喪失に伴う心理社会的脆弱性 ・社会的孤立

（岡堂哲雄編：家族心理学入門，補訂版. pp.91-97，培風館，1999. 中野綾美ほか：連載家族へのケアを考える〔第4回 家族周期論の看護への導入〕. 月刊ナースデータ 16(12)：47-52，1995. 森岡清美・望月嵩：新しい家族社会学，4訂版. 培風館，p.69，1997を参考に作成，一部改変）

2 多様な家族のライフスタイルとその発達課題

　　前述した家族の発達段階や発達課題は，近代社会における家族の典型例としての「夫婦とその子ども」を基盤としている。しかし，現代において家族の形態や機能は多様化しており，子どもをもたない夫婦やひとり親世帯，再婚家族（ステップファミリー）も増えており，これまでの家族のライフサイクル以外の視点から発達課題をとらえる必要性もでてきている。

　　たとえば，結婚しない者は，個人の発達課題を達成しつつ，親やきょうだいとのつながりを大事にする。また，子どもをもたない夫婦は，個人の発達課題を重視しつつ，夫婦間のつながりを大切にする。近年は，離婚・再婚を経て形成された家族が増加しており，その段階によって特有の発達課題がある（▶表3-6）。

3 家族看護

家族看護における▶
家族のとらえ方

　　家族看護とは，家族のヘルスケアニーズを満たすため，家族の発達課題を達成し，健康的なライフスタイルを維持し，健康問題に対して家族に本来備わっているセルフケア機能が発揮されるように支援することである。母性看護学においては，とくに出産・育児期の家族の発達課題を達成するために支援が必要となる。

▶表3-6　離婚家庭と再婚家庭の発達課題

段階	課題	移行への必要不可欠な態度と発達的な問題
離婚	離婚の決意	結婚生活における自分自身の責任を受容すること
	システム解消の計画	●監護，訪問，経済的な問題に協力して取り組むこと ●離婚について拡大家族と話し合うこと
	別居	●家族の喪失を悼むこと ●子どもに対する親としての協力関係を続けること ●配偶者に対する愛着を解消すること
	離婚	●情緒的な離婚：傷つき，怒り，罪悪感を克服すること ●結婚生活における希望，夢，期待を取り戻すこと ●拡大家族とのつながりを保ち続けること
離婚後家庭	ひとり親	●経済的な責任をもち続けること ●元配偶者と親としての接触を保つこと ●子どもと元配偶者やその家族との接触をサポートすること
再婚	新たな関係に入ること	前の結婚の喪失から回復し，あいまいさと複雑さに対処する準備をしつつ，結婚して家族をつくることに再びコミットすること
	新たな結婚生活と家族	●新しい家族をつくることに対する自分自身，新しい配偶者，子どもの恐れを受容すること ●以下の事柄に関する複雑さとあいまいさに適応するために時間と忍耐が必要であることを受容すること 1. さまざまな新しい役割 2. 境界：空間，時間，家族の一員であること，権威 3. 情動的問題：罪悪感，忠誠心の葛藤，相互性への欲求，未解決な過去の傷つき
	再婚と家族の再構成	●前の配偶者に対する愛着を解消すること ●それまでとは異なる家族モデルを受容すること ●すべての子どもたちがすべての親，祖父母，拡大家族とかかわれる機会をつくること
	将来のライフサイクルの移行における再婚家庭としての再交渉	●それぞれの子どもの卒業，結婚，死別，病気に伴って変化すること ●それぞれの配偶者の新たなカップル関係，再婚，転居，病気，死に伴って変化すること

注：McGoldrick et al.(2016)は，変貌する社会のなかで家族がますます多様化している現実を重視し，離婚から再婚にいたるプロセスを離婚−再婚サイクルとしてまとめた。

（平木典子ほか：家族の心理．第2版 家族への理解を深めるために．サイエンス社，p.29，2019による）

　家族看護では，家族のとらえ方として，①個人の発達の背景としての家族，②クライアントとしての家族，③システムとしての家族，④社会の構成要素としての家族の4つがあげられる（▶図3-24）。

　[1]**個人の発達の背景としての家族**　個人のニーズに焦点をあて，家族を個人の社会的サポートシステムとしてとらえる考え方である。

　たとえば，切迫早産で入院した妊婦の場合，夫をはじめとする家族はインフォーマル資源として重要である。したがって，妊婦が治療に専念して妊娠を継続するために，夫にはたらきかけて妊婦の精神的サポートをしてもらうことなどが有効になる。

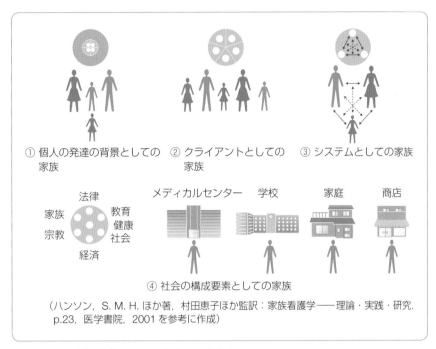

① 個人の発達の背景としての家族　② クライアントとしての家族　③ システムとしての家族

④ 社会の構成要素としての家族

（ハンソン，S. M. H. ほか著，村田恵子ほか監訳：家族看護学——理論・実践・研究. p.23，医学書院，2001 を参考に作成）

▶図 3-24　家族看護における家族のとらえ方

[2] クライアントとしての家族　地域においては，その地区に住む家族（世帯）が看護の対象（クライアント）となることが多い。そのため，個人ではなく家族を 1 つの単位としてとらえる考え方である。次項のシステムとしての家族と似ているが，家族を個人の集合体ととらえているところが異なる。

[3] システムとしての家族　家族は家族成員によって構成されるが，家族を個人の総和ではなく，1 つのシステムとして家族全体の機能をとらえる。

- 家族成員 1 人の変化は家族全体の変化となってあらわれる。たとえば，母親の入院によって，父親はこれまでの役割に加えて家事と子育ても担うことになり，子どもは母親と離れて暮らさざるをえなくなる。

- 家族成員間の関係は一方向ではなく円環的な視点でとらえられる。たとえば，母親の入院が長期化した場合，それによって子どもが情緒不安定になることがある一方で，家族に負担をかけているという自責の念によって入院中の母親が心配や不安をいだくことがある。

- 問題の対処において，家族成員間に相互作用が生じることで相乗効果が得られ，家族全体の機能が各家族成員の機能の総和以上のものとなる。たとえば，年長の子どもがきょうだいの世話をするようになるなど，それまで距離があった家族の関係性が深まり，子ども自身にも精神的成長がみられることがある。

[4] 社会の構成要素としての家族　家族を社会のなかの最小かつ基本単位とする考え方である。たとえば，男女共同参画や少子化対策などの政策は，社会を

構成する家族に焦点をあてた介入ととらえることができる。

家族看護における▶
看護介入

家族看護における看護介入とは，家族を1つのシステムとしてとらえ，家族全体をアセスメントして介入したのち，実践した看護の効果を家族の変化を通して評価するプロセスである。

はじめて子どもが誕生する家族を1つのシステムとしてとらえると，子どもが新たに家族に参入することにより家族の形態は「夫婦」から「両親と子ども」に変化し，夫婦としての役割に親役割が新たに加わる。また，生活スタイルも夫婦中心から子どもの生活リズムに合わせることが求められるようになる。家族成員間の役割調整や生活スタイルの変更が必要となるため，看護介入では，夫婦それぞれが新しい役割に適応できるように援助することが大切である。

④ 女性のライフサイクルと生涯発達

わが国で昔から続く七五三や成人式，還暦などの通過儀礼は，人生50年時代に生まれた風習である。すなわち，出生率が高い一方で子どもの多くが疫病で亡くなるという多産多死型の社会において，多くの女性は末子の独立とともに一生を終えるというライフサイクルを歩んでいた。

それに対し，現代女性のライフサイクルでは，寿命が飛躍的にのび，少子化によって育児期間が短くなっているために，子どもが巣だったあとの成人期・老年期が延長している。また，高齢者を対象とした研究により，人は身体的には老いても，精神的には成熟をとげるものであり，生涯をかけて発達しつづける存在であると認識されるようになっている。

平均寿命は年々延長し，やがては人生100年時代が到来するといわれている。このような時代に向けて，女性自身が成人期以降にどのように発達・成熟していくかを明らかにすることは，重要な課題である。

C 母性の発達・成熟・継承

母性の概念については第1章で述べた（▶7~9ページ）。ここでは，母性看護学における対象を理解するために必要とされる，心理・社会的な側面における女性性や母性性の発達を中心に説明する。

① 女性性の発達

女性性と男性性▶

社会が期待する女性らしさ femininity（**女性性**）と男性らしさ masculinity（**男性性**）を**性役割** gender role とよぶ。女性性とは，女性に望ましいとされる特性を

▶表3-7　ベムの性役割尺度 Bem sex role inventory（BSRI）

男性項目	女性項目	中性項目
リーダーとして行動する	愛情豊かな	順応性のある
積極的な	明るい	うぬぼれの強い
野心的な	子どもっぽい	良心的な
分析的な	あわれみ深い	月並みな
自己主張ができる	ことば使いのていねいな	親しみのある
スポーツ好きな	人をなぐさめる	幸せな
競争心のある	女性的な	援助を惜しまない
自分の信念を曲げない	おだてにのりやすい	無能な
支配的な	おとなしい	嫉妬深い
力強い	人のよい	人に好かれる
指導力のある	子ども好きな	気分屋の
独立心がある	忠実な	信頼のおける
個人主義的な	人の気持ちに敏感な	無口な
決断が速い	はにかみ屋の	誠実な
男性的な	話し方のおだやかな	まじめな
自分を頼れる	同情心が強い	機転のきく
自信のある	やさしい	おおげさな
個性の強い	理解のある	正直な
はっきりした態度がとれる	あたたかい	行動の予測がつきにくい
冒険好きな	人に従う	計画性のない

（注）　あなたもアンドロジニーかどうかチェックしてみよう。
　　　① まず、各項目に、1（全くあてはまらない）～7（非常によくあてはまる）の得点を与える。
　　　② 男性項目の合計点，女性項目の合計点を出し，それぞれ20で割る（それぞれM得点，F得点とする）。
　　　③ M得点が4.0以上でかつF得点が4.0以上であれば，あなたはアンドロジニーだと言える。
（出所）　訳は青野による。
（青野篤子ほか：ジェンダーの心理学，改訂版．ミネルヴァ書房，p.19，2019による．原典は Bem, S.: The measurement of psychological androgyny. *Journal of Counseling and Clinical Psychology,* 42: 155-162, 1974.）

さす。たとえば「やさしい」「愛情豊か」などは女性性を代表する表現である。一方，男性性を代表するものとして「指導力のある」「決断が速い」などがある（▶表3-7）。

1　ジェンダー

　子どもの誕生場面では，最初に子どもの性別が母親に告げられることが多い。このように，男女の違い，すなわち性差は生得的なものと考えられてきた。しかし，人間の性が生物学的要因のみではなく，社会的にも形成されるものだと認識されるにしたがって，生物学的に規定された性差である**セックス** sex と社会的・文化的に規定された性差である**ジェンダー** gender とを区別して用いるようになった。また，生物学的側面と社会的側面を両方含み，性的指向をも含む言葉として**セクシュアリティ** sexuality がある（▶22ページ）。

ジェンダーが▶
生じる経緯
　私たちは，個人がもつ生物学的な性差に基づき，社会や文化によって規定された「男の子は男らしく，女の子は女らしく」という性役割を獲得するよう導かれ，それに従って行動することを期待される。ジェンダーは，これらの性役割観に基づいた誘導や期待の結果として生じると考えられている。

性役割観の変化▶　性役割観は，社会のなかで男性と女性がおかれている関係性の影響を受けている。たとえば，ワンオペ育児[1]の背景には，わが国の「男は仕事，女は家庭」という性役割観（**性別役割分業観**）がある。この性役割観は伝統的なものとされることが多いが，実際には，高度経済成長期に生産性を上げるため，働き手としての夫が仕事に専念する体制として生まれたことが明らかになっている。それ以前の時代では，農業などの第一次産業が多かったため，女性も労働力の一員として家業にたずさわっており，専業主婦という言葉もなかった。したがって，わが国では高度経済成長によって社会が変化し，それに伴って性役割観も変化したといえる。

2　性同一性

人は2歳ごろから自分が男性であるか女性であるかについて意識しはじめる。これを**性同一性** gender identity とよぶ。自分の感覚を重視するため，**性自認**とも訳される。

性同一性の多様性▶　図3-25は，男性性と女性性のとらえ方をいくつかのモデルで示したものである。

二次元モデルにおいて，人は男性性と女性性の両方を兼ね備えている。すなわち，男性にも女性性があり，女性にも男性性があり，個人によってそのバランスが異なると考えられている。また，男性性と女性性をバランスよく合わせ

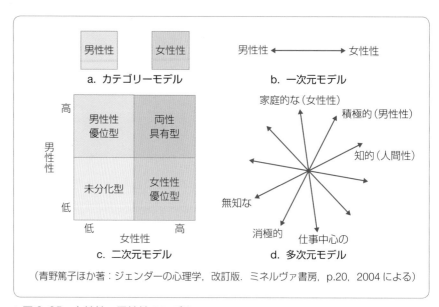

（青野篤子ほか著：ジェンダーの心理学，改訂版．ミネルヴァ書房，p.20，2004による）

▶図3-25　女性性・男性性のモデル

1）飲食店などにおいて1人ですべての作業をこなしている過酷な労働環境（ワンオペレーション）から派生した俗語。家庭において家事・育児のすべてを1人（おもに母親）が担っている状態をさす言葉として近年用いられている。

もつ人を**心理的両性具有（アンドロジニー）**とよび，精神的に健康で柔軟性があり，社会的適応にすぐれているとされる。さらに，多次元モデルでは，個人を女性性と男性性，人間性の統合としてとらえる。

ジェンダー▶
ステレオタイプ

ステレオタイプとは，特定の文化のなかで共有された固定観念（思い込み）やイメージのことである。すなわち，人に対して型にはまった見方をすることをさす。**ジェンダーステレオタイプ**とは，社会が性別に対して「男性は強い，泣かない」「男の子はブルー」「女性はかわいい」「女の子はピンク」といった思い込みもつことをさす。

ジェンダーステレオタイプを克服した社会を目ざすこと，すなわち**ジェンダー平等**の流れは世界的である。たとえばイギリスでは，2019 年に男性がくつろぐ間に女性が家事をする場面などの，性別に基づく有害なステレオタイプを扱った広告が禁止された。教育現場においても，固定的な性役割にとらわれず，男女を平等に扱う**ジェンダーフリー教育**が取り入れられるようになっている。また，職業についても，「看護婦」が「看護師」に，「スチュワーデス」が「客室乗務員」になるなど，名称から性別が特定される職業名を男女共通のものにおきかえる動きもある。

しかし，女性の高学歴化や社会進出が進む一方で，恋愛や婚活[1]においては「女子力が高い」「女子力をみがく」などと，家事ができてなおかつきれいでいることが女性に求められる傾向がある。このように，ジェンダーステレオタイプは依然として私たち自身のなかにも残っている。

3 女性性の発達

女性性について，岡本らはエリクソンのアイデンティティ論（▶3 ページ）から，その発達過程を述べた（▶図 3-26）。

女性性の発達は，幼児期に子どもが自分を女の子であると気づくことから始まる（性同一性の形成）。具体的には，身近な男性と女性である父親と母親とのかかわりを介して，髪型や服装などの外見的特徴から，他者を男性あるいは女性と分類できるようになる。また，性別による呼称，男女別の行動などの，他者から女の子として分類される経験を通して，自分が女の子集団に属すると学習する。

その後，幼児期から児童期にかけて，子どもは遊びなどを通して，さらに行動レベルの性役割を獲得していく。

思春期の発達▶

10 歳を過ぎると，女性は乳房の発達や初経などの第 2 次性徴を迎える。思春期の子どもは周囲と違うことを気にするため，第 2 次性徴が早すぎても遅す

1）結婚活動の略語として，就職活動をあらわす「就活」をもじった造語。晩婚化やライフスタイルの変化に伴って，結婚相手を探す際にも，就職活動のような積極的なはたらきかけが必要になってきたことをあらわす。

対内的・基礎的次元 ←　　　　　　　　　　　　　　　→ 対外的・発展的次元

ライフステージ	女性性・女性としての自己発達過程	アイデンティティと自己実現	家族	職業および社会参加	その他
胎児期 / 乳児期	女の子として生まれる		女の子と家族関係		
幼児期	女の子であることへの気づき			女の子の遊びと友だち関係	
児童期	女の子らしさの認知と受容 ・さまざまな同一化 ・性役割の発達		・父－娘関係 ・母－娘関係		
思春期	女性性の受容と葛藤 ・他者・異性との出会い ・性役割をめぐる問題	アイデンティティ形成をめぐる女性特有の問題	親からの自立 ・心理的離乳 ・依存と独立の葛藤		
青年期	さまざまなライフスタイルのなかで女性性の発現と抑圧・否認	・自分らしい生き方の模索 ・「女らしさ」と「自分らしさ」の間の迷いと葛藤		進路選択 青年期の友人関係 女性の職業選択と仕事への関与	
若い成人期		ライフスタイルの選択	生家族からの自立 結婚をめぐる問題		
			母親になること・子育てをめぐる問題		
中年期	中年期のアイデンティティ危機 更年期の心身の変化と女性性	・新たなアイデンティティ獲得の困難さ	・子どもの自立期の危機 ・子育ての再評価 ・空の巣症候群	中年女性と仕事 ・パートタイム労働 ・キャリア女性の光と影	シングル女性の問題
初老期			親の看取り	中年女性の社会とのかかわり	
老年期	"太母"としての女性性	高齢女性のアイデンティティ	子ども家族との再統合をめぐる問題		

（岡本祐子・松下美知子編：新・女性のためのライフサイクル心理学．福村出版，p.36，2002による）

▶図3-26　現代女性のライフステージと生涯発達にかかわる問題領域

ぎても悩む傾向にある。また，身体が女性らしくなることを誰もが肯定的に受け入れられるわけではない。そのほかにも，親や周囲が子どもの変化を肯定的にとらえない場合，子ども本人も「月経がないほうがよい」「大人になりたくない」などのネガティブな感情をもちやすい。

この時期，子どもは家族以外の異性とのかかわりを通して，性役割行動を獲得する。前述したように，人は男性性と女性性の両方を兼ね備えている存在であり，個人の発達においてどちらがより強化されるかは，個人が属する社会や生育環境により影響を受ける。

たとえば，学校では論理的思考や自己主張できる態度などの男性性を求められる。一方で，友人・恋人からは，すなおさや，かわいさなどの女性性を求められる。とくに，異性との一対一の関係においては，本来男性性の要素が強い女性であっても，期待される性役割をとる傾向があるといわれている。

また，ボディイメージの獲得において，思春期の女性は，男性よりも理想と実際の体型に乖離（かいり）が生じやすく，拒食あるいは過食といった摂食障害をおこしやすい。この背景として，① 社会のやせ志向，② 伝統的な女性観や大人の女性になることへの拒否，③ 低い自尊心，④ 体型に関する個人的な体験，⑤ 性格などが複雑にからみ合っておこると考えられている。このように，摂食障害は，成熟した女性性への拒否を身体が極端に表現したものといえ，現代女性のかかえるアイデンティティへの葛藤のあらわれとしてとらえることができる。

青年期の発達▶ 青年期には，進路に関してさまざまな選択をせまられる。とくに，学校卒業後のキャリアの選択には，多様な選択肢が存在するため，意思決定において迷うことが多い。

この時期における女性性の発達は，結婚や子育てといった他者との関係性において促進される。そのため，結婚を機に人生のパートナーとして受け入れられることや，家族としての信頼関係を築く過程から成長する女性も多い。

また，出産や子育てを機に，女性は子どもにとって絶対無二の存在となる。そして，これまでの娘として世話をされる側から，母親として世話をする側になることで周囲から一人前とみなされ，自分でもそう感じることが多い。このように，母親になることは，女性にとってアイデンティティの支えになるできごとといえる。

中年期以降の発達▶ かつて，わが国の女性は，たくさんの子どもを生み育て人生を終えていた。しかし，寿命が大幅にのびた現代女性にとって，中年期以降に女性としてのアイデンティティをどう発達させていくかは，重要な課題である。

この時期の女性は，家族の変化に合わせた役割に適応することが求められる。たとえば，20 年近くを子ども中心のライフスタイルで過ごし，母親役割に自分の価値を見いだしてきた女性は，子どもの自立に伴って子育て以外で自分らしさや主体性を急に求められる。しかし，実際にはそれはむずかしいため，子どもが就学・就職・結婚などで家を出たときに憂うつや不安を感じる（空の巣（からのす）

症候群)など，アイデンティティの危機がおこりうる。

　さらに，この時期の女性は，更年期や加齢に伴う自身の体調の変化をかかえつつ，親の介護などの世話役割を引き受けることもめずらしくない。

男女の発達の違い▶　これまで述べてきたように，女性は家族のライフイベントに自分を合わせることが多く，個人として連続的なアイデンティティを発達させにくい。また，女性は夫婦・母子関係など他者との関係性のなかでアイデンティティを成熟させる側面が強い。つまり，女性の生涯では，少女から娘，妻から母親にいたる過程が女性性の発達に重要な役目を果たしている。

4 フェミニズム(女性解放思想)

　フェミニズムとは，厳密には，女性がその性別ゆえにこうむる社会的・政治的・経済的・文化的，ほかのあらゆる分野における差別の撤廃を目ざし，女性を人間として尊重することを促す思想と社会運動をさす(▶Column)。

　近年，フェミニズムの観点から見直された制度として婚姻年齢がある。2021(令和3)年現在，わが国において婚姻が認められる最低年齢は性別で異なり，男性18歳以上，女性16歳以上である。この制度には，結婚において男性には経済力と教育が求められ，家庭をまもる女性にはそれが求められなかったという時代背景がある。しかし，時代の変化を受けて2018(平成30)年に民法が改正され，2022(令和4)年の施行より，女性の婚姻年齢が引き上げられて男女ともに18歳となる。

　このように，わが国でも女性に対する社会的な差別や不利益を排除する流れが進んでいる。そのため母性看護においても，女性と男性の違いを認めたうえで，女性であることを尊重し，女性が自分らしく生きるための意思決定を支える看護が，強く望まれている。

Column 大学・社会におけるジェンダー不平等とフェミニズム

　2019年4月，東京大学の入学式において，社会学者の上野千鶴子が述べた祝辞がマスコミで報じられて話題となった。

　その祝辞では，前年に明らかとなった医学部入試における女性差別や，男子学生による女子学生への性暴力事件，他大学の女子学生のみが参加できるサークルの存在などについてふれ，大学や社会において，女子学生の立場が必ずしも男性と平等な状況にあるわけではないことが述べられた。そして，このような社会の不公正を是正する運動としてフェミニズムがあり，ジェンダー研究につながっているとした。上野はフェミニズムについて，「フェミニズムはけっして女も男のようにふるまいたいとか，弱者が強者になりたいという思想ではなく，弱者が弱者のままで尊重されることを求める思想」とわかりやすい言葉で述べている。

②母性・父性・親性の発達

第1章で述べたように，母性の定義はさまざまな立場から規定されており，1つにまとめることはむずかしい。

そのなかで，ドイッチェ Deutsch, H. は，包括的視点から母性をとらえ「母性とは社会的，生物学的，感情的な統一体としての，母の子に対する関係を示すものである。この関係は受胎とともに始まり，その後の妊娠・出産・飼養・養育の生理的過程を通じて続く」と定義した（▶8ページ）。さらに，ドイッチェは母性について，個人差や多様性が存在することを示唆した。

また，WHO は「母性とは，現に子どもを産み育てているもののほか，将来子どもを産み育てるべき存在，および過去においてその役割を果たしたもの」と定義した。

これらの定義で共通するように，母性には ① 健康な次世代育成のために必要不可欠なものであり，② 女性の生涯を通して発達・成熟し，次世代に継承される，という身体的・心理社会的な特性がある。

母性看護では，これらの特性を尊重し次世代育成を支援する立場をとる。したがって，その対象は，女性と子どもだけではなく，将来パートナーとなる男性や父親，祖父母などの家族も含む。

1 母性とライフサイクル

一般に，母性は小児期・思春期・成熟期・更年期・老年期とライフサイクルの各段階で発達していく。前原は看護学の立場から，母性の発達を母性準備期・母性成熟期・母性継承期の3つに分類している。

[1]**母性準備期**　第2次性徴を経て生殖性を獲得し，身体的にも精神的にも母性が育っていく時期である。

[2]**母性成熟期**　多くの女性が妊娠・分娩・育児を体験する時期であり，次世代を健全に育成するための課題が多い時期をさす。

[3]**母性継承期**　女性の生殖機能は失われるが円熟した母性をもっており，母性は終了しないとされる。そして妊娠や分娩の経験の有無に限らず，自分のもつ母性を次の世代へさまざまなかたちで継承していく。

2 女性のパーソナリティの一部としての母性の発達

母性本能という言葉があるように，長い間，女性は生得的に母性をもっていると考えられてきた。そのため，子どもを生まない，生むことのできない，子どもをうまく育てられない，子どもに愛情がもてない女性は，女性性や母性が欠如した存在として，社会的に非難される状況があった。しかし現在では，母性は生得的な特性ではなく，女性として成熟していくとともに，人とのかかわりや経験を通して発達していくというのが一般的な見解である。

3 母性・父性と親性

わが国では，「母性」という言葉を女性の場合に用い，男性の場合には「父性」としてきた。しかし，このような用語の使い分けは，生物学的性差や性役割観（▶143ページ）に基づいた考え方といえる。

現代では，核家族および共働きの家族が多く，夫婦が協力しなければ育児をできないことが多い。また，親としての役割意識や，小さな子どもをかわいい，まもりたいと思う感情は女性にも男性にも共通するものである。これらの感情の大小は，性別ではなく個人の特性によるものが大きい。さらに，ひとり親世帯の増加などの家族形態の多様化に伴って，性役割にとらわれずに親の特性をとらえる必要がでてきている。

親性▶ 近年，心理学の領域では，母性・父性にかわって両者を統合した**親性**（ほかの表現として**育児性**または**養護性**）という用語を使うようになっている。親になることを女性・男性に共通する性質として理解しようとするこの考え方は，家族がますます多様化するこれからの社会において，目ざすべき道だといえるだろう。

親性とは，親として子どもをいつくしみ，はぐくもうとする愛情や態度・能力をさす。また，母性と同様に個人として生涯にわたって発達するものであり，子どもをもつ親であるかどうかは問わない。親性を性別や年齢，子どもの有無に限定せずにとらえようとすることは，健康な次世代育成のために社会全体で子どもを育てる点において重要である。

親性準備性▶ **親性準備性**とは，親になるまでに形成された親役割を遂行するための資質（価値的・心理的態度や行動・知識）をさす。すなわち，人は実際に子どもをもった時点から親になるのではなく，それ以前から親になるための準備が始まっている。

この親性準備性に関連する個人の発達課題としては，父母との同一化，自己の性の受容，異性との親密性などがあげられる。

近年，実際に親となるまで小さい子どもを世話した経験がない親が増加しており，親になる前段階にあたる思春期・青年期の若者に対して親性を育む機会の提供が重要と考えられている。また，社会的にも育児不安や児童虐待の問題が増加しており，親性を獲得するには学習が必要な時代を迎えている。

③ 母子関係と愛着

第1章で述べた母子関係の理論にあるように（▶14ページ），子どもは母親もしくは養育者からの愛情なしに，健全な発達をとげることができない。したがって，母子関係は子どもの発達において最も重要な要因である。

● 母子相互作用の臨床的意義

　母子相互作用とは，母親または児の行動がもう一方の行動や反応に影響する双方向のやりとりの過程をさす。母子相互作用は，子どもの人格形成の側面・情緒的発達の側面・認知発達の側面のそれぞれから，重要と考えられている。また，母子の特性や反応が円環的に作用するため，母子関係形成を促進するには，母子を1つの単位としてとらえてかかわる必要がある。

人格形成の側面▶　精神分析医のフロイト Freud, S. は，乳児期を**口唇期**と定義し，この時期に口唇欲求を満たされることがのちの子どもの人格形成において重要と考え，授乳や食事場面における母親の感受性を重要視した。ここでいう親の感受性とは，子どもに対する親の応答に必要な能力をさしている。具体的には，子どもの合図やニーズに対するタイミングのよさ，適切さ，一貫性といった特性である。

情緒的発達の側面▶　また，愛着理論を提唱したボウルビィらは，子どもの**愛着形成**には母子の相互作用が量と質の両面において重要であることを唱えた（▶15ページ）。すなわち，①子どもに愛着が形成されるか否かを決定するのは，母親との相互作用の量であるとし，また，②子どもの愛着の質（安定・不安定）にかかわる要因として，子どもの状態や合図に対する親の敏感さや応答の仕方，つまり相互作用の質をあげた。

　このような母子相互作用が繰り返されることで，子どもは愛着を形成する。そして，母親を安全基地として他者とも対人関係を築くようになる。

　しかし，ネグレクトを受けたり，母親の応答が不適切であったりした子どもは，不安定な愛着を形成する。そのため，他者への信頼感や自分は受け入れられているという他者からの受容感をもつことができなくなる。

認知発達の側面▶　さらに，発達心理学の領域では，新生児を受け身的存在ではなく，周囲の環境に対して活発にはたらきかける存在としてとらえ，子どもの認知発達において早期からの母子相互作用が非常に重要であるとしている。つまり，母親が子どものまわりを取り巻く環境の一部であると考えるならば，母親との相互作用は児にとって，やりとりを通してまわりの環境に適応していくプロセスと考えることができる。

④ 母性の世代間伝達

1 内的作業モデルの世代間伝達

　育児における世代間伝達とは，自分が親から教えてもらった生き方や育てられた方法・しつけを，自分が親になったときにそのまま踏襲することをいう。この世代間伝達には，望ましい養育行動の継承などの肯定的な面がある一方で，虐待を受けて育った人が親になったときに，子どもに否定的な子育てを無意識

に実施してしまう(虐待の連鎖)などの，否定的な面もある。

　育児における世代間伝達にも愛着が関連している。メイン Main, M. は，愛着が乳幼児期の母親がいないと泣くなどといった行動レベルのものから，青年期以降のより精神的に内在化された**心的表象**(イメージ)レベルのものに移行すると考えた。

内的作業モデル▶　この内在化された愛着に関する理論として，**内的作業モデル** inter working model(IWM)が唱えられている。内的作業モデルとは，自己および愛着の対象としての他者に対するイメージを意味し，乳幼児期からの愛着の対象(おもに母親)との相互作用によってその人のなかに形成される。そして形成された内的作業モデルは，親以外との対人関係においても，相手の態度や言動を解釈する際や自分の行動を決める際に無意識に活用される。

　内的作業モデルは，① 自分が他者から受け入れられて援助してもらえる存在か(**自己観**)，② 相手が自分の要求に応じてくれる人か(**他者観**)，という 2 軸からなる。自己観が否定的な場合は，対人関係において見捨てられ不安をいだきやすい。一方，他者観が否定的な場合は親密性を回避する傾向がある。また，愛着は，自己観と他者観の組み合わせによって，4 つのスタイル(型)に分類される(▶図 3-27)。

- 安定型：自己観・他者観がともに肯定的
- 拒絶型：自己観が肯定的で他者観が否定的
- とらわれ型：自己観が否定的で他者観が肯定的
- おそれ型：自己観・他者観ともに否定的

愛着の世代間伝達▶　虐待を受けて育った人のすべてが，親となったときに子どもを虐待するわけではない。しかし，親が子どもの合図や行動を読みとったり，それに対して応

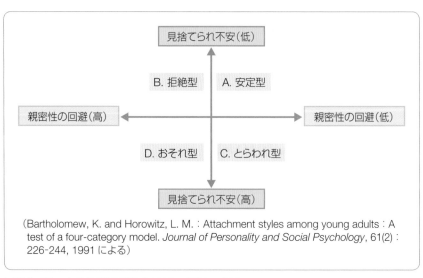

(Bartholomew, K. and Horowitz, L. M. : Attachment styles among young adults : A test of a four-category model. *Journal of Personality and Social Psychology*, 61(2) : 226-244, 1991 による)

▶図 3-27　内的作業モデル(2 次元 4 分類モデル)

答したりするときには，みずからの内的作業モデルを無意識に活用し，子ども
の内的作業モデルや愛着スタイルの形成に影響を及ぼす。さらに，その影響は
孫世代の内的作業モデルの形成にも及ぶことになる。

　このように，内的作業モデルには，子孫に連綿と伝わっていくという性質が
あるといわれている（愛着の世代間伝達）。そのため，子どもとのかかわりにお
いて，母親の現在の内的作業モデルを考慮することは重要である。

2 親の養育行動と子どもの発達

ベルスキーの▶
モデル
　ベルスキー Belsky, J. は，親の養育行動や子どもの発達を規定する要因とし
て，① 親側の要因として生育歴とパーソナリティ，② 子ども側の要因として
子どもの特徴，③ 社会的要因として夫婦関係・社会的ネットワーク・仕事な
どの社会的資源をあげ，これらの因子は相互に影響すると示唆している（▶図
3-28）。

　親のパーソナリティは，親の生育歴の影響を強く受け，親のもつ社会的資源
の量や質，養育行動に影響する。また反対に，親のパーソナリティが社会的資
源に影響を受けることもある。親のパーソナリティに問題がある場合は，対人
関係の問題をかかえやすいために仕事が続かず，経済的に不安定であることが
多い。また，夫婦や家族・友人との間にも緊張をもたらしやすいために，たす
けを求められる人が少なくなって孤立しやすい。さらに，むずかしい気質など
の子どもの特徴に影響を受けることで，親は子育てにストレスを感じ，子ども
と向き合うことを回避する，あるいはしつけを強化するような行動を選択して，
子どもの発達に影響を及ぼしていく。

　ベルスキーのモデルは，親自身の虐待経験と子どもへの虐待の関連を研究し
た結果から構築された。したがって，虐待を受けた子どもに対応する際には，
背景として虐待の世代間伝達も考えられるため，親の心の傷にも注意をはらわ

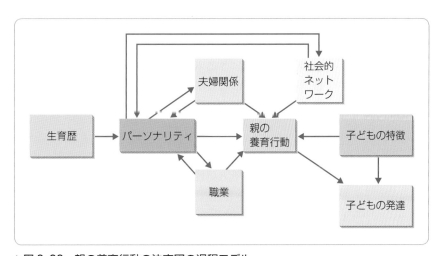

▶図 3-28　親の養育行動の決定因の過程モデル

なければならない。

　また，むずかしい気質の子どもは，より養育環境の影響を受けやすく，親からのサポートが不足した環境で育った場合，発達上の高いリスクをかかえることになる。反対に，子どもが十分に親からのサポートが得られる状況では，むずかしい気質の子どもであってもより発達が促進されることが期待できる。

3　母親になることをめぐる発達上の危機となる問題

　女性にとって，結婚・妊娠・出産は大きなライフイベントである。女性は，結婚・出産・育児を通して母親役割を遂行しながら，さらに母性を発達させていく。その一方で，女性にとって妊娠・出産・育児は，ストレスの原因や発達上の危機ともなりうる。

NOTE
プレコンセプションケア

　プレコンセプションケアとは妊娠前の健康管理をさし，妊娠前の女性やカップルに医学的・行動学的・社会的な保健介入を行うことと2012年にWHOによって定義されている。プレコンセプションケアの3つの目的として，①若い世代の健康を増進し，より質の高い生活を実現すること，②若い世代の男女が将来より健康になること，③健全な妊娠・出産のチャンスを増やし，次世代の子どもたちをより健康にすることがあげられる。プレコンセプションケアの対象は，妊娠を考えている女性とパートナーだけではなく，子どもを産むことのできる生殖年齢の男女である。

　また，WHOは思春期から介入を行うことで，健康について正しい知識をもち，自分の人生設計や将来の自分の子どもの健康をまもる行動を促す必要性を提唱している。わが国においても，若年女性のやせなどの思春期女性の健康問題や，出産年齢の高齢化が進むなかで，ハイリスク妊娠や不妊症が増えており，2021年の成育医療等基本方針においてプレコンセプションケアの考えが初めて盛り込まれた。

ゼミナール
復習と課題

❶ 卵管の機能はなにか。
❷ 月経周期に関与するホルモンとその作用についてまとめなさい。
❸ 卵巣の周期的変化と子宮内膜の周期的変化の関係について述べなさい。
❹ 性分化の過程において，男女それぞれで発達するものと退化するものを述べなさい。
❺ 性分化疾患患者へのケアにあたり注意すべき点はなにか。
❻ 既婚女性のライフサイクルの変化と，現在の課題について述べなさい。
❼ わが国の少子化と男性の育児参加を，他国と比較して，その特徴と原因について述べなさい。
❽ 家族の発達段階のそれぞれにおける女性の発達課題をまとめなさい。
❾ 母性の世代間伝達における内的作業モデルについて述べなさい。
❿ 現代社会における「親になること」の課題について述べなさい。

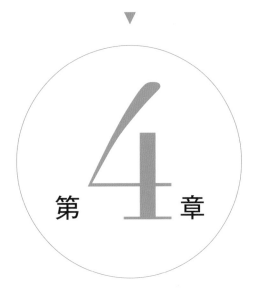

第 4 章

母性看護に必要な
看護技術

本章で学ぶこと | □母性看護における看護過程の展開方法を理解する。
□母性看護の対象者に対する対象把握について，情報収集・アセスメント技術の
　特性を理解する。
□母性看護に用いられるおもな看護技術とその特徴，およびそれらの関連性を理
　解する。

　　第 1 章で述べたように，母性看護は，女性とその子ども・家族を対象とし，
対象者の健康（とくにリプロダクティブヘルス）の水準を維持・増進あるいは回
復するため，さらには疾病を予防するために健康生活を整える援助過程である。
母性看護においても看護過程は主要な看護技術であり，その展開は非常に重要
である。そこで本章では，母性看護における看護過程の展開方法と看護技術の
特徴的なものについて解説する。

A 母性看護における看護過程

　　看護過程は，対象者の健康問題とその反応を，看護の立場から系統的に判別
して解決を導くために，計画をたて，実践し，評価する一連の過程である。こ
の看護過程の一連の流れは，① 情報収集やアセスメント，② 看護上の問題の
明確化（看護診断），③ 看護計画，④ 看護実践，⑤ 評価からなる（▶図 4-1）。
　　ここでは，母性看護における看護過程の展開に従い，情報収集・アセスメン
トをすること，すなわち対象把握について述べる。

① 母性看護における対象把握（情報収集・アセスメント）

　　情報とは，対象者が潜在的・顕在的に表出しているあらゆる事実や記録物を
さし，言語的なものや，看護職者に対するサイン・シグナルなどの非言語的な
ものがある。また，情報は主観的・客観的にも区別される。たとえば，対象者
が発した言葉は顕在化した主観的情報である。それに対して，その言葉を発し
たときの姿勢や態度，身体的情報などの観察により得られた情報，医師の診察
結果・検査データなどは客観的情報である。

情報収集の方法▶　　対象把握のための情報収集の方法には，次のものがある。
（1）対象者とのかかわりにおける言語的コミュニケーションからの収集
（2）対象者の非言語的コミュニケーション（表情，姿勢，動作の仕方，声の調
　　子・抑揚・強さなど）の観察による収集
（3）測定と検査からの収集

アセスメント（情報の整理・分析・解釈）
・母性の身体的側面
・母性の心理・社会的側面
・胎児・新生児の健康状態
・母子一組としての生活，母子関係
・女性のライフサイクル
・家族のライフサイクル，発達課題

看護上の問題の明確化（看護診断）
・リプロダクティブヘルスに関する健康障害の危険性
・マイナートラブル・不健康な状態や，それに対する対応
・異常妊娠・分娩による母子の生命維持にかかわる問題
・妊娠・分娩に対する身体的および心理・社会的反応
・女性と家族のリプロダクティブヘルスに関する認識のズレ
・新しい役割獲得など家族の発達課題の問題

評価 ※以下の2つの視点から行う。
・看護実践過程を評価する形成評価
　①アセスメントの適切性と実践の適時性・妥当性）
　②結果（看護目標の達成度）からの評価
【評価のための情報】
・母性と子どもの健康状態の変化や反応
・親役割への適応状態：母親役割の自信と満足
・夫婦の関係性や生殖家族・家族成員の適応状態

看護計画・看護実践
・母性の基本的ニーズの充足
・セルフケアへの支援
・親になることへの支援
・新生児の健康支援
・夫婦関係や家族関係の調整支援

▶図4-1　母性看護における看護過程の流れ

（4）記録物からの情報収集

（5）連絡・報告事項からの収集

　これらのなかでもとくに，（1）と（2）が重要である（▶167ページ）。

　看護職者は，これらすべての主観的情報と客観的情報を分類・解釈し，関連づけて分析を行い，その事実や事象が正常な範囲や経過であるかどうかを判別して身体的な健康状態を判断する。さらに，情報を対象者の立場から解釈・推理・分析することも重要である。心理・社会的および身体的な健康状態について，対象者の理解と受けとめが事実と照らして矛盾していないかについても判断する。

母性看護の視点▶　看護職者はさまざまな情報をもとに対象者の状態を判断していくことになる。母性看護においては，対象者を身体的，心理・社会的な統合体である女性として位置づける視点も重要となる。さらに，対象者を子どもや夫も含めた家族という統合体として社会のなかで発達しているものととらえ，全体像を描いていくことが求められる。

　具体的には，情報収集と整理の視点として，以下の6つがある。

（1）母性の身体的側面への視点：身体的健康状態，母性としての形態・機能の状態はどうか。

（2）母性の心理・社会的側面への視点：心理・社会的な健康状態，女性としての成熟および，母親役割獲得過程はどうか。夫や定位家族（実父母など）と

の関係から母親になることになにか影響はないか。

(3) 胎児・新生児の健康状態への視点：胎児あるいは新生児の健康状態，リスクや異常はないか。

(4) 母子一組として生活しているとする視点と母子関係の形成過程からの視点：母子相互作用は円滑であるか（胎児・新生児からの反応やサイン，シグナルおよび母親による反応の読みとりと応答の適切性）。

(5) 女性のライフサイクルからの視点：アイデンティティの確立と発達課題，女性性の獲得，母性としてどのように成長・発達してきたのか。

(6) 家族のライフサイクル，発達課題からの視点：どのようなパートナーを得て子どもを産み育て，生殖家族としてどのように発達してきたのか。

アセスメントの▶
手順

母性看護の視点で収集する具体的な情報は，多岐にわたる（▶表4-1）。また，それぞれの視点は図4-2に示すような関係をもっている。したがって，対象者の全体像を描くにあたっては，それぞれの視点を個別にみるのではなく，総合的にみていくことが重要である。

アセスメントの手順としては，まず表4-1の①，②，③のアセスメントの視点で情報を整理して一次査定をし，母子の生命の危険性が高いかどうかを判断する。生命の危険性が高いと判断された場合は，それを回避する対応を第一

▶表4-1　母性看護の対象者に関するアセスメントのための視点と具体的情報

アセスメントのための視点	具体的情報
① 母性の身体的側面	一般的既往歴，妊娠・分娩歴，現在の妊娠・分娩経過，合併症の有無，一般状態，全身状態，など
② 母性の心理・社会的側面	母性性の成熟状況，人生観，妊娠・出産に伴う不快症状と苦痛，母親になる意識，育児不安，睡眠不足と疲れ，退院後の生活の予定，住居環境，職業と復帰の予定，経済状態など （母親役割獲得過程について） 母性意識，妊娠の受容，母親となる準備，出産体験の受けとめ，胎児愛着，母親としての自己像
③ 胎児・新生児の健康状態	リスク因子，胎児期の発達・成長・健康状態，体重，アプガースコア[1]，出生時の健康状態とその後の経過
④ 母子一組として生活，母子関係の形成過程	母子同室か異室か，授乳間隔，授乳時の母子相互作用の様子，子どもの気質・反応と母親の敏感性と応答性，母親の読みとりの適切性
⑤ 女性のライフサイクル	これまでの生活歴（学歴・職歴を含む），結婚歴，妊娠・分娩歴，育児経験，現在までの結婚経過，など
⑥ 家族のライフサイクル，発達課題	結婚歴，居住地，家族成員の年齢・性別，夫の職業，夫婦関係，妊娠・出産に対する家族の反応・様子，家族関係の変化，妊娠期の家族の役割分担や家庭生活，家族機能の変化の受けとめ，夫の思いや子どもへのかかわり，上の子の様子，など

1)出生直後の新生児の状態の評価方法の1つ。詳細は「系統看護学講座　母性看護学各論，第14版，第5章」を参照のこと。

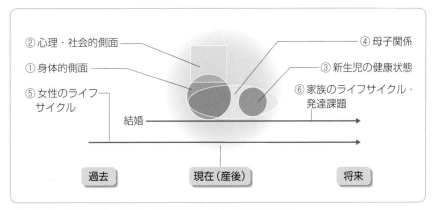

▶図4-2 母性看護における対象把握の視点とその関係性

優先にして救急看護を提供することになり，その過程で対象者の情報をさらに収集してアセスメントを行う。

　生命の危険性がなく時間的に余裕がある場合は，健康の保持・増進，疾病の予防，障害からの回復の看護を計画できるため，以下のようにアセスメントを続けることができる。

(1) ⑤ や ⑥ の情報から，対象者である女性・家族のライフサイクルを考え，その経過のなかにおける現在の対象者や家族のライフステージを位置づける。また，そのライフステージにおける発達課題に照らして，対象者がどのような発達課題や夫婦間の問題などを有しているのかを判断する。

(2) ①，②，③，④ の情報から，女性の身体的および心理・社会的な健康状態，健康問題，新生児の外界生活適応状態，成長発達の状態を査定し，それらに対する女性や家族の反応，受けとめ，母子相互作用の状態を判断する。

(3) ② と ⑥ の情報から，社会における資源と，社会からの影響を判断し，家族はどのような関係性をもち，どのように生活し，発達しているのかを判断する。

　(1)～(3)のアセスメント結果を分解し，再び関連づけて統合することにより，対象者を総合的にみた全体像を把握することができる。この全体像では，対象者の個別性が浮きぼりになっているため，これをもとに看護の方向性を明らかにすることができる。

② 看護上の問題の明確化（看護診断）

　看護上の問題の明確化は，看護によって解決や緩和，予防ができる問題・ニードについて，ヘルスプロモーションを期待できることから順に明確にすることである。全体像あるいは個別性をふまえて看護上の問題を明確化することは，個の問題に接近しやすく，問題となっている現象の背景にある複雑な原因

や，潜在的な問題を明らかにすることができる。

看護上の問題▶　ここでいう看護上の問題とは，狭い意味での問題ではなく，看護を必要としていることがらをさす。また適切な看護が提供されなかった場合に健康状態や生活の質に悪影響がある，あるいは，よりよい健康・ウェルネスが期待できないと予想される現象をさす。

　女性・母子・家族における看護上の問題とは，① 対象者である女性・母子・家族がなんらかの理由により，基本的ニードをみずからの能力で充足できないため，援助を必要としていることや，② 母性看護に携わる看護職者として，そのニードが充足されていないと判断される援助すべきことがらである。

　なお，この場合のニードとは，対象者からの「こうしたい」「こうしてほしい」という要望ではない。対象者の意思や要望を尊重することは必要であるが，看護職者はその要望が対象者の健康状態に不利益を及ぼす危険性を検討をしたうえで，看護ニードを査定する必要がある。

　見方をかえれば，母性看護における看護上の問題とは，① リプロダクティブヘルスの健全な過程や母子の健康状態の維持・増進(ヘルスプロモーション)，② 疾病の予防を阻害する因子，③ 親になる過程および家族が新生・発達する過程を阻害する因子ということができる。これらは看護によって解決・緩和・予防をはかり，さらには健康増進につながるものである。また，看護上の問題には，現時点で顕在化しているものだけでなく，近い将来，母子や家族の健康生活に影響を及ぼす危険性が高いと予測される潜在的な問題も含まれる。

看護上の問題の▶
　明確化
　母性看護における看護上の問題の明確化(看護診断)とは，健康状態の正常・異常，健康障害のみを示すものではない。妊娠・出産体験や健康問題などに対する対象者の反応などから明らかにした，看護として解決すべき問題として表現することが重要である。具体的には，以下のようなさまざまなものがある。

(1) リプロダクティブヘルスに関する健康障害の危険性
(2) マイナートラブル(不快症状や不定愁訴[1])，不健康やそれに対する反応
(3) 異常妊娠・分娩による母子の生命維持にかかわる問題
(4) 妊娠・分娩などの生理的現象に対する身体的および心理・社会的反応
(5) 女性と家族のリプロダクティブヘルスに関する認識のズレによる問題
(6) 親や兄・姉という新しい役割獲得などの家族の発達課題

看護上の問題の▶
　表現
　看護上の問題を表現する際には，不健康な反応などの問題を引きおこしたと考えられる原因や，正常を逸脱する危険性などについて，具体的なアセスメント結果に基づいて記述する。つまり，看護上の問題と判断した理由や根拠を一緒に示すことが重要である。なぜなら，看護上の問題を解決していくときには，その問題だけに対応するのでなく，その問題を引きおこしている原因や誘因に対処する必要があるからである。さらには，適切に解決されない場合に予想さ

---

1) 病的原因はなく，生理的範囲にあると判断される症状であり，あえて治療は行わない。

れる危険性の回避について対策を講じるためにも必要となる。

根拠を問題とともに明示しておくと，問題が解決されたときに対象者にあらわれることが期待される結果も具体的に表現できる。このことは，看護上の問題に一致した達成目標を考えやすくするため，目標を達成するための具体策を考えるうえでも好都合である。さらに，看護上の問題が根拠とともに明示されていると，看護計画の立案者以外の看護職者にも看護の方向性がわかりやすく，計画への理解・共有や協働がはかられやすい。とくに，チームナーシングで一貫した看護活動を提供するには，目標や具体策だけでなく，対象の全体像（特徴）と看護上の問題（根拠を含む）も記述して共有することが必要である。

▶複数の看護上の問題への対処 いくつかの看護上の問題が抽出された場合，先に優先して解決すべき問題を決めることが必要となる。優先順位の決定は，生命の危険性につながる問題を最優先する。次に，会陰切開・縫合部の疼痛を強く訴えているというような苦痛の緩和や安全など，基本的ニードの充足にかかわる問題が優先される。

たとえば，帝王切開後の褥婦は，身体的な看護上の問題をさまざまにかかえている。この場合，早期離床ができないことによる静脈血栓症の危険性などが最優先の問題であり，ついで創部痛などによる動作制限による疲労の蓄積，母乳分泌不良などが問題となりうる（▶図4-3）。

これらの問題は相互に関連もしている。先述したように，緊急性の高い問題，短時間で解決すべきもの，長時間かけなければ解決できない問題を見きわめながら，看護過程を展開する必要がある。

③ 看護計画の立案から評価までの展開

1 看護上の問題と看護目標

母性看護を必要とする対象者を把握し，看護上の問題を明確化した次には，それらに対応した看護目標を設定することが必要である。看護目標の設定にあたっては，対象者の全体像から明らかになった看護の方向性をもとに，それを上位の看護目標として位置づけていく。

▶一般的な看護目標 以下に，一般的な看護目標と，看護の方向性を紹介する。しかし，実際の看護計画における看護目標は，これらより具体的かつ個別的な目標として表現されることに注意が必要である。

母性看護の一般的な看護目標は，①リプロダクティブヘルスに関する疾病を予防する，あるいはそれからの回復を促す，②女性と子どもの健康的な生活の保持・増進を促す，女性や母子のヘルスプロモーションを促す，③母性性の発達を促す，④胎児・新生児の健全な成長・発達を促す，⑤新しい家族の発達を促すことである。

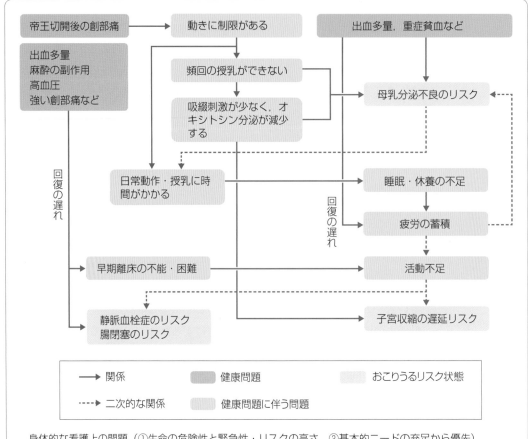

▶図 4-3　帝王切開後の褥婦がもつ身体的な看護上の問題の関係

身体的な看護上の問題（①生命の危険性と緊急性・リスクの高さ，②基本的ニードの充足から優先）
#1　帝王切開後の健康問題が原因で早期離床ができず，静脈血栓症，腸閉塞，子宮収縮の遅延のリスクが高い。
#2　帝王切開後の創部痛により動きに制限があり，日常動作・授乳にも時間がかかり，休養が十分にとれないため，分娩による疲労が回復しない。
#3　帝王切開後のため 1 回の授乳に時間がかかりすぎて睡眠・休養がとれず，重症貧血があるため身体回復が遅れ疲労が蓄積しており，頻回授乳もできていないので，母乳分泌不良のリスクがある。

2　看護目標のたて方

　　看護目標とは，看護介入によって期待される結果である。その看護上の問題がいつ解決すると考えられるか，対象者はどのような状況に変化していることが期待されるのかを考え，期待される結果を記述する。これは単に予測された病気や障害が生じないということではなく，対象者の肯定的な反応を促すことや，そのもてる力が発揮されること，よりよい健康状態へと変化すること，親役割への円滑な移行などが含まれる。さらに，時期を予測することが可能であれば，いつ，どのような結果になるのかを明確にする。

　　看護目標は，具体的な達成目標になるほど，行った看護を評価する視点とな

る。看護目標にはさまざまなたて方があるが，上位・中位・下位のように系統
的な階層構造で記述しておくと，評価などの際にも好都合である（▶表4-2）。

上位目標▶　上位目標は，現在の対象者の全体像から，看護を展開したあとの近未来のこ
とを予想し，退院時や看護終結時に，対象者にあらわれることが期待される結
果を含めた全体像である。言いかえれば，上位目標は，看護上の問題がすべて
解決したときの対象者の全体像であり，中位目標を統合したものである。

中位目標▶　中位目標は，看護上の問題に対応する達成目標である。主語は看護の対象者
とし，それに対応した述語を選択し，対象者においてどのような状態や結果が
あらわれることが期待されるかを記述する。中位目標では，看護上の問題が解
決する時期と，そのように判断される状態を客観的に表現する。下位目標がす
べて達成されれば，中位目標は達成されるという関係にある。

下位目標▶　下位目標は，看護上の問題が解決したときに，対象者にあらわれることが期
待される具体的な結果である。中位目標の下位にある達成目標であり，看護上
の問題が解決されたときにあらわれる対象者の反応や，部分的な変化などを示
す。下位目標は，客観的に評価できる指標で具体的に記述する。

▶表4-2　上位目標・中位目標・下位目標の例

褥婦の情報
38歳，初産，既往歴なし。40週1日，陣痛発来で入院し本日正常分娩をした。分娩所要時間は26時間45分，出血量450mLであり，出生児は体重3,210g，身長50cm，アプガースコア1分値9点，5分値10点であった。専業主婦，夫と2人暮らしで，退院後自宅に戻る予定である。母乳栄養希望である。

看護上の問題
＃1　高年初産婦であり，分娩疲労により子宮収縮や全身回復が遅延する可能性がある。 ＃2　高年初産婦であるために母乳栄養の確立まで時間がかかる可能性があり，育児の基本を学び，セルフケア能力を高める必要性がある。 ＃3　退院後の生活や育児について，夫婦で取り組んでいくための具体的な指導の必要性がある。

看護目標	
上位目標 ※問題＃1〜3について	出産後6日目には，本褥婦の心身は順調に回復し，出生児の健康状態や母子相互作用にも問題がなく，本褥婦は夫と子どもとの家庭生活を始める準備が整う。
中位目標 ※問題＃1について	＃1　本褥婦が産後の子宮収縮と全身回復の経過を知り，自分なりのセルフケアが実施されるほか，分娩疲労から回復し，順調に異常なく経過する。
下位目標 ※問題＃1について	＃1-1　本褥婦が自分の子宮収縮，全身回復について正しく理解し，セルフモニタリングできる。 ＃1-2　本褥婦が回復を促進するセルフケアについて理解し，自分なりに実施することできる。 ＃1-3　本褥婦が休息の必要性を知り，育児をしながら適切な休息がとれるようになる。 ＃1-4　本褥婦が異常の徴候に気づき，受診することができる能力をもって退院する。

3 具体的な看護活動の立案

看護活動立案の▶
ための方向性

一般的な看護活動立案のための方向性には，以下に示すものがある。

①対象者の生命・人権を尊重した看護　女性のリプロダクティブヘルス／ライツ，次世代の生命・人権を尊重し，ケア提供者としての信頼関係および，専門的援助関係を築きながら，対象者の価値観や意思などを把握し，その個別性にそった看護を行う。

②対象者の生命力，自然の治癒力の湧出への支援　母性として自然に備わった生理機能および，胎児・新生児に備わっている生きるためのメカニズムが円滑に機能するように，内部環境にはたらきかけ，回復を促す。心身両面から，基本的ニーズの充足などを通して生活過程を整える看護である。

③対象者のもてる力，生命力などの発揮と自律支援　女性のもてる力，次世代の生きる力，家族の調整能力が最大限に発揮され，女性とその家族が自律して健康の保持・増進ができるように，対象者の認識や行動にはたらきかける看護である。セルフケアへの支援や育児支援などが，これにあたる。

④関係性の調整や再構築への支援　看護上の問題解決に向け，対象者とそのまわりの人々との関係や家族機能を調整する。具体的には，親子相互作用の円滑化を促す看護や，子育てに向けて家族関係を再構築するための支援が含まれる。

⑤外部環境へのはたらきかけ　対象者の状況や意思を尊重し，看護上の問題の解決を促す方向で対象者の外部環境を調整する看護である。

⑥看護職者間および，ほかの専門職者へのはたらきかけ　看護上の問題の特殊性をふまえ，看護チーム内での連携・協働と，ほかの専門職との連携・協働を行う。

具体的な看護活動▶
の考案

上述した看護活動の方向性をふまえて，看護上の問題ごとに，具体的な看護活動を考えていく。

具体的な手順としては，まず，「〜のために，…を行う」「〜を促す」「〜するように援助する」というように，看護上の問題ごとに，目的に対応した援助の方向性や解決策の大きな柱をたてる。これにより，多面的かつ，もれなく具体策を考案できる。

次に，下位目標の看護活動として，その目的を達成するための具体的な看護行為を ① 観察，情報収集と情報提供，② 教育的アプローチ(選択肢の提示，子育ての実演，助言など)，③ 適時的・手段的アプローチ(関係性の調整など)などから多面的に考える。その看護行為は，誰もが同じ内容で再現できるように具体的に記述することが望ましい。

女性の認識への▶
はたらきかけ

具体的に対象者となる女性の認識にはたらきかける看護行為の例を，表 4-3 に示した。

表 4-3 は，面接場面において，認知領域・感情領域・行動領域のそれぞれ

▶表4-3 女性の認識への具体的な看護行為の例

女性の認知領域へのかかわり
① 情報を多面的に提供し，自己と次代の健康状態を正確に認識するのをたすける。
② 女性やその子どもの長所を賞賛する。
③ 女性の意思・自己選択権を尊重し，ケアに関する選択について，適切な情報を提供する。
④ 子どもについての知識・育児技術やかかわり方を教える。
⑤ 問題をとらえなおし，問題を再枠組み化するのをたすける(自覚症状がなくても潜在する問題が実感できるようにし，セルフケアを促す)。
⑥ 問題を客体化する(自分から問題を切り離して考える)。

女性の感情領域へのかかわり
① 感情をありのままに受けとめる(傾聴，共感的理解を示す，見まもる)。
② いままでの人生で，母性に関連した経験が語れるようにはたらきかける。
③ 女性の自己効力感を引き出す。
④ 本人と家族が一緒にいる場で，家族のサポートを引き出す。
⑤ 同じ立場の者どうしが集まり，感情を共有できる場を設定する。

女性の行動領域へのかかわり
① 自分の健康についてセルフケアができるように，ケアの方法を教える。
② 子どもの世話の方法を実際に教え，対象者が1人でできるように勇気づける。
③ 授乳などの子育てに付き添い，見まもる。
④ 自分に合った役割モデルの探索や，そのモデルとなる人を見習うことをすすめる。
⑤ 家族からのサポートを獲得することをすすめる。
⑥ 妊娠・出産に伴い，家族役割の調整をすることをすすめる。
⑦ 家族で話し合いの時間や，共有する時間をつくるようにすすめる。
⑧ 新しい生活習慣や，自分なりの子育てをつくり出すようにはたらきかける。
⑨ 母親と子ども，家族が思い出を共有できるようにはたらきかける。
⑩ 同じ立場の仲間からのサポートを得ることをすすめる。
⑪ 社会資源の活用をすすめる。

にはたらきかけることを提唱したライト Wright, L. M. らによる家族看護介入方法を参考にして著者が考案したものであり，対象者の認識を知覚(認知)・感情・行動の3つに分けている。

①**女性の認知領域**　外部・内部環境についての知覚と解釈を含む。考え・思い・受けとめなどがある。

②**女性の感情領域**　考えや思いに伴う感情や，知覚したり考えたりしたことによって引きおこされたさまざまな感情などがある。

③**女性の行動領域**　考えたり感じたりしたことによって行動を考え，選択し，現実的に行動にいたるまでの考えなどがある。

4　看護実践

実際の看護活動は，対象者との相互作用の中で行われるものである。全体像および看護上の問題をふまえた初期の看護計画を実施する際には，対象者をその時点でさらにアセスメントしながら，看護者の倫理綱領に従い，対象者の生命と権利を尊重して立案した看護行為を柔軟に実践する。

倫理原則にそった▶
看護活動

場合によっては，全体像の把握が不十分であったり，対象者が予想以上に変化していたりしたため，看護上の問題や具体策を修正する必要に迫られること

もある。その場面にかかわる看護職者自身が，みずからの価値体系・個人的価値・専門的価値を明確にしてから看護にのぞむことも必要である。

　その際，自己の価値が実際の看護行為に影響しないように配慮し，対象者の立場にたって考え，再度アセスメントすることにより，以下に示す倫理原則にそった，偏見のない正当な看護活動が展開できる。

(1) 善行(無害)：利益を提供し，害・危険を回避する。

(2) 正義：看護の必要度に応じた公平な資源配分をする。

(3) 自律：個人の自由，行動，自己決定権を尊重する。

(4) 誠実：真実を伝える，うそをつかない。

(5) 忠誠：秘密保持，守秘義務をまもる。

5 評価

　評価は，① 看護実践プロセスを評価する形成評価と，② 結果からの評価，の2つの視点から行うことになる。ここでは，② のうちの最終的な状態における評価について述べる。

下位・中位目標の評価▶　下位目標および中位目標ごとに，どのように達成できたか，あるいはいつの時点でどのようにできなかったのかを評価する。下位目標がまず達成できたかどうかについて評価し，その後，中位目標を評価する。

　具体的な評価手順は，① 対象者のさまざまな反応や，身体的および心理・社会的変化から，計画した指標をもとに判断する。次に，② 達成できた(もしくはできなかった)のには，どのような要因が関係していたかを分析する。そして，③ 達成できなかった原因から，看護上の問題点を再明確化し，下位目標や中位目標などの看護計画を修正する。

看護実践の評価▶　対象者に適切・妥当な看護実践であったかどうかを，以下のように評価する。

(1) 計画どおりに実践したことや，自分なりに修正して実践したことによる対象者にみられた結果(主観的情報，表情・反応や行動の変化などの客観的情報)を明らかにする。

(2) 自分が行った看護が下位目標・中位目標に対して適切に作用していたかを判断する。

(3) 自分が行った看護が対象者にとって倫理的に正当化できるかどうかを再評価する。

(4) 自分が行った看護が，対象者にとってどのような意味があったのかを分析・評価する。

　以上のような評価によって，看護実践の妥当性を明らかにし，看護をより適切なものに改善していく。

B 情報収集・アセスメント技術

　母性看護の対象は女性・子どもとその家族と幅広いため，対象者の健康に関連する情報は膨大なものとなる。対象の状況へ敏感に対応し，適切な看護を提供するためには，情報の優先性を考えながら情報収集・アセスメントにあたらなければならない。情報を必要かつ重要なものから系統的に収集・整理して分析・統合を繰り返し，個別性に即した看護実践へ修正していく。

　たとえば，分娩が切迫している産婦や，救急看護が必要な対象者では，優先順位を考えた最低限の情報収集・アセスメントをまず行う。しかし，状況が落ち着いたのちは，情報収集・アセスメントを対象者の状況に合わせながら的確に行うことで，健康状態の正確な判断が可能となり，対象者の個別性へと接近できる。

　看護職者が行う情報収集には，① 診察場面における患者と医師とのやりとりの観察，② 診療録・検査結果票・看護記録などからの情報収集，③ 看護職者みずからが対象者とかかわるなかでの情報収集，などがある。とくに，③が適切に行われるか否かは，観察・アセスメント技術が大きくかかわる。

　問診・観察などで情報を得て看護過程を展開する方法については本章「A-① 母性看護における対象把握」で述べた。ここでは，看護の対象者を女性にしぼり，情報収集・アセスメント技術の主要な部分であるヘルスアセスメントについて学習する。

① 女性のヘルスアセスメントの考え方

　ヘルスアセスメントは，全身にわたる総合的な健康診断である。女性の生涯にわたる健康づくりのためには，女性が気軽に総合的な健康診断を受け，相談できるシステムが必要である。また，わが国では女性の乳房は乳腺外科，子宮は産婦人科というように，女性の健康・疾患は診療科別に診察されていたが，女性の健康を総合的に診察する外来が増えつつある。しかし，看護師養成課程の基礎教育においては，看護職者みずからが妊娠していない女性を頭の先から足の先まで観察して，健康状態を総合的に判断できる能力を育成していない。

　一方，アメリカでは，女性の健康を専門領域とするナースプラクティショナー(大学院修了者)によって，女性へのヘルスアセスメントと，それに基づく保健指導が実施されている。このヘルスアセスメントの手段には，健康歴や心理・社会的情報の聴取と，フィジカルアセスメントがある。

　そこで次に，わが国の状況に合わせてこれらの結果を活用するために，このヘルスアセスメントの方法とそれに基づく保健指導の方法について述べる。

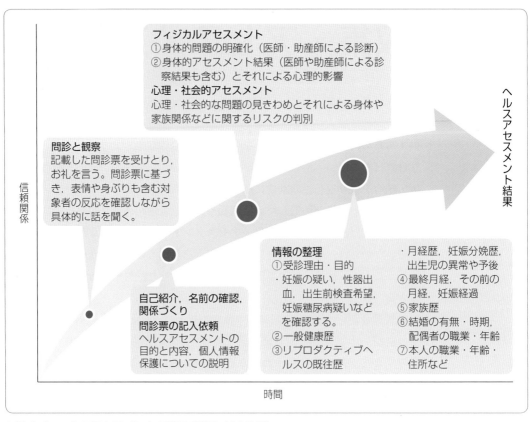

フィジカルアセスメント
①身体的問題の明確化（医師・助産師による診断）
②身体的アセスメント結果（医師や助産師による診察結果も含む）とそれによる心理的影響
心理・社会的アセスメント
心理・社会的な問題の見きわめとそれによる身体や家族関係などに関するリスクの判別

問診と観察
記載した問診票を受けとり，お礼を言う。問診票に基づき，表情や身ぶりも含む対象者の反応を確認しながら具体的に話を聞く。

信頼関係

ヘルスアセスメント結果

自己紹介，名前の確認，関係づくり
問診票の記入依頼
ヘルスアセスメントの目的と内容，個人情報保護についての説明

情報の整理
①受診理由・目的
・妊娠の疑い，性器出血，出生前検査希望，妊娠糖尿病疑いなどを確認する。
②一般健康歴
③リプロダクティブヘルスの既往歴

・月経歴，妊娠分娩歴，出生児の異常や予後
④最終月経，その前の月経，妊娠経過
⑤家族歴
⑥結婚の有無・時期，配偶者の職業・年齢
⑦本人の職業・年齢・住所など

時間

▶図 4-4　ヘルスアセスメントの流れ（妊婦に対する例）

② ヘルスアセスメントの方法

必要な環境・時間▶　問診ではプライバシーにかかわる情報を収集することになるため，個室などのプライバシー保護や 羞 恥心に配慮したリラックスできる環境を用意する必要がある。また，女性の健康について総合的に診察するためには，女性の訴えを幅広く聞き，受けとめ，時間的なゆとりをもってコミュニケーションをとる必要性も高い。したがって，ヘルスアセスメントと保健指導には，1人につき30分程度の時間をかけることが理想的である。

信頼関係の構築▶　ヘルスアセスメントを実施する場合，対象者と実施する看護職者との関係には信用と信頼が必要である。信頼関係を形成することは，対象者の自律的な参加を促し，関係を継続させる。このような関係のもとでは，対応を互いに柔軟にできるため，期待される成果としての適切なヘルスアセスメントと，それに基づく保健指導に向かって時間を共有することができる（▶図4-4）。

1 問診による健康歴，心理・社会的情報の聴取と整理

　　　　　女性へのヘルスアセスメントは，受診理由・目的，一般健康歴（病歴も含む），リプロダクティブヘルスに関する健康歴（月経歴，妊娠・分娩歴も含む），家族

歴，日常生活(ライフスタイル，生活習慣など)，家族背景などについての情報収集と心理・社会的アセスメントから始まる。

問診前▶ 　これらの情報のすべてをインタビューで収集することは，多くの時間がかかり，対象者にもかなりの負担となるためむずかしい。通常，効率性や対象者の負担軽減の目的で，問診の前に，対象者に問診票を記入してもらい，事前に簡単な情報を得る。この自己記入による情報収集においても，依頼・記入時ならびに回収・保管時に，対象者のプライバシーが十分にまもられるような配慮が必要である。

　また問診をする前には，看護職者がまず自己紹介をし，対象者の名前の確認を行うなど，対象者との信頼関係づくりに配慮する。

問診時▶ 　次に，これから実施するヘルスアセスメントの目的・内容などを，対象者に率直かつ明確にわかりやすく具体的に説明する。初対面の医療者に対して緊張してしまう女性もいるため，あたたかな雰囲気と言葉かけにより対象者の緊張をやわらげ，状況や主訴を話しやすくしていく。

　また，困っていることや不安に思っていることを，みずからの言葉で表現できるように，非言語的コミュニケーションも含めたコミュニケーション技術により誘導し，訴えをありのままに受けとめ，聴いていく。その際，対象者をせかさず，一方的な質問形式の問診とならないように気をつける。

　妊娠歴などの個人情報について，夫や家族が知っているかどうかも明確にしておく。医療者の守秘義務により個人情報は厳守されることを保障し，本人の要望も確認しておく。

　これらの問診結果に基づいて，とくに綿密な観察が必要なところ，観察によって得る情報の優先性を明確にしたのちに，フィジカルアセスメントを行う。

2 フィジカルアセスメント

　問診結果によって，観察すべき事項の優先順位を決定し，それに応じて，身体観察・計測によって全身状態・健康状態を把握する。これに加えて，部分的な査定結果や全体的なバランスなどから総合的に判断する。看護職者は，その診断結果について，対象者にわかりやすく説明する。

　たとえば，下肢に軽度な浮腫があったとする。この状態が正常か異常かの判断だけでなく，どのような原因が考えられるか，予測される健康障害はなにか，生活のなかで健康状態の改善のために本人ができる対処法はなにかというように説明する。このように，診察結果から日常生活についての相談・指導につなげることができる。

　なお，「母子保健法」では，母性ならびに乳幼児の健康の保持増進をはかるために講じる措置として，妊産褥婦・乳幼児に対する健康診査と保健指導が規定されている。この健康診査では，医師や助産師が問診・フィジカルアセスメントを行い，対象者の健康状態の観察・把握・判断をし，それに基づいて保健

指導が行われている。看護師は「健康診査」「保健指導」という名称を使ってこれらの行為はできない。しかし，看護師はフィジカルアセスメントをすることはでき，その結果に基づいて生活相談・指導をすることはできる。

C 母性看護に使われる看護技術

母性看護活動の▶
種類

母性看護の活動には，① 対象者である女性・母子・家族に対する直接的看護活動，② 母性看護の対象者を取り巻く環境の保持・調整活動，③ 保健医療福祉チームとしての活動の調整と連携，がある。

　①直接的看護活動　この看護活動に含まれる援助行為は，比重が高いほうから，直接ケア，代理行為，共同作業，同伴(介添え)，立ち会い，助言，情報提供である。どの援助行為が適切なのかは，対象者の健康状態・セルフケア能力・意思などを勘案して選択することになるが，対象者の自己決定や自立をそこなわない方向で決定されることが望ましい。

　②環境の保持・調整活動　対象者を取り巻く人的・物的生活環境を，対象者の健康にとって安全かつ快適な方向に調整する活動である。そのためには，対象者と信頼関係を結び，情報収集・アセスメント技術を用いて，対象者を取り巻く人的・物的環境の状態を把握することが必要である。

　③保健医療福祉チームとしての活動の調整と連携　この活動は，ほかの看護職者や保健医療福祉関係の専門職者との連携・協働活動であり，診療の介助やケースマネジメント，連絡・報告・記録などである。この活動は，周産期・家族育成期だけではなく，女性の一生のすべてを意識して行う必要性が高まっている。たとえば，現在，出生前診断による異常の判明後においても，医療チームによる継続的なかかわりが始まっている。看護職者は，対象者にとって有用な保健医療福祉チームの存在を意識し，その体制づくりや協働活動の調整や連携について，積極的に活動すべきであろう。

直接的看護活動で▶
使われる看護技術

① の直接的看護活動には，基盤となる看護技術として専門的援助関係を築く技術，情報収集・アセスメント技術，基本的ニード充足のための看護技術，感染予防の看護技術が用いられる。

　本節では，これらの技術および，この上になりたつ母性看護の7つのおもな看護技術として，① 女性の意思決定を支える看護技術，② ヘルスプロモーションに関する看護技術，③ 親になる過程・家族適応を促す看護技術，④ 不快症状・苦痛緩和への看護技術，⑤ 次世代の成長・発達を促す看護技術，⑥ リプロダクティブヘルスの障害への看護技術，⑦ 周産期の死に対する看護技術，について述べる。

① 基盤となる看護技術

専門的援助関係を築く技術や，情報収集・アセスメント技術，基本的ニード充足のための看護技術，感染予防の看護技術などの基盤となる看護技術は，実際の看護活動では，複合して行われる。

直接的看護活動が効果的に行われるためには，まず看護の対象者からケア提供者として信頼を得て専門的援助関係を築く必要がある。

カウンセリング技術▶ 母性看護の活動においては，対象者との信頼関係を築くにあたり，カウンセリングの技術を用いることができる。その理由は，カウンセリングは対象者との専門的援助関係をつくりながら，問題解決に向けて対象者の自己理解の深まりと意思決定を促すという援助行動であり，看護活動も同様な面を含んでいるためである。また，カウンセリングの目標は対象者の成長・自立と，その人なりの人生の質の向上であり，母性看護の目標と同様である。

カウンセリングによる専門的援助関係の確立に必要な基本的態度は，「他者に対する純粋な関心と人間を尊重する態度」である。この態度が含む以下の3要素は，看護においても重要な要素である。

①**純粋性（自己一致，誠実な態度）** ありのままの自己を示すことができることであり，このためには自己受容が必要である。自己受容とは自分自身を受け入れることである。また，自分自身が安定していることにより，自然なかたちで自己を示し，健全な思考をはたらかせることができる。

②**尊重性（受容）** 看護の対象者の独自性を尊重していることを実践する態度である。言いかえれば，対象者を自分と同じように価値ある存在として大切にしたいという信念をもち，その信念を言葉・態度・表情・行動を通して対象者に伝えることである。これは一方向ではなく，対象者自身が尊重されていると感じなければ成立しない。対象者の意見や感じ方，価値観が自分のそれらと異なっていても，その人を尊重する態度をもつということは，「看護者の倫理綱領」にも通じている。

③**共感的態度** 相手が伝えようとする意味を，できるだけ正確に，できるだけ完全にとらえようとする姿勢である。これはロジャーズ Rogers, C. R. のいう「共感的理解」である。カウンセラーは相手の話をよく聴き，深く理解しようとし，その理解したことを相手に言葉で正確に返すことが必要である。

これらの基本的態度は，すべての看護技術の適用において必要不可欠である。とくに，対象者の認識にはたらきかける精神的看護の場合は，対象者の言うこと，言おうとしていることに耳を傾けて聞くこと，つまり傾聴が重要である。

傾聴の技法をアイビィ Ivey, A. の「基本的なかかわりの技法」を参考にし，表 4-4 にまとめた。これは問診時にも活用できる技法である。

触診▶ 触診は非言語的な情報収集に含まれる。実施にあたっては，初対面の対象者にとっては緊張を与えるだけでなく，感染症のリスクを高めることにもなるた

▶表4-4　基本的なかかわりの技法

①かかわり行動：文化的に適した視線の合わせ方，十分傾聴していることを相手に伝える姿勢，声の調子やスピード，言語的追跡（相手に言ったことにとどまること）ができること
②対象者観察技能：対象者の非言語的表現を敏感に観察できること
③開かれた質問（自由形式の質問）と閉ざされた質問（はい，いいえで答える質問）とができること
④明確化：対象者の言ったことを自分の言葉で「言いかえる」こと，「最小限の励まし」ができること
⑤要約技法：対象者が言語的・非言語的に伝えたいことを要約し，その思考を統合するのを援助できること
⑥感情の反映：対象者の経験している感情を言葉でフィードバックできること
⑦意味の反映：対象者が自分の感情・考え・行為に隠された「意味」を見いだすのをたすけられること

め，注意が必要となる。しかし反対に，マッサージなどの身体接触による基本的ニードを満たすケアが，信頼関係の形成のために効果を発揮し，対象者の緊張をほぐし，的確な情報収集につながることもある。

　これらの基盤となる看護技術は，情報収集が対象者との専門的援助関係づくりにつながったり，適切な看護行為が信頼関係の形成や的確な情報収集を促進したりするという関係にあることも考慮して用いることが重要である。

② 女性の意思決定を支える看護技術

　女性の意思決定を支える看護技術とは，女性のリプロダクティブヘルス／ライツおよび人権を尊重し，ケア提供者としての信頼関係を築きながら，その女性の意思決定過程に同伴し，自己決定を擁護するものである。これは女性の意思に寄り添うことであるが，医療者の価値観および，家族や夫の決定・価値観が，女性の自由な自己決定をおびやかすことのないように十分に配慮する必要がある。とくに，思春期の女子などのように自己決定能力が低い場合は，自己決定能力や自分の考えを主張するコミュニケーションスキルを育成することも同時に必要となる。

　女性の意思決定を支える看護技術を提供するにあたっては，① 自己決定権を保障する情報提供，② 非指示的な対応，③ 女性の自己決定権の擁護，の3つの観点が重要である。

1　自己決定権を保障する情報提供

　第1章で述べたように，リプロダクティブヘルスが女性の権利であることは，リプロダクティブヘルス／ライツとして，世界的にも認められ，保障されている。加えて，リプロダクティブヘルスに関連した医療・ケアの提供を受ける女性は，その提供についても自己決定する機会があり，女性みずからが自己責任

のもとに自由に選択し，自己決定する権利を有する。看護職者は，女性が自分にとって最もよい意思決定が自律してできる，つまり女性の自己決定権を保障するようにかかわっていく必要がある。

リプロダクティブ▶
ヘルス／ライツの
情報提供

女性が，自分のリプロダクティブヘルスについての意思決定を自律して行うためには，まず女性自身が，リプロダクティブヘルス／ライツや自己決定する権利があることを知らなければならない。また，自分の健康は自分でまもるという意識を動機づけることも重要である。したがって，看護職者は，女性に対して，リプロダクティブヘルス／ライツについての正しい知識・技術を，その人の理解度に合わせてわかりやすく提供することや，自己決定できること，すべきことを強調することがまず必要である。

たとえば，未成年の女性は男女の性的関係において，自分の意思よりパートナーの意思を優先した行動を選択しやすい傾向にあるため，性教育では知識の提供とともに，どのように意思決定し，相手に自分の意思を主張するか，というスキルも教えることが求められる。

選択肢の情報提供▶

次に，看護職者は，女性の自己決定権を保障するために，考えられる選択肢のすべてについて，それぞれの選択肢の具体的内容や，それを選択した場合に女性が受ける利益・副作用・負担，影響などの必要な情報を十分に提供する。また，女性がそれらの情報を理解できているかどうかを確認する。その人にとって十分な情報が得られていない，あるいはゆがんだ理解になっていることが判明した場合は，再度説明の機会を設けることを判断し，援助する。

2 非指示的な対応

対象者にとって，たとえ受けられる医療やケアが1つしかないとしても，それを受けるか受けないかという，少なくとも2つの選択肢がある。したがって，対象者はつねに意思決定を求められることになる。看護職者は，情報が提供された女性の意思決定過程に付き添うことも可能である。ただし，十分な情報提供が行われ，それが正しく理解されていることが前提である。また，女性が1人で意思決定できる状態であるのか，いつまでに意思決定すべきことなのかについて，事前に判断してからかかわることになる。

非指示的▶
カウンセリング

対象者がみずから意思決定できるように，看護職者は，非指示的カウンセリングに必要な基本的態度と同様に，対象者に対して誠実かつ純粋な関心を示し，対象者を尊重した対応をとることが求められる（▶表4-5）。非指示的な対応とは，選択肢についてどちらがよいとかいう自己の意見や価値観を相手に押しつけずに，女性が自律して選択できるように，女性が自分の意思や考えを表出して整理するのに付き合うことである。この対応は，選択肢が3つ以上ある場合も，基本的に同様である。

具体的な対応▶

具体的には，対象者とのそのようなかかわりのなかにおいても，対象者が自己責任に基づいて自由に選択できるように，個人的な意見を述べることは避け

▶表4-5　非指示的カウンセリングの要点

①個人および家族の意思決定において利用できる，正確で十分なかたよりのない情報を提供すること
②自己決定しようと努力している人をガイドし助力することに，理解者の立場で共感する関係を築くこと

（松田一郎・友枝かえで訳，世界保健機関：遺伝医学と遺伝サービスにおける倫理問題に関する国際ガイドライン．1997による）

る。また，意思決定を避けている女性に対しては，自己決定する権利があることを再度強調し，自己決定には責任が伴うこととあわせて説明していく。

　個人的な意見を求められたら，どうして意見を聞きたいのか，その真意を確認する必要があろう。個人的な意見を述べる場合は，自分の個人的な意見と限定したうえで，あくまでも参考としてほしいことを強調し，自分が考える選択肢を紹介し，専門的な意味づけや個人的な理由とともにわかりやすく説明する。

3　女性の自己決定権の擁護

　医療やヘルスケアの場では，患者やその家族は弱い立場になりやすく，自分の意見を述べることを遠慮してしまいがちである。看護職者は，女性・家族の自己決定権を意識し，医療やヘルスケアの場で，対象者の立場にたって人権を擁護していく。

意思決定を支える▶
対応
　繰り返しになるが，女性が意思決定する過程においては，女性がそれぞれの選択肢についての利益，短期・長期的副作用，負担などを正確に理解しているのかについて，幅広く確認することが大切である。この過程で，選択の幅が広がったり，対象者の価値観に応じた代替案が出てきたりする場合もある。また，この過程において看護職者は，対象者の意思を明確にすることを目的としてかかわっていくが，意思決定をせかさないように対応する。看護職者に求められるのは，あくまでも対象者である女性の意思を尊重し，決定した選択肢を支持することであり，その女性が自己決定できることを信じて対応し，自己決定できたことを賞賛することである。場合によっては，家族などの親しい人に相談することをすすめたり，医師から情報提供を受ける機会を再設定できることを伝えたりすることも重要なかかわりとなる。

　対象者のなかには，自己決定を避けて家族の意見に従ってしまったり，医療者に個人的な意見を求めたりする女性もいる。そのような女性には，家族の意見も大事であるが，自分の意見や考えをより大事にすることを伝える。また，配偶者と考えを共有して意思決定することは，夫婦関係が強固になることで夫婦連合が形成され，子育てをしていくための基盤を整えるために重要であることも伝える。

具体的なかかわり▶
　具体的なかかわりには，以下のものがある。

　（1）前もって男女ともに，リプロダクティブヘルス／ライツ，保健行動などに

ついての正しい知識を提供しておく。

(2) 考えられる選択肢の利点・欠点，長期的影響などについて説明を受けて整理し，カップルでそれらの知識を共有し，自分たちの意思や考えを明確にすることを促す。

(3) 女性ならびにカップルの自己決定権を尊重し，自由に選択できることを保障し，見まもる。

(4) 自己決定できる能力をはぐくみ，対象者にその能力があることを信じる。

(5) 女性自身およびカップル・家族にとって，よりよい決定を自分で納得してできたことを賞賛する。

(6) 自己決定した選択肢を擁護し，それに応じた看護を展開する。

③ ヘルスプロモーションのための看護技術

ヘルスプロモーション（▶31ページ）のための看護技術には，① 対象者の認識や感情に直接的にはたらきかけ，保健行動への動機づけと実施への自己効力感を高める方向で看護行為を提供する，② 保健行動を実施しやすい方向へと，対象者のまわりの環境を調整する，という2つがある。ここでは，前者の認識や感情にはたらきかけるという，社会的学習理論やヘルスプロモーション理論を応用した看護技術について述べる。

1 健康教育・保健相談

健康上好ましいライフスタイルの獲得や，保健行動の継続のための看護には，集団に対する健康教育や保健相談と，個人のセルフケアに関する保健相談がある。ただし，看護実践の場では，健康教育と保健相談のどちらも看護であり，あまり区別されていない。

保健相談 ▶ 　保健相談とは，人々がみずから健康を保持・増進し，疾病を予防し，あるいは健康が障害されたときには回復できるように，生活上の問題について指導と援助を行うことであり，健康相談や生活相談，患者教育ともいう。

健康教育 ▶ 　健康教育では，健康に関する知識と技術を提供し，保健行動を実施することにより期待される結果への理解を促し，保健行動の実施への動機づけを強めることに重点がおかれる。さらに，個別の健康教育では，動機づけに加えて，その保健行動を実行できるという自己効力感を高めることによって，行動変容を促すことを目的にする。

2 保健行動への動機づけ

ヘルスプロモーションやセルフケアにおいては，その行動への動機づけがその実施に大きな影響を与える。ある行動を実施する負担より，その行動を実施することによる利益が大きいと知覚していると，その行動が動機づけられる。

保健行動への動機づけを強め，障害を減らすことが，保健行動の実施を促す看護となる。

具体的な対応▶ 具体的には，看護職者は対象者との相互作用により，信頼関係を形成し，目標を共有し，保健行動をみずから実施することによってもたらされる利益および，実施しないことによる不利益を知覚できるようにする。また，ある保健行動を実施する際の障害となっていることを明らかにし，その障害を取り除いたり，負担感を軽減したりする。また，対象者にとって心理的負担感があまりなく，自分にもできそうと思える保健行動や，対象者が試してみたいと思える保健行動を対象者とともに考えていくことも，行動を継続させるために必要である。

3 モデリングの活用

モデリングとは▶ モデリングとは観察を通じて新しい行動様式が獲得される過程であり，いわゆる観察学習である。言葉による情報提供に比べ，他者が実際にその行動をするところを観察することによって，その行動を促す規範の内在化がされ，行動への不安や負担感が減り，また行動後の結果が具体的にわかることで，行動変容や，行動の習慣化に寄与すると考えられている。たとえば，毎食後に親の口腔清掃行動を子どもが見ることによって，子どももこの保健行動に興味をもち，親をまねして同じように口腔清掃行動をするというものである。

モデリングを活用▶ した情報提供 リプロダクティブヘルスに関連した保健行動には，性交機会の制限や，性交相手の選択，性交相手との話し合い，避妊具の購入・準備，医療者への相談・受診，コンドームの使用，低用量ピルの服用，友人との情報交換や情報収集など，さまざまなものがある。しかし，性行動はきわめてプライベートな部分であるため，言葉や図などによる情報提供が多く，知識が限られる。また，相手との関係性や情動が大きく影響するため，保健行動がなかなか実施されにくい。

知識があっても行動につながらない対象者の場合，モデリングを活用して，保健行動を促すことができる。たとえば，ピアサポートとして性交相手との話し合い例をドラマ仕立てで行うことがある。このように模擬で演技を示し，適切な保健行動を促すことは，モデリングの活用による情報提供の一種である。

4 自己効力感へのはたらきかけ

ヘルスプロモーション理論では，保健行動の継続には自己効力感を高めることがカギであるとされている。

妊娠中の体重▶ コントロールの例 ここでは例として，妊娠中の体重コントロールを取り上げる（▶図4-5）。

①動機づけ 妊娠中の体重コントロールの必要性は，知識として理解されやすく，「胎児のため」「安産のため」という理由で動機づけもされやすい。しかし，生理的な体重増加はあるために体重が増加しないということはなく，妊婦によってはボディイメージの変化を受けとめられず，ダイエットを過剰に意識

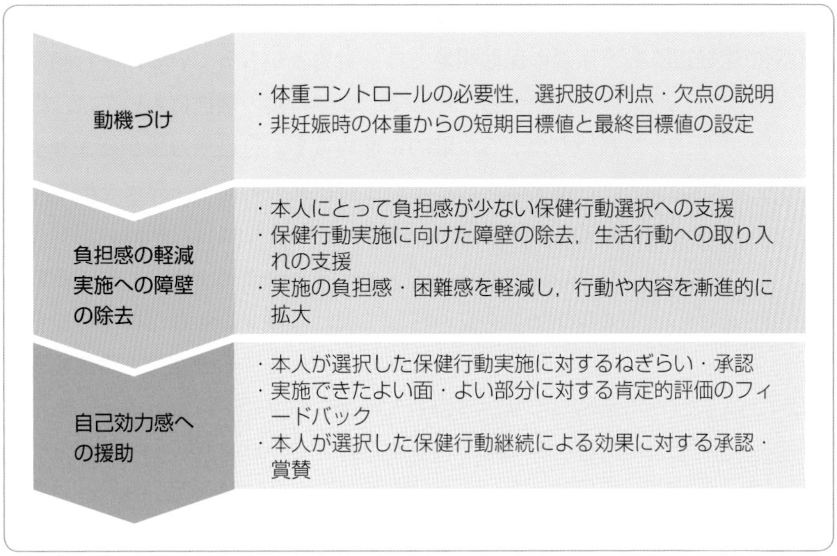

動機づけ	・体重コントロールの必要性，選択肢の利点・欠点の説明 ・非妊娠時の体重からの短期目標値と最終目標値の設定
負担感の軽減 実施への障壁 の除去	・本人にとって負担感が少ない保健行動選択への支援 ・保健行動実施に向けた障壁の除去，生活行動への取り入れの支援 ・実施の負担感・困難感を軽減し，行動や内容を漸進的に拡大
自己効力感へ の援助	・本人が選択した保健行動実施に対するねぎらい・承認 ・実施できたよい面・よい部分に対する肯定的評価のフィードバック ・本人が選択した保健行動継続による効果に対する承認・賞賛

▶図 4-5　妊娠中の体重コントロールの看護

してしまう場合がある。一方で，体重コントロールがむずかしい妊娠期に，望ましい体重にコントロールできれば，妊婦の自尊感情を高め，今後もうまく体重をコントロールできるという自己効力感へとつながることが期待できる。

　②負担感の軽減，実施への障壁の除去　体重のコントロールのために妊婦ができる保健行動には，①体重を毎日同じ時間帯にはかり記録する，②三食を規則正しく食べる，③自分に合った適量を適切に食べる，④夜食や寝る前に水分をとりすぎない，⑤適度に運動する，⑥よく歩くなど，さまざまなものがある。これらの保健行動について，継続できるものを増やしていけるように，対象者の自己効力感を高めていくことが必要である。まずは簡単にできそうな行動から取り組んでもらい，それが1週間続けられたら，継続できたことを賞賛し，次にできそうな保健行動を追加してもう1週間続けるという漸進的なアプローチを行い，保健行動の数や種類の多様性を確保する。

　③自己効力感への援助　保健行動を続けていたことによる効果が体重コントロールとして結果がみられたら，その結果を説明し，承認することも重要である。それが次の自己効力感の高まりや，ほかの保健行動への動機づけにつながる。自己効力感を高めるためには，体験学習中に肯定的感情を感じるようによいところを賞賛したり，実技演習後にこの行動に対する肯定的感情や自己効力感を高めるような言葉かけをしたりすることが有効である。体験後は動機を低下させないように，できたところを賞賛し，認めることが最初に必要である。うまくできなかったところについては，その範囲を限定して，具体的・建設的に改善点を伝える。その後，改善した方法で実際に試みてもらい，ポイントを押さえるとよい。

　対象者の自己効力感を高めるためのこのような看護職者のかかわり方は，ほ

かの保健行動の継続についても同様である。

個別の保健相談 ▶　個別の保健相談では，対象者がもっている保健行動に関する知識・技術について確認する。そして，保健行動の選択においては，継続的な実行の可能性が高いものから段階的に進めると，自己効力感が高まりやすい。

行動実施を妨げている負担感の軽減や，障害を取り除くことを対象者とともに考え，工夫する。また，それまでに得た知識や保健行動を活用して，その人なりの健康的なライフスタイルを獲得することや，その人にとって実行可能なセルフケアを見いだして実行に移すことも支援する。さらに，個別指導のなかで，セルフケアが実施できていることを賞賛・承認することにより自己効力感を高めたり，周囲の人々からの協力を得る方法や，継続への障害を克服する方法を一緒に考えたりすることで，セルフケアの継続を促すことができる。

④ 親になる過程および家族適応を促す看護技術

1 妊娠の受容を促す

女性は，妊娠の事実を知ったときに，その希望が強い場合はうれしいと肯定的に受けとめるだろう。しかし，避妊の失敗や予期しない妊娠の場合は，肯定的な感情と否定的な感情をあわせもつ（両価的感情をもつ），あるいは否定的に受けとめるのは当然である。このような感情をもつ女性が，妊娠を肯定的に受けとめられるようになるためには，その過程で妊娠への否定的な感情を表出することが必要である。

女性への対応 ▶　看護職者の役目は，感情の表出を通して，女性が気持ちを整理できるようにかかわることである。まず女性の気持ちに共感を示し，傾聴する看護を提供し，対象者との専門的援助関係を形成することに努める。

妊娠の受容を促す看護とは，妊婦が自分の気持ちをありのままに話し，表出できる場を整えることである。パートナーや家族との関係が原因となり妊娠を受け入れられないことがあるため，対象者の気持ちに時間をかけて寄り添い，見まもり，ありのままの気持ちをじっくり傾聴する態度をとる。それにより，妊娠を継続するかどうかの意思決定の過程が進み，妊娠を継続する場合は，妊娠を肯定的に受けとめるようになることが多い。

男性への対応 ▶　男性の場合も，妊娠という事実を受けとめる過程には個人差がある。男性には女性のような生物学的体験がないため，妊娠や胎児の存在を身近に感じにくく，親になる準備が進みにくいという特徴がある。そこで，男性からの話を聞きながら，必要に応じて胎児の画像を見せる，胎児心音を聞かせるなどによって胎児への関心を高め，胎児との交流を行うようにする。このことにより，妊娠を肯定的に受けとめ，親になる準備を促すことができる。

2 子どもへの関心・絆をはぐくむ

胎児への関心▶ 　妊娠の受容が進むにつれて，胎児への関心がめばえる。最近は，超音波断層法による画像で胎児の姿，とくに胎児の心臓や手足が動いている様子を見ることができる。これにより，まさに自分の体内に自分とは違う人間が存在することや，確かな生命力に大きな感動を感じ，胎児のことをいとおしいと思う女性もいる。また，動いている画像として視覚的に胎児が確認できることで，「どんな子かな」と胎児への関心を深める妊婦もいる。

　胎児への関心が強い妊婦は，胎動が始まる時期になると，「いつ胎動があるのだろうか，どんな感じなのだろうか」と日常的に胎児へ関心を向けるようになる。胎動の知覚によって，妊婦の胎児への関心はさらに強まり，胎児をイメージ化することにつながっていく。多くの妊婦は，胎動を毎日繰り返し知覚することにより，胎児が元気であると考え，胎児への愛着を高めている。

胎児との絆を▶
はぐくむ看護 　胎児への関心を刺激し，はぐくむことは，胎児のイメージ化を促し，胎児との意識的なコミュニケーションへとつながる。胎児との相互作用により胎児への愛着をさらに高めたり，母親としての自己像を想像したりすることで，母親は胎児との絆を感じるようになる。

　したがって，胎児への関心をはぐくみ，胎児のイメージ化や母親になることの意識化をはかること，胎児の生理や能力，胎児とのコミュニケーション方法を具体的に教えることが，母親への移行を円滑に促す看護となる。社会環境が変化し，地域の子育て支援のはたらきが脆弱化しているなか，子育てを担う父親についても，同様に子どもへの関心をはぐくむ看護が必要である。

3 家族の関係性の調整を促す

　親へ移行する準備過程では，家族関係の調整，とくにはじめての妊娠の場合は夫婦関係の調整が重要である（▶図4-6-a）。はじめて妊娠した女性は，娘であり妻である自己像に，親である自己像が加わることになるため，自己の両親との関係性と，父親となる夫（パートナー）との関係性の両方を調整する必要が生じる。この調整は，妊娠が診断された時点から，課題となっていく。さらに，出産後は出生児との関係づくりも加わる。

　経産婦の場合は，新たな児の誕生により，上の子どもに対して，これまでと同様の世話ができなくなる。したがって誕生前に，上の子がきょうだいとなる出生児について理解することを促し，誕生前から親子関係を調整していくことが必要となる。

　しかしながら，このような家族関係の調整は，その必要性が高いにもかかわらず，あまり意識的に行われていないことが多い。看護職者はこの必要性をよく説明し，調整の方法について助言を与えていく（▶図4-6-b）。

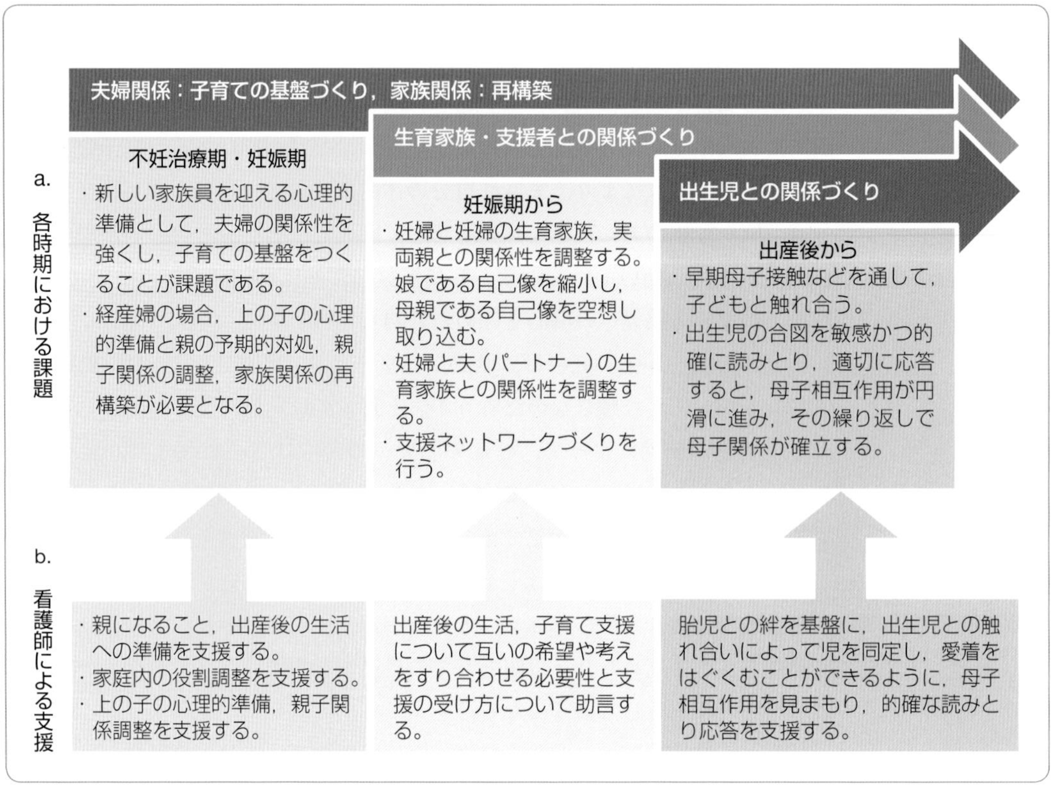

▶図4-6　家族の関係性の調整を促す看護

4　子どもとの円滑な交流を促す

　母子相互作用により，妊娠期から胎児とのコミュニケーションがはぐくまれ
ていると，子どもへの関心・愛着は強くなる。これは，父親でも同様である。

母親・父親と▶
新生児の相互作用
の援助

　正期産で出生した直後の正常経過にある健康な新生児は，反応第1期でス
テート4(▶系統看護学講座　母性看護学各論，第14版，第5章)の静かな覚醒状態で
外界刺激への感受性が高まっており，さらに母親も出産による苦痛から解放さ
れているため，母子相互作用の絶好の機会である。母子の健康状態がよければ，
できるだけ早く母子面会の機会をつくり，自分が出産した子が元気であるとい
う実感をもてるような言葉かけをする。父親に対しても，できるだけ早く面会
の機会を持てるようにする。また面会時には，子どもと安心して安全に交流で
きるように，生まれた子どもの生理や特徴，抱き方などについて説明する。母
親・父親と子のスキンシップを促し，母子にとって安心かつ安全で刺激が少な
い環境を整えることも重要である(▶16ページ)。

　しかし，早産などで生まれたため，実際の自分の子どもが期待していた子ど
もと比べて，そのギャップが大きかったり，しばらく母子分離状態におかれた
りすると，子どもへの関心が低下したり，さらには子どもの生命力に対する無

知により，子どもと積極的に交流することがなくなりかねない。新生児について正確な情報をわかりやすく提供し，わが子への関心・愛着をはぐくみ，それを表出できる機会をつくることが重要である。

それには，できるだけ早期に面接する機会を設けること，母子分離状態を少なくし，わが子の元気な様子を実感できるようにすることがまず必要である。次に，子どもの合図や反応に敏感に応答できるように，母親の心身を整え，新生児に関する知識や基本的な育児技術について模範を示したり，介助や助言をしていく。

なによりも看護職者に求められることは，女性と子どもが落ち着いて母子相互作用できるような環境づくりや，女性と家族が子どもとここちよくその場にいて過ごすことができるような時と場をつくることである。そのうえで，母親や父親の育児への準備状態を把握し，子どもの合図や反応の読みとり方，子どもの要求への敏感かつ適切な応答方法を具体的に教えていくことが大切である。

5 その人なりの母親像の獲得を促す

マーサー(▶7ページ)は，自分なりの母親像を獲得する母親役割獲得過程は，妊娠期の予期的段階に始まり，出産後に形式的段階，非形式的段階と順次経過し，最終地点である個人的段階に移行し，それは産後約1年間かかるとした。すなわち，妊娠期は母親役割の準備期間であり，出産後間もない母親は，看護職者の育児指導や母親である先輩のうしろ姿から母親役割行動について学び，教えられた世話の方法や皆がしているかかわり方で同じように試してみるところから育児を始めるのである。

予期的段階▶　妊娠期から社会文化的規範に必要以上にとらわれることなく，「その人なりの母親像」を十分に発達させる看護援助が，産褥期において母親役割獲得過程を円滑に移行させることにつながる[1]。またこの段階では，前述したように，胎児への関心をはぐくみ，胎児との絆を強めることが，母親役割の準備として重要である。

形式的段階▶　産褥期の看護援助としては，実際の育児を通して「その人なりの母親像」を発達させる前に，母親の育児への不安を受けとめることが必要な場合もある。とくに子どもの扱いに慣れていない母親は，緊張して行動しているため，子どものかすかな反応が目に入らなかったり，子どもへの愛着行動も示さなかったりする。

そこで，この時期の看護援助として，初産婦の場合は，ほかの母親の役割モデルをまねることや，子どもの反応・合図を適切に読みとることをたすけたり，

---

1) 大平光子：母親役割獲得プロセスにおける看護介入に関する研究．千葉大学大学院博士論文，2000．

子どもの要求にどのように応答するのかを実演したりすることがまず必要である。子どもの世話は繰り返す中でじょうずになるため，あせらないで要点が獲得できるように説明や励ましをしたり，授乳などは方法のコツを身体的に獲得できるように，そばで具体的に手を添えて教えたりする。その際，少しでも適切にできたことを認めることで，褥婦が母親としての自信を高め，子どもの世話にリラックスしてのぞめるようになる。

　経産婦の場合は，上の子が新生児・乳児だったときを思い出し，その子どもと比較しながら，今回出産した子どもの違いにとまどい，不安や期待をもちつつ，相互作用を開始していく。

　母親の精神的なゆとりは，母親自身の視野を広げ，敏感性を高めることにつながり，子どもからの愛着行動に気がつきやすくなり，敏感にかつ円滑に応答できるようになる。母親が子どもと五感を使って交流できるように，母子がリラックスできる環境を整備することも看護の役割である。

非形式的段階▶　何回も母子相互作用を繰り返すことで，母親はその子どもなりの合図や個性に少しずつ気づき，合図への感受性・応答性を高め，さらには母子関係が円滑に形成されていく。そして，子どもと自分に合わせたやり方を工夫し，不快・苦痛を軽減して快適さを与え，成長を促進する状況づくりを試みる非形式的段階に移る。さらに，子どもからの合図が明確になり，世話をする母親に対する反応性も増すことで，母親が子どもの反応や成長・発達を適切に実感するようになる。この段階の母親は，子どもと自分の状況に合わせて，自分なりの方法で母親役割行動を実践し，円滑な相互作用が進むようになる。

個人的段階▶　この段階では，母親は自分自身が遂行している母親役割にここちよさを感じるようになり，自分なりの母親像を確立し，自分の子どもに対する母親としての自信をもつにいたる。

　一方，乳児は母親とのたえまない相互作用により，母親との絆を形成し，母親を安全基地として外界を探索する。この乳児の運動や認知能力の発達，基本的信頼の獲得には，重要他者あるいは母親の適切な情緒応答性，無条件の愛情・承認などが必要である。したがって看護職者は，母親自身も乳児との相互作用によって発達していく対象としてとらえ，子どもの反応・合図に対して適切に応答していくことができるように支援する。子どもの成長・発達の状況から，母親の応答性や子育ての適切性・がんばりを賞賛・承認し，母親としての自信を高めることも重要である。

6　社会資源の活用を促す

　妊娠を計画した段階から，出産後の子育てに備えて保育所の近くに引っ越すなどの準備をする夫婦もいるが，多くの女性は妊娠が安定してから出産後のことを考える。そこで，妊婦に対して，妊娠中から育児期においてどのような援助が必要となるのかを考え，利用できる公的サービスや社会資源について紹介

し、状況に応じてそのサービスを受けることをすすめる。母子保健サービスは、利用者の身近で行われることが重視され、市町村や区単位で行われている。自治体によってサービスが異なるため、居住地のサービスを確認するように伝える。このような社会資源の活用に関する看護の提供は、対象者の立場にたって行うようにし、正しい最新の情報を伝えるようにしなければならない。

自助グループ▶　社会資源としては、不妊症、妊娠・出産、子育て、子どもの先天性疾患などについての各種の自助グループがある。自助グループは同じような悩みや問題をもつ人々が語り合い、互いにそれを共有することで気持ちが癒されたり、ともにたすけ合って問題解決をしたりする場である。看護職者は、このような場を紹介し、その一方で、自助グループに対して母性看護の専門家として支援をしていく。

　最近は、インターネットや携帯電話などを利用した自助グループなどによる情報交換も活発になっている。仕事や子育てによって日常生活にさまざまな制約を受けやすい女性にとっては、これらの情報収集や情報交換は非常に便利であり、今後も広がっていく可能性がある。しかし、得られる情報は一個人の個人的な体験談であり、ある人には有用な情報であるが、別な人には不適切な情報となることもあり、さらに収集できる情報には限界がある。一般的な限られた情報で判断をして医療機関の受診が遅れるということにならないように、氾濫している情報の収集および活用について、情報リテラシー教育をする必要があると考える。

⑤ ストレス・不快症状・苦痛を緩和する看護技術

1 ストレスとストレスマネジメント

ストレスとは▶　ストレス学説を提唱したセリエ Selye, H. によると、ストレスとは「体外から加えられた要求に対する、身体の非特異的な反応」であり、現在では、外部から加えられる人間関係上の緊張や、過剰な仕事などの圧力や抑制、心身の負担になる刺激やできごと（ストレッサー）によって、心身の特異的なゆがんだ状態、内的な緊張状態とされている。

　妊娠・出産などがきっかけとなって精神面での変調をきたすことはめずらしくなく、親になることはストレスを引きおこす原因、つまりストレッサーであるとも考えられている。そのほかにも、不妊や生殖補助医療に関するものなど、さまざまなストレッサーに女性はさらされうる（▶表4-6）。

　一方、同じようなできごとがあっても、それがストレスとなる人とならない人がいるように、ストレスの受けとめ方（認知的評価）には個人差がある。たとえば、不妊や不妊治療に対しても、否定的なものから肯定的なものまで、個人によって反応は異なる（▶表4-7）。

▶表4-6　女性・母親のストレッサーの例

- 挙児希望であるのに子どもができないこと(不妊)
- 体外受精など生殖補助医療を受けること
- 予定外の妊娠，希望しない妊娠
- つわり，妊娠悪阻
- 子宮増大による身体的負荷
- 陣痛，出産すること
- 35歳以上で母親になること(卵子の老化により先天異常児の危険性が高いこと)
- はじめて子どもを産み育てること，母親になること
- 低出生体重児を産んだこと

▶表4-7　不妊・不妊治療への認知的評価の例

認知的評価	具体的な反応例
否定的反応	運命に従うしかないと思う。 落ち込んだり，あせったりする。 もっと早く治療をしていたらと思う。 早く妊娠したいとあせっている。
中間的反応	治療中の私は「まだ若い」と思う。
両価的反応	つらいが，夫が支えてくれる。
肯定的反応	私たちは一緒にがんばっている。

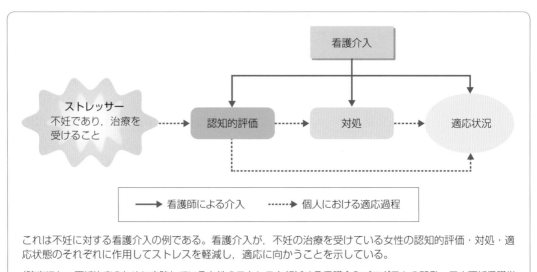

これは不妊に対する看護介入の例である。看護介入が，不妊の治療を受けている女性の認知的評価・対処・適応状態のそれぞれに作用してストレスを軽減し，適応に向かうことを示している。

(陳東ほか：不妊治療のために来院している女性のストレスを軽減する看護介入プログラムの開発．日本不妊看護学会誌 3(1)：4-10，2006による，一部改変)

▶図4-7　看護介入のモデル

　　また，対処の仕方が，ストレッサーに対して適切でないと，よけいにストレスが増してしまう場合もある。したがって，これらの問題をもつ女性に対して看護介入を行う際には，対象者の適応過程の状態をよく観察し，認知的評価・対処・適応状況のそれぞれに適切なかたちではたらきかけていくことが大切である(▶図4-7)。

ストレスへの▶
対処様式
　　ストレスへの対処様式(コーピング)にはさまざまな分類があるが，1つの例として以下のものがある。

(1)積極行動型コーピング：積極的に問題を解決しようと行動する。

(2)積極認知型コーピング：積極的に問題を分析して内省し，受けとめや考え方を修正しようとする。

(3)気晴らし型コーピング：ストレッサーに対して直接的に向かうのではなく，

　好きなことをやって気をまぎらわせる。

（4）回避型コーピング：ストレッサーを回避して近づかないようにする。

　ただし，つねに効果的な対処様式などはなく，ある個人の特殊性と，ある状況の特殊性の組み合わせによって，効果的なコーピングは変化していくものと考えられている。

　したがって，個人が自分の状況に合わせて対処様式を組み合わせるというストレスマネジメントが必要である。

ストレス反応と▶
ストレスマネジ
メント
　セリエによると，生体が連続的にストレッサーにさらされたとき，全身に適応現象がおきる。最初はストレッサーによる身体の緊急反応の時期であり，副交感神経が優位となり，体温低下や血圧低下，血糖値の低下，神経活動の抑制，筋緊張の低下，血液の濃縮，組織崩壊，急性胃腸潰瘍などが出現する。

　これらの現象が数分〜1日くらい続いたあと，ショックによる生体防衛反応が高度にあらわれる時期となり，交感神経が優位となり，副腎肥大や胸腺リンパ組織の萎縮，血圧上昇，体温上昇，血糖値の上昇，神経活動の亢進，筋緊張の増加などが見られる。

　この自律神経の不良状態がストレス症状としてあらわれるため，ストレッサーとして認知しないようにする認知療法的アプローチや，ストレス反応と拮抗するリラックス反応を促す漸進的筋弛緩法，自律訓練法などのリラックス法がストレスマネジメントとして用いられている。

2 ストレスマネジメントに関する援助

　上述のことから，妊娠・出産にかかわるストレスをもつ女性に対しては，本人が自分のストレス状況とストレッサーに気づき，状況に応じた対処様式を選択し，ストレス反応が生じたらストレスマネジメント法を用いられるように，ストレスについて情報を提供するなどの支援をすることが必要となる。

原因や症状などに▶
ついての説明
　妊娠・出産は生理的な現象であるが，その経過中に身体的な変化が急激におこり，さまざまな不快症状や苦痛をもつことがある。

　女性が不快症状・苦痛を訴えた場合は，その症状などを観察し，それが病的なものであるのかマイナートラブル（不定愁訴）であるのかをアセスメントする。同時に，対象者の訴えを傾聴し，ありのままに受けとめる。

　すなわち，症状や苦痛がおこったできごとや体験の内容，本人の訴え，関心事をよく聞く。それにより，対象者が看護職者に信頼感や親密感をもつことができ，不快症状や苦痛に関連しておこっている否定的な感情を十分に表出できるようになる。

　アセスメントの結果，異常かどうかの判断がむずかしい場合は，医師の診察を受けるように調整する。異常ではなくマイナートラブルであると診断されたときには，対象者の感情が整理されているかどうかを確認する。対象者の思いを受けとめ，不安を軽減するように，その原因や症状についての説明をわかり

やすく行う。

自分でできる▶
対処法の紹介

マイナートラブルに対する対処法は症状や発生原因によって違うため，それらに応じつつできるだけ多くの対処法を紹介する。また，その女性が，日常生活のなかで自分で実施できるような工夫を一緒に考えたり，実施してみたりして，生活行動へ取り入れられるようにしていく。

痛みの発生メカニ▶
ズムと緩和法

痛みには複雑な要因が相互に作用しており，触覚や温覚などのほかの感覚刺激や，精神状態，環境によって痛みの閾値に変化が生じるとして，ゲートコントロール説 gate control theory[1] が提唱された。そののちに提唱された，侵害刺激，痛み感覚，苦悩，痛み行動からなる多面的モデル multifaceted model は，ゲートコントロール説では説明できなかった慢性的な痛みを解釈でき，痛みを学際的アプローチにより管理することの必要性が強調されるようになった。このアプローチは，重視してきた侵害刺激と痛み感覚の除去よりも，痛み感覚により引きおこされる苦悩や，それを周囲の人々に訴える目的で行われる痛み行動に着目して，痛みを表現することを通して緩和するということを取り入れている。

分娩期の痛みの緩和ケアの方法としては，自分で行うセルフケアと，看護職者による看護ケアあるが，どちらの方法にも上記の理論は緩和の根拠理論となる。つまり看護職者は，マッサージ法・圧迫法・温罨法によってほかの感覚刺激を与えて痛みの閾値を高めたり，認知をかえたりすることで痛みの閾値を高めることや，アロマセラピーなどでリラックス反応をおこして痛みの閾値を高めることなどを取り入れることができる（▶系統看護学講座 母性看護学各論，第 14 版．第 4 章）。また，多面的モデルに基づく学際的アプローチとして，痛みの様子や苦悩を自己表現することによる認知療法的アプローチを取り入れることもできる。このほかにも，産痛の原因である物理的刺激の緩和として，体位変換，身体のリラックス法も有効である。

これらのケアの提供にあたっては，対象者への十分なインフォームドコンセントと，対象者の症状に応じて行うことが必要である。また，アロマセラピーなどは誤った使用法により，無効果どころか害を及ぼすことにもなりかねないため，専門的知識・技術を十分に駆使できるように習熟しなければならない。

⑥ 次世代の成長・発達を促す看護技術

1 生命力の発現と成長・発達を促す技術

胎児の生命力を発現させ，そして胎児と新生児の成長・発達を促す看護技術

---

1) ゲートコントロール説は痛みのモデルとしては否定されたが，その過程で生まれた痛みの緩和法は一定の評価を得ている。

には，①胎児の環境である妊産婦を援助することと，②新生児を直接援助することがある。

妊産婦の援助▶　妊婦がより健康的に妊娠生活を過ごせるように，妊婦の生活環境を整え，日常生活行動，とくに食生活行動について胎児への影響を考えた指導をすることが必要である。また，妊娠末期の妊婦やハイリスクの妊婦に対して，胎動知覚による胎児の健康状態の把握のために，胎動カウント[1]を指導する場合もある。

新生児への▶
直接援助　新生児の成長・発達を促す看護技術は，基本的ニードの充足と新陳代謝の促進に関する技術である。つまり，感染予防と安全に留意し，呼吸・循環・消化・吸収・排泄などの機能が円滑にはたらくようにし，安静やスキンシップなどの効果的な感覚刺激を与えることである。新生児の生理やすばらしい能力を親に説明し，育児方法だけでなく，成長・発達を促すような新生児との交流の仕方（抱き方，あやし方，スキンシップの方法など）も具体的に教えることができる。

2　生命力の消耗を抑える技術

　新生児には，適度に泣くことと同様に安静も重要である。哺乳直後の沐浴は，新生児の身体に負担がかかり，また乳汁の消化にもよくない。授乳後はゆっくり眠れるように寝具などを整えること，眠っているときは無理に起こさないようにすること，沐浴時間は5分程度にすることなどが，新生児の体力の消耗を抑えることになる。

⑦ リプロダクティブヘルスの健康障害への対応

　リプロダクティブヘルスの健康障害には，月経障害・性感染症・不妊症などの非妊時の健康障害と，妊娠・出産に伴う健康障害がある。いずれも女性の生殖機能にかかわる心身の問題であるため，健康状態を把握する際には，これらの異常の危険性を予測して観察する必要がある。

異常の早期発見▶　リプロダクティブヘルスの健康障害は，とくに妊娠中の場合には，母子双方に悪影響を及ぼし，生命の危険が急激に高まり，妊娠の中断の必要性が検討される状況をまねくことがある。したがって，ハイリスク因子の判別，定期的な健康診査の励行，疾病の予防のためのセルフケア行動の実施が重要である。

　とくにリスクが高い場合は，妊産婦自身が日常的に自己モニタリングできるように，自覚される異常な徴候や対処法などを具体的に教える。

　また，対象者の訴えによく耳を傾け，幅広く関連情報を得て，正常の経過であると明確に判断できない場合や不安が高い場合は，医師の診察を受けるように調整する。

1）胎児が10回動くのにかかった時間を測定すること。

緊急事態への対応▶　産科出血や新生児感染症などは，無症状または軽症な状態から，急激に症状が進行するので，早期発見・早期対処への日ごろからの準備や点検を怠ってはならない。

　また，緊急事態では，第一発見者の冷静な判断と，ほかの看護職者や医師への周知，医療チームによるすばやい適切な対応が必要となる。各職員が異常事態におけるマニュアルを確認し，チームで適切に協力して行動できるように準備しておかなければならない。

⑧ 周産期の死に対する看護技術

　母性看護の現場では，多くの正常な児の出生があるなかで，非常にまれなことであるが，胎内死亡・死産・新生児死亡もある。これらは，特別な配慮が不可欠となる。

　通常，すべての出産の準備は生きて娩出される子どもに対するものである。したがって，死産などの子どもの死に伴う急な局面の変化に対しては，看護がいきとどかない危険性がある。生産の場合の看護手順をそのまま適用しないように，日ごろから，死産などの場合の看護基準を十分に理解しておかなければならない。また，それを使う看護職者自身が自分の気持ちを整理・コントロールし，安定した状態を保つことが必要である。

　そして，周産期の死を体験している女性や家族も予期せぬ事態に精神的衝撃を受けていることが予測されるため，当然ながら対象者の気持ちに寄り添い，同情するのではなく感情に巻き込まれずに共感的態度でそばにいること，環境調整などをていねいに行っていくことが重要である。

ゼミナール
復習と課題

❶ 母性看護の対象者の全体像を把握するためには，どのような視点で情報を収集し整理していけばよいかをまとめなさい。

❷ 偏見のない正当な看護活動を展開するための倫理原則を述べなさい。

❸ カウンセリングによる専門的援助関係の確立に必要な態度の3つの要素についてまとめなさい。

❹ 女性の意思決定を支える技術を提供する際の観点として，なにが重要であるか。

❺ 母親役割獲得過程の段階について，経過を追ってまとめなさい。

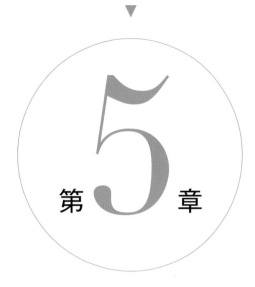

母性看護学概論

第**5**章

女性のライフステージ
各期における看護

A ライフサイクルにおける女性の健康と看護

① 社会の変化に伴う女性の身体および健康問題の変化

女性の体格と▶
健康の変化

　人々の健康は，栄養状態や身体活動，社会環境の影響を受ける。「国民健康・栄養調査」[1]によると，わが国の女性の身長と体重は，1950年と2005年を比べると各年齢階級において増加している。一方で2005年と2019年を比べると，近年では身長・体重ともに大きな変化はみられない。（▶表5-1）。

　統計からわかるように，わが国ではおもに栄養状態の改善に伴い，女性の体格はかつてに比べてよくなった。その一方で，少子高齢化の進行や人々のライフスタイルの変化，ライフコースの多様化などに伴って疾病構造の変化が進み，従来とは異なった健康問題があらわれるようになっている。

　このような情勢のなか，わが国では，国民の健康の増進の総合的な推進をはかるための基本的な方針として健康日本21（第二次）が推進されている（▶33ページ）。

　健康日本21（第二次）では，生活習慣および社会環境の改善を通じて，子ど

▶表5-1　年齢階級別の女性の身長と体重の推移

a. 身長(cm)

年齢	1950年		2005年		2019年	
	平均	標準偏差	平均	標準偏差	平均	標準偏差
26〜29	149.7	5.3	158.5	4.8	157.9	5.8
30〜39	148.9	5.3	158.3	4.9	158.2	5.5
40〜49	147.7	5.5	156.8	5.3	158.1	5.4
50〜59	145.0	5.7	154.6	5.2	156.9	5.2
60〜69	143.8	6.1	151.3	5.4	154.0	5.7
70以上	141.7	5.4	146.9	6.1	149.4	6.0

b. 体重(kg)

年齢	1950年		2005年		2019年	
	平均	標準偏差	平均	標準偏差	平均	標準偏差
26〜29	49.4	5.8	51.5	6.9	53.4	8.5
30〜39	49.2	6.0	53.5	9.7	54.3	9.5
40〜49	48.3	6.2	55.1	8.7	55.6	10.0
50〜59	46.7	6.3	55.1	8.3	55.2	9.1
60〜69	44.5	6.3	53.9	8.7	54.7	9.2
70以上	41.8	6.1	49.7	8.5	51.1	8.6

（「国民健康・栄養調査」「国民栄養調査」による）

1) 1948年(昭和23年)から「国民栄養調査」として始まった全国調査。国民の身体の状況，栄養摂取および生活習慣の状況を明らかにしている。「健康増進法」の制定に伴い，2003(平成15)年の調査から現在の名称となった。

もから高齢者まで，男女を問わずすべての国民がともに支え合いながら希望や生きがいをもつことを目ざし，「ライフステージに応じて，健やかで心豊かに生活できる活力ある社会」を実現することを目的としている。

健康日本21(第二次)では，目的を達成するための課題として，以下の基本的事項が示されている。これらは，女性のライフサイクルにおいても重要な課題である。

(1) 健康寿命の延伸と健康格差の縮小
(2) 生活習慣病の発症予防と重症化予防の徹底(非感染性疾患 non-communicable diseases〔NCD〕の予防)
(3) 社会生活を営むために必要な機能の維持および向上
(4) 健康を支え，まもるための社会環境の整備
(5) 栄養・食生活，身体活動・運動，休養，飲酒，喫煙および歯・口腔の健康に関する生活習慣および社会環境の改善

不健康な期間▶ さらに，女性は男性よりも長命な傾向にある。わが国の女性の平均寿命は87.09歳(2022年)で健康寿命は75.38歳(2019年)である。平均寿命と健康寿命の差であらわされる期間は，すなわち日常生活に制限のある期間であるといえる。この期間は，**不健康な期間**とよばれ，わが国では10年以上あることから，女性が生涯を通じて健康上支障なく日常生活を送るために，いかにして心身の健康を維持していくかが課題となっている。

② 女性のライフサイクルに応じた身体機能の変化

出生前▶ 女性の身体は，出生前から次世代に命をつなぐ準備をしている。とくに，第1次性徴および生殖細胞の分化は，リプロダクティブヘルスに関する支援をするうえでの基礎として知っておく必要がある。

女性の性染色体の構成はY染色体をもたないXXであるため，発生において性腺原基は卵巣となり，ウォルフ管は退縮し，ミュラー管は子宮などの女性内性器に分化する(▶123ページ)。さらに尿生殖洞は腟上部を形成し，外性殖器は女性化する。このようにして外陰が女性化した状態で生まれることから，出生時には(身体上の性において)女性として判別される。このような出生時に生殖器でみられる生物学的性差を**第1次性徴**という。

胎児の卵巣は，妊娠12週ごろまでに卵巣皮質で原始生殖細胞から卵原細胞が分化し，妊娠20週前後には500万〜700万卵原細胞が存在する(▶125ページ，図3-16)。卵原細胞は，一次卵母細胞となり原始卵胞を形成するが，一次卵母細胞にならなかった卵原細胞は死滅する。原始卵胞は胎児期から減少がはじまり，出生時には100万〜200万個，思春期には20万〜30万個に減少する。残存した卵子の加齢は，妊孕性や染色体異常の発生リスクにかかわることが知られている(▶124ページ)。

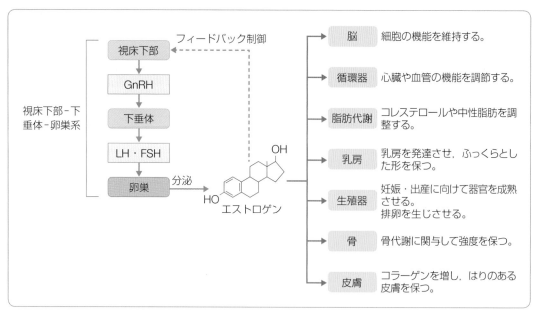

▶図5-1　エストロゲンの女性の身体への作用

思春期▶　思春期になると第2次性徴が発現し，生殖器以外にも男女の違いが生じるようになる。この変化には卵巣からのホルモン分泌が大きく関与する。とくにエストロゲンは，排卵を生じさせるだけでなく女性の身体にさまざまな影響を及ぼす（▶図5-1）。

　　思春期以降の女性の健康を支援する際には，卵巣からのエストロゲン分泌をはじめ，視床下部−下垂体−卵巣系（▶107ページ）が十分に機能しているかどうかを確認することが重要となる。また支援を効果的なものとするためには，女性が自分の身体に関心をもち，正常な状態や健康的な状態について理解している必要がある。

性成熟期▶　性成熟期[1]は，思春期のあとから更年期に入るまでの期間をいう。この時期は生殖可能年齢にあたり，視床下部−下垂体−卵巣系が機能して排卵を伴う月経周期が繰り返されるため，妊娠・分娩が可能となる。またこの時期は，発達段階においては前成人期にほぼ重なり，① 職業につくことや，② 配偶者を得たり子どもをもうけたりして家族を形成すること，③ 市民としての責任を負うことなどが発達課題となる。

　　これらのことから，性成熟期の女性はリプロダクティブヘルスにさまざまな健康問題を生じるリスクをかかえている。1995年にWHOは出産可能期の問題として，不妊，人工妊娠中絶の合併症，妊産婦の疾患および死亡，出生調整，

1) 日本産科婦人科学会は，思春期以降，更年期までの生殖可能な年齢（18歳ごろ〜40代前半）にある期間を性成熟期とし，内分泌学的に，月経周期に伴う視床下部−下錐体−卵巣系の機能が周期的に変動するという特徴をもつ時期としている。本章では，内分泌系の変化に伴う女性の健康に焦点をあてていることから，性成熟期を用いる。

売買春，性暴力，薬物乱用，HIV 感染を含む性感染症，栄養不良・貧血を示した（▶30 ページ，図 1-9）。また，わが国でも，不妊，妊産婦の疾患，出生調整，性暴力，性感染症などに関する問題がある。

更年期・老年期▶ 　更年期とは，性成熟期から老年期への移行期をいう。この時期は，視床下部−下垂体−卵巣系の機能に変化が生じて卵巣の機能が衰退し，月経の永久的な停止を迎える（閉経，▶227 ページ）。また老年期とは，更年期を経て，卵巣機能が完全に消失した時期をいう。

　更年期以降では，卵巣機能の低下に伴うエストロゲン分泌の低下をはじめとして，さまざまな身体機能の変化が生じる。そのため，更年期・老年期の女性のリプロダクティブヘルスには，① 卵巣機能の低下に伴って生じる更年期症状・更年期障害や骨粗鬆症，② 腟の萎縮や骨盤支持組織や子宮支持組織の脆弱化に伴う性交疼痛障害（性交痛）および，子宮下垂・子宮脱，尿失禁，③ 子宮体がん（好発年齢は 50 代である），といった健康問題がおこりやすい。

③ ライフサイクル各期に共通する看護

1 女性の身体機能や性にかかわる知識・情報の普及

身体機能に関する▶
情報提供と教育
　女性の有するリプロダクティブヘルス／ライツが尊重され，健やかに生活するためには，女性みずからライフサイクルの段階に応じた身体機能の変化を理解している必要がある。そのため，看護職者は，女性が幼少期から男女の身体の違いを理解して正しい知識をもつことができるように支援する。なお，幼少期の女性に支援をする際は，親に対しても情報提供や教育的支援を行うことが重要である。

　身体機能や性にかかわる知識・情報を得ることによって，女性は自分の身体を大切にいたわるようになる。また，知識・情報の獲得によって，性的暴力への対処ができることにもつながる。

　さらに，現代では女性の生き方が多様化しており，人生のなかで女性は子どもを産み育てることに関してさまざまな選択を迫られる。妊娠の仕組みや妊孕性に関する知識・情報は，子どもを産み育てることにかかわっており，女性が自分で納得して選択を行うために，必要な情報となる。

ヘルスリテラシー▶
獲得のための支援
　WHO は，ヘルスリテラシーを「認知面や社会生活上のスキル（あることを行うための技術的な能力）であり，健康を維持・増進するために必要な情報にアクセスし，理解し，活用することができる個人の能力や意欲を示すもの」と定義している。女性のライフサイクルに応じた身体機能の知識や情報を普及していくためには，女性たちがみずから正しい知識や情報を得て，理解し，活用できることが大切である。そのためには，女性に対するヘルスリテラシー獲得のための支援が必要である。

たとえば、女性アスリートでは、日ごろの高強度のトレーニングによって無月経や摂食障害、骨粗鬆症などの健康問題がおきることがある。このような場合、看護職者は、女性アスリートが自分自身の正常な状態、健康的な状態を理解できるように、身体の機能にかかわる知識や情報を伝えることが必要である。ただし、それだけでは一時的な改善にとどまり、競技トレーニングとの両立がむずかしいことがある。そのため、女性アスリートが健康に関する適切な情報を自分で探し出し、健康管理をしながら競技パフォーマンスの向上を目ざせるように支援をしていくことが必要である（▶223ページ「NOTE」）。

2 世代性を考慮した支援

女性は子どもを産み育てる身体的機能を備えて生まれ、成長とともにその機能が発現し、人生を折り返すころにその機能が終了する。子どもを産み育てるという役割を担うことは、人間のライフサイクルの1つの発達ととらえることができる。

エリクソンは、成人期の心理社会的課題として、**世代性**（生殖性）generativity[1]をあげ、健康なパーソナリティの成長の一段階とした。この世代性の概念は、生産性と創造性の概念を含んでおり、達成されたときに獲得する人格的活力として、ケアcare（はぐくみ）があるとされている。すなわち、ケアすることは、人間の発達にとって本質的な意味をもっており、成熟した心の状態をあらわすととらえられる。

また、ケアすることは、関係性に基づいたアイデンティティを発達させることでもある。つまり、ケアするという新しい役割を自己の中に受容して統合することによって大人としてのアイデンティティを獲得し、それが個人としてのアイデンティティの発達・成熟につながる。また、次世代をはぐくむ役割をどのように担うかも、個人の発達に影響する。

3 女性の意思決定への支援

女性の生き方が多様化した現代において、女性たちは社会における役割や家庭における役割などを引き受けながら、個人のアイデンティティと関係性のアイデンティティを発達させている（▶10ページ、図1-1）。

現代女性は、生涯を生き抜くなかで子どもを産み育てることを含めて、さまざまな意思決定を迫られる。また、それぞれの女性の生き方には女性の健康状態も関与している。看護職者は、女性たちが十分な情報を得たうえで、後悔することなく納得のいく決断・決定が行えるように支援する必要がある。

さらに、健康日本21（第二次）が目ざす「ライフステージに応じて、健やか

---

1) 訳語として、わが国では「生殖性」「世代性」などが用いられるが、子の誕生だけでなく成人として後継を導くという意味も含むため、本章では後者を用いる。

で心豊かに生活できる活力ある社会」を実現するためには，女性がさまざまな情報を得て，対処できるような情報リテラシーを身につけ，セルフケア能力を向上させること，すなわち前述したヘルスリテラシーを獲得する必要がある。

情報を獲得するための資源や方法には，専門家に相談することや，広く発信されている情報を検索して得ること，同様の事象を経験している人（ピア）から情報を得ることなどがある。看護職者は，女性が多様な資源や方法を活用して，みずから健康課題や問題に対して意思決定を行い，対処できるように支援する必要がある。

4 多職種による支援

女性のライフサイクルにおいて，女性がかかえる健康問題や発達上の課題は多種多様であるほか，複数の問題を同時にかかえることもある。これらの多様な個人の健康問題や課題に対しては，多職種からなるチームで解決をはかることが多い。看護職者は，それぞれの専門職者が行いうることを把握するほか，それぞれの専門職者を調整する役割を担うことも必要となる。

たとえば，思春期や性成熟期の女性ががんに罹患した場合，原疾患だけでなく治療後の妊孕性に影響することもあるため，多職種による支援が必要となる。具体的には，がん治療に関しては，がん専門医やがん看護を専門とする看護職者が主体となる一方で，子どもを産み育てることに関しては，産婦人科医や母性看護を専門とする看護職者がかかわる。また，心の問題などをかかえている場合には，精神科医や精神看護を専門とする看護職者がかかわることになる。

B｜思春期の健康と看護

思春期は，小児期から成熟期への移行の時期であり，身体的成熟ならびに心理・社会的成熟の期間を示す。日本産科婦人科学会は，思春期を「第2次性徴出現から初経を経て月経周期がほぼ順調になるまでの期間」と定義し，わが国の現状から，その期間を8〜9歳ごろから17〜18歳ごろまでとしている。

また，WHOは思春期を①第2次性徴の出現から成熟までの段階，②子どもから大人に向かって発達する心理的な過程ならびに自己認識パターンの確立，③社会経済上の相対的な依存状態から完全自立までの過渡期とし，身体的・心理的・社会的な側面からとらえている。

英語では，第2次性徴が出現し，身長ののびがとまるまでの身体的発育期を「puberty」とし，心理・社会的発育期を「adolescence」と分けて表現するが，わが国では両者がともに思春期と訳されたり，adolescenceはpubertyと区別して青年期と訳されてもいる。

① 思春期女性の特徴

1　身体的特徴

身長と体重▶　身長が急にのびる時期は，乳児期と思春期である。女性の身長は，10～12歳までの2年間で最も著しくのび，16歳で最終身長に達する。また，体重増加は，身長がのびる時期の6か月後にみられ，体脂肪率が著明に増加する。このことにより，体型は丸みを帯びた女性らしいものとなる。

乳房・陰毛・初経▶　女性の第2次性徴は，乳房の発育と陰毛の発生により1～5期に分類され，1期が幼児型で5期が成人型である（▶図5-2）。乳房の発達は左右同じでないこともあるが，8～13歳で始まり，12～18歳で成人型となる。陰毛は11歳ごろからはえはじめ，14歳ごろに成人型となる。

　　　　　性機能の発達の特徴は初経の発来である。初経は，身長の発育がピークとな

乳房の発育

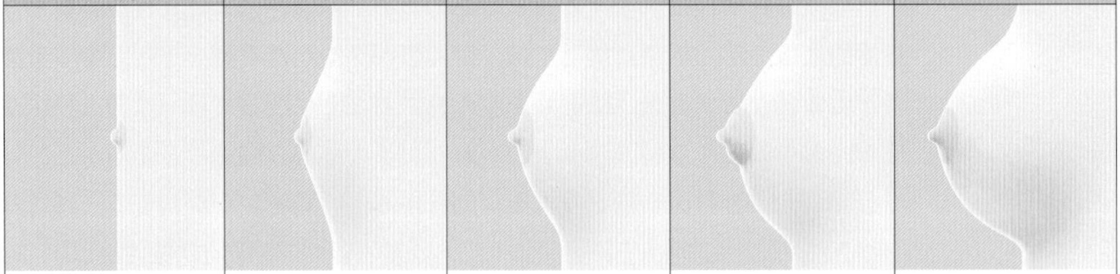

1期	2期	3期	4期	5期
乳頭だけが隆起している（前思春期）。	乳頭と乳房が小さく隆起する。乳頭輪は大きさを増す（乳蕾期）。	乳頭と乳頭輪は，さらに大きく隆起するが，両者は同一面上にある。	乳房の上に乳頭と乳頭輪がさらに隆起して第二の隆起をつくる。	乳房だけが隆起し，乳頭輪は再び乳房と同一面上となる。

陰毛の発生

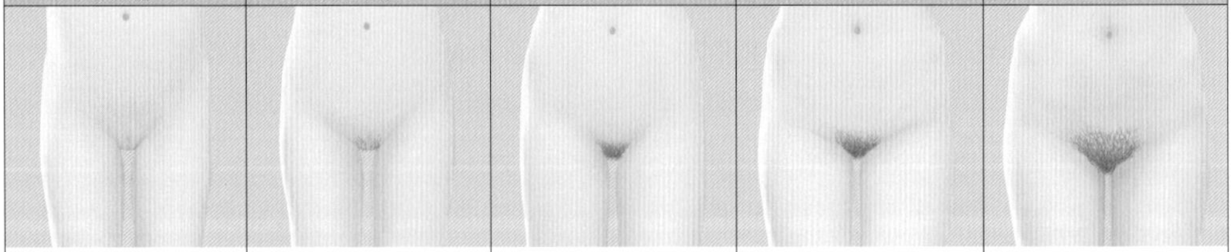

1期	2期	3期	4期	5期
陰毛なし。	陰茎部または陰唇に沿ってまばらにはえる。	毛はかなり濃く，密となり，ちぢれの度を増し，まばらながら恥骨結合のところまで広がる。	成人型に近いが範囲が狭い。大腿内側には広がらない。	成人型となる。ただし全体として逆三角形である。その上縁は直線で白線[1]には広がらず，いわゆる女性型を示す。

1) 左右の腹直筋の間で正中部にみられる結合組織性の索状のひものこと。

▶図5-2　乳房の発育と陰毛の発生（タナー Tanner 分類）

▶表5-2　中学生・高校生・大学生の月経の経験の有無と初経時の年齢

割合(%)		中学生 (n=2,150)	高校生 (n=2,149)	大学生 (n=2,107)
月経の経験	ある	81.2	94.3	97.2
	ない	14.1	1.4	0.7
	無回答	4.7	4.3	2.0
初経時の年齢	～10歳	9.6	7.4	9.3
	11歳	26.2	19.0	18.6
	12歳	36.7	31.0	30.0
	13歳	18.6	19.3	15.4
	14歳	4.2	12.6	13.5
	15歳	0.3	3.4	6.1

(日本性教育協会編:「若者の性」白書——第8回青少年の性行動全国調査報告. pp.234-235, 小学館, 2019による)

る時期の6か月～2年の間に出現し，身長146～148 cm，体重40～42 kg程度のときに生じるといわれている。中学生・高校生・大学生の調査において，初経は，12歳女性で約半数以上が経験しており，高校生以上になると90%以上が経験している(▶表5-2)。

月経周期の確立▶　このような第2次性徴の発現や初経は，卵巣から分泌されるエストロゲンによって引きおこされる。

　視床下部-下垂体-卵巣系(▶107ページ)の機能は，思春期になるまで低いレベルに抑制されており，少量のエストロゲンに対する反応と自動的な中枢性の抑制機構によって，性腺刺激ホルモンの分泌が抑えられている(▶図5-3-a)。

　思春期に近づいて中枢神経系が成熟すると，中枢抑制機構が解除されてエストロゲンに対する感受性が低下し，性腺刺激ホルモン放出ホルモン(GnRH)の分泌が亢進する。そして，性腺刺激ホルモンの分泌が高まり，卵巣からのエストロゲンの分泌も増す。これによって身体的な変化がおこり，初経が発来する。

　初経から排卵周期の確立までには，ある程度の期間がかかる。排卵には卵胞の成熟とLHサージ(▶108ページ)が必要である。そのため，視床下部-下垂体-卵巣系のなかでLHサージの発現機構が完成されていない，あるいはエストロゲンの分泌が不十分である期間には，排卵が生じない月経がみられる(**無排卵周期**)(▶図5-3-b)。**図5-3-c**に示すように，性成熟期にはLHサージの発現機構が完成し，月経周期が確立する。

2　心理・社会的特徴

　エリクソンは，思春期を心理・社会的モラトリアムと定義し，成人社会への参入のための準備期間とした。精神医学や心理学では，自己認識のパターンの

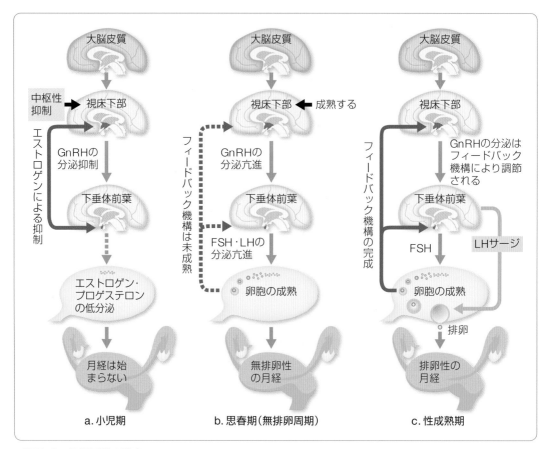

▶図 5-3　月経周期の確立

変化は 14 歳前後で始まって 23〜24 歳で完成するといわれており，第 2 次性徴が開始した時期について前思春期という概念が使われている（▶表 5-3）。

● 身体的成熟と自己の受け入れ

　思春期の特徴である自我の覚醒は，身体的な成熟によって自分の身体や自己の内面に関心が向くために生じる。第 2 次性徴は自己の生物学的な性を示すものであり，思春期に体験する身体的な変化が心理的な反応を引きおこす。たとえば，乳房発達は身体的成熟の初期の段階に始まり，大人になることのサインとして肯定的にとらえられることが多い。一方で，初経のとらえ方は，「めんどう」「不快」などの否定的な感情と，「成長した」「うれしい」などの肯定的な感情の両方を含み，両価性（アンビバレンス）[1]であるといわれている。

　思春期女性にとって，身体的な成熟に対する心理的反応は，体験する時期や心理的な準備性などにより異なり，複雑である。たとえば，低年齢で身体的な変化を体験をする場合，大人になることの受け入れの準備性のなさや，他者か

1）同一対象に対して，2 つの相反する感情を同時にもつ精神状態のこと。

▶表 5-3　思春期の段階

段階	特徴
前思春期 preadolescence	思春期の変化に入る混沌とした不安定な時期。小学生の中学年から高学年にかけての時期。
思春期早期 early adolescence	第 2 次性徴の身体的変化が始まるころから，男子は精通を経験するころまで。女子は初経が始まって 1 年程度。11〜14 歳ごろ。およそ中学生の時期がこれにあたる。
思春期中期 middle adolescence	性毛および外性器が成人型に成熟するころまでの期間で 15〜17 歳ごろ。中学 3 年生から高校 2 年生ごろがこれにあたる。
思春期後期 late adolescence	18〜20 歳くらいまで。
後思春期 post adolescence	成人に移行する時期。思春期の終わりは 25 歳までとしている。

（アメリカ思春期医学会，1995 による）

らの目を気にすることにより，否定的な反応を生じさせる。

ボディイメージ▶　ボディイメージは，自分自身の身体的魅力や外見に対する自己知覚や感情・イメージをいい，自己概念の一部として身体的成熟を契機に明確化する。乳房の発達を肯定的にとらえることによりボディイメージは肯定的となり，女性としての自己を定義する機会となる。ボディイメージの形成に介在する要因として，親や他者が与える評価・反応・印象および自尊心や自己受容性がある。また，ボディイメージは社会文化的な影響も受けやすい。たとえば，現代の「やせ志向」は丸みを帯びた女性らしい体型に対して否定的なボディイメージを与え，ダイエット行動を助長させている。

　このように，思春期は，体験する身体的な変化を通じて，社会的な基準や仲間や親の基準を取り込み，自己像や性同一性，ボディイメージをつくりあげる時期でもある（▶図 5-4）。

● 認知発達

　思春期における認知能力の発達は，社会的認識を深めるとともに，自己認識をも深める。思春期には，記憶容量や時間あたりの情報処理量の増加，適切な方略選択による効率化，学習や経験を通じた知識や技能の拡大など，情報処理能力が発達する。ピアジェ Piaget, J. によると，思考は，児童期に特徴的な目の前にある現象について思考できる具体的操作期から，形式的操作期に 12〜15 歳で移行するといわれている。そのため，思春期になると仮説的思考や可能性の考慮，論理的思考が可能となり，仮説演繹的思考や可能性を現実に検証する科学的思考も可能となる。

　このような形式的操作は，思春期の思考を特徴づける自己認識や社会的認識の発達を支えるものであり，自己の内面に思考を向けることにより，アイデン

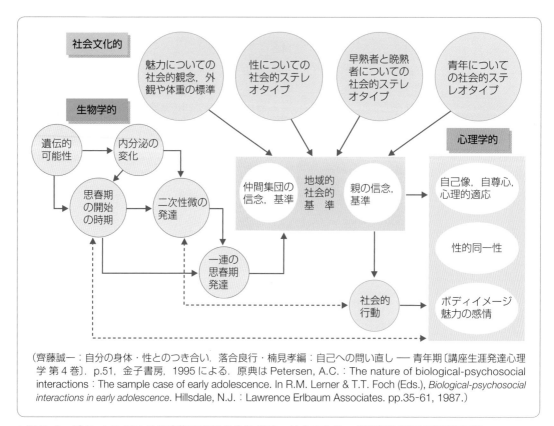

▶図5-4 パターソンによる思春期における生物学的，社会文化的，心理学的要因の関係モデル

（齊藤誠一：自分の身体・性とのつき合い．落合良行・楠見孝編：自己への問い直し ── 青年期〔講座生涯発達心理学 第4巻〕．p.51，金子書房，1995による．原典は Petersen, A.C.：The nature of biological-psychosocial interactions：The sample case of early adolescence. In R.M. Lerner & T.T. Foch (Eds.), *Biological-psychosocial interactions in early adolescence*. Hillsdale, N.J.：Lawrence Erlbaum Associates. pp.35-61, 1987.）

ティティや価値，人生，愛，友情などの抽象的な概念を問うことにつながる。

● アイデンティティ

　自我の統合された状態をアイデンティティという。アイデンティティは，これからの人生をどういう人として生きていこうとするのかを自分自身で選択し，それに責任をもってできるかどうかという問題に取り組んだ結果，ある1つの方向に統合されることで獲得される。したがって，アイデンティティが獲得されるには，みずから選んだ選択肢を自分の責任として引き受けることができたか，納得できたかという点が重要である。

　エリクソンは，青年期に続く発達段階の前成人期の主題を「親密性対孤立」とし，友人や生涯の伴侶となるべき相手などとの人間関係を形成し，維持する能力を獲得することが重要であると述べている。また，1994年にジョセルソン Josselson, R. L. は，親密な関係による相互性は，他者と体験を共有し，互いの存在を尊重し合うことにより，個人の実在的な孤独感を軽減し，その存在に活力を与えると述べている。

女性のアイデン▶
ティティの確立
　ジョセルソンによると，女性の場合，アイデンティティの確立と親密性が平行して進行し，女性は親密な関係をもつことでアイデンティティがより確かな

ものとなる。女性の発達においては他者との関係性が重要であり，関係性をもつことが自律や達成を目ざすことと同じほど価値がある。

　自己認識の発達にとって，他者とのかかわりのなかでおきたことを分析・検討することや，そこで生じた感情を適切に処理することは重要である。他者が自分に対してどのようなはたらきかけをしたかの吟味を通して，他者を認識し，他者と区別するプロセスのなかで自己のイメージをつくる。このようにアイデンティティは，自己と他者との相互作用を通して発達する。

● 関係性

　アイデンティティを形成するきっかけは，両親・友人・恋人といった他者との関係性にある。とくに女性は，他者とともにいることによって，自分の存在を確かなものにすると1992年にジョセルソンが述べたように，他者との関係そのものに焦点をあてて，自分自身のアイデンティティを確実なものにする。したがって，思春期における関係性のありようは重要である。

親との関係性▶　思春期は，知的発達や自我の目ざめにより，自分の考えがはっきりする。そのため，親の言うことを理知的に吟味して批判したり反抗したりし，親の権威に従わないこともある(第二反抗期)。

　思春期の発達課題の1つは親からの自立であり，心理的離乳ともいわれる。思春期では，新しい他者との関係のなかで自己をより深く確かなものにするために，他者との関係性が，親を中心とする構造から，より拡大された他者を含む構造へと再構築される。親に対する愛着は継続するものの，他者との関係性の拡大により弱まり，対等な関係へと変化する。1987年にジョセルソンは，とくに女性においては，母親とのつながりからいつどのように分離するかが，アイデンティティの特徴を規定する重要な要因であると述べている。

　また，家族内の関係性におけるさまざまな経験は，両親との関係をこえて仲間との関係にも波及し，友人や恋人との関係性におけるアイデンティティの形成に意味をもつ。とくに，相互交渉による問題の解決は，一方だけががまんしたり一方が他方に解決を押しつけたりするのではなく，互いが相手の意見や考えを理解すると同時に，自分の意見や考えも主張してぶつかり合いながら，納得のいく意思決定を行うことを意味する。家族のなかで相互交渉の経験をすることが，社会的な関係を築く基盤となる。

　わが国では，このような交渉能力は男性の特徴としてとらえられ，女性には社会的に従順・円満・調和といった役割を強調する関係性が期待されている。しかしこのような関係性は，自分を抑えて他者からの期待を受け入れるという意味において対等ではなく，対等な関係性のなかで他者からの期待と自己の欲求や関心とのバランスをとることが求められる。

　親子の関係性のなかで，自己主張や相互交渉の能力を育てるような家族コミュニケーションのあり方が，女性のアイデンティティの形成のカギになると

の指摘もある[1]。

友人との関係性▶　思春期は，同性の友人をはじめとする友人関係が重要な意味をもつ。学童期までの生活の中心は家庭であり，親の十分な愛情を獲得し，自立の準備を行う。

　思春期になると，徐々に親から距離をおき，友人との関係性の重みが増す。友人の意義には，自分の不安や悩みを打ち明けることにより，自分だけではないという情緒的な安定感・安心感が得られることがあげられる。さらにその関係性のなかで，自己を内省することも迫られ，客観的に自己を見つめることができる。とくに，心の秘密を語り合える親友といわれるような親密な友人関係は，孤独感や疎外感をなくし，アイデンティティの確立に役だつ。

　同性との関係性においては，友人の体験が自己の体験の肯定につながることもあるが，逆に友人のもつ規範が個人の体験に影響を及ぼし，圧力となることもある。このような圧力をピアプレッシャーとよぶ。

異性との関係性▶　異性との関係性も，アイデンティティ形成に影響を及ぼす。また，異性だけではないが，他者との出会いや別れ，関係の深まりや危機が，自己を見つめ直したり，問い直したりするきっかけとなる。異性への関心は，思春期に強くなる（▶図5-5）。

② 健康問題と看護

1 月経異常

　思春期は，初経発来後，周期的な月経を迎えるようになる時期であるが，それに伴う健康問題が生じやすい時期でもある。月経について異常を訴える場合，その多くは婦人科を受診するが，受診に伴う不安や恐怖あるいは羞恥心があることを念頭においてケアにあたる必要がある。

● 原発性無月経

　満18歳を過ぎても初経がおこらないものを原発性無月経という。しかし，中学3年までに90％以上の女性が初経を経験していることから，16歳に達しても初経がみとめられない場合は，詳しい検査をすることが望まれる。それにより，遅延している原因が明らかになり，適切な治療やケアを受けることが可能となる。

● 続発性無月経

　妊娠などの生理的無月経を除き，それまで順調にあった月経が3か月以上停

---

1) 岡本祐子編著：女性の生涯発達とアイデンティティ──個としての発達・かかわりの中での成熟. p.72, 北大路書房, 1999.

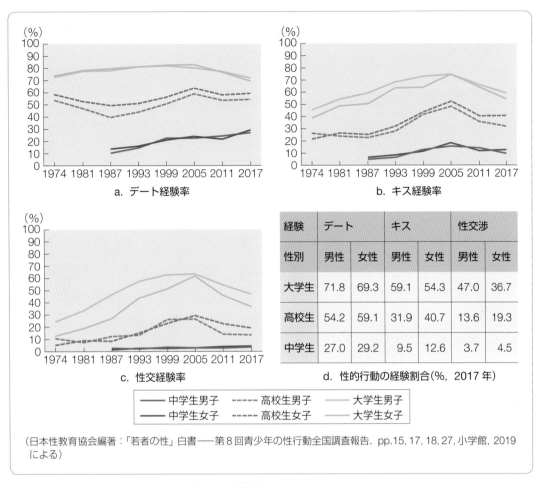

a. デート経験率

b. キス経験率

c. 性交経験率

経験	デート		キス		性交渉	
性別	男性	女性	男性	女性	男性	女性
大学生	71.8	69.3	59.1	54.3	47.0	36.7
高校生	54.2	59.1	31.9	40.7	13.6	19.3
中学生	27.0	29.2	9.5	12.6	3.7	4.5

d. 性的行動の経験割合（%, 2017年）

—— 中学生男子	----- 高校生男子	—— 大学生男子
—— 中学生女子	----- 高校生女子	—— 大学生女子

（日本性教育協会編著：「若者の性」白書——第8回青少年の性行動全国調査報告. pp.15, 17, 18, 27, 小学館, 2019 による）

▶図 5-5　性的な興味・関係をもつ時期の年次推移

止したものを**続発性無月経**という。しかし，初経発来後，数年間は月経周期が不安定であることもあり，必ずしも病的な無月経ではなく生理的な現象であることもある。ただし，無月経が7か月を過ぎると重症化し，回復しにくいといわれている[1]。

早期受診のすすめ▶　3か月以上月経が停止している場合，成熟過程の現象であるととらえずに，受診をすすめる必要がある。そのためにも，本人が異常であることに気づくことが大切である。早期に受診をすることにより，成熟過程の現象であるのか，病的な状況であるかの判断も可能となる。また，誘因が明らかな場合は，その誘因を除去することにより，回復する可能性がある。

月経異常の生じる▶
背景　思春期の続発性無月経の誘因は，受験・対人関係などのストレスや減食による体重減少や過度のスポーツの実施などである。女性のからだの脂肪は，女性

---

1) 川越慎之助ほか編：小児・思春期婦人科疾患とその管理（図説産婦人科 view 7）. pp.82-92, メジカルビュー社, 1994.

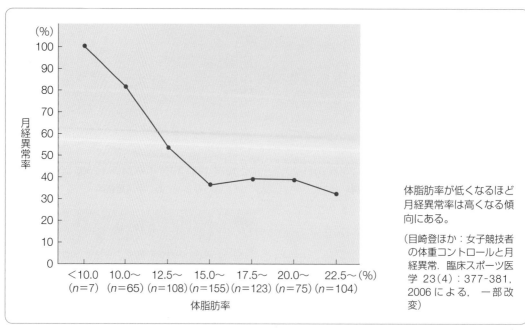

体脂肪率が低くなるほど月経異常率は高くなる傾向にある。

（目崎登ほか：女子競技者の体重コントロールと月経異常. 臨床スポーツ医学 23（4）：377-381, 2006 による. 一部改変）

▶図 5-6　体脂肪率と月経異常率

らしい体型をつくるだけでなく，エストロゲンの代謝に関与し，正常な性機能の発現・維持に重要な役割を果たしている。そのため，体脂肪率が低くなるほど月経異常の頻度が増す傾向にある（▶図 5-6）。

　現代女性は「やせ志向」にあり，月経異常を生じやすい社会文化的な背景をもっている。さらに，女性の骨量は 10 歳代後半に最大となるが，① ダイエット経験がある若年女性の骨密度は低値を示す，② 無月経が生じるような低エストロゲンの状況は骨量の減少をきたしやすい，との指摘もあり，注意が必要である。

　したがって看護職者は，思春期女性の食生活や体型および本人のボディイメージの把握を行いながら，健康的な体型や食生活とはどのようなものであるかなどの情報提供を含めた支援を行う。

● 月経周期・月経血量の異常

希発月経・▶
頻発月経
　月経周期は，25〜38 日の範囲で，変動が±6 日以内であれば正常と考えられている。月経の頻度が少なく 39 日以上 3 か月以内のものを**希発月経**といい，続発性無月経に移行する場合が多いため，月経周期に対する注意が必要である。月経周期が 24 日以内に短縮し，月経の回数が増加するものを**頻発月経**という。

過多月経▶
　月経における経血量は通常 20〜140 mL とされ，月経血量が多量の場合を**過多月経**とよぶ。月経血は，子宮内膜内のプラスミンとよばれる酵素が凝固を防いでいるが，多量になると凝血塊も含まれるようになる。月経血が多量であるため頻回にナプキンを交換したり，8 日以上出血が続いたり，大きな凝血塊が

生じるような状況になると，日常生活に支障をきたし，治療の対象となる。

鉄欠乏性貧血▶　思春期は，からだの発育・成長に伴い必要となる血液量が増すため，鉄の需要が増加する。さらに，月経により周期的に血液が失われるため，食物からの鉄の摂取量が追いつかず，貧血になりやすい。とくに思春期女性は，無排卵周期による過多月経や頻発月経になることが多く，月経による血液喪失が大きいほか，食生活の乱れや「やせ志向」による栄養摂取不足によって**鉄欠乏性貧血**になる可能性が高い。

　鉄欠乏性貧血は，貧血の程度が強くならない限り日常生活に支障をきたさない。そのため，改善に向けた動機づけが困難であり，食事をつくっている家族も気づきにくい。鉄剤の服用により改善は可能であるが，食生活や生活習慣を改善しなければ，再度貧血になる可能性もある。そのため，本人および家族に対して，栄養に関する情報提供などの援助が必要である。

● 月経困難症

　月経困難症は，月経期間中に月経に随伴しておこる病的症状をいい，日常の生活に支障をきたし治療の対象となる場合をさす。月経時の随伴症状は，程度の差はあるものの思春期女性の大部分が経験し，月経困難症の頻度も高い。

症状▶　月経困難症は，機能性（原発性）と器質性（続発性）に分類される。思春期には**機能性月経困難症**が多く，初経後2〜3年からみられる。よくみられる症状は痙攣性・周期性の下腹痛や腰痛であり，月経開始の数時間前あるいは直後から生じ，24〜48時間の間の出血が多いときに症状の程度が強くなる。

発生機序▶　機能性月経困難症の成因は，子宮内膜で産生されるプロスタグランジンである。子宮収縮作用が強いプロスタグランジン（$PGF_{2\alpha}$・PGE_2）は排卵後の分泌期に増加するため，排卵周期の獲得によって産生される。また，月経時に脱落した内膜から遊離するプロスタグランジンは子宮筋を収縮させる。収縮により内子宮口の弛緩は不十分になり，月経血の流出が妨げられて子宮はより一層強く収縮する。これらによって，子宮筋の血流量の低下や虚血，骨盤内うっ血が引きおこされ，組織への酸素供給の低下やそれに伴う発痛物質の産生がおこり，痛みは増強する。さらにプロスタグランジンは血流にのり，吐きけ・嘔吐，頭痛などの症状を全身に引きおこす。

　痛みの性質・強さや部位の情報は，感覚神経から脊髄に伝わり，そこから上位の中枢である脳幹（延髄・橋・中脳），視床，大脳に伝わる。子宮など内臓からの痛みの刺激は，内臓の自律神経求心路と同じ脊髄分節に入る体性神経が分布する皮膚や筋の痛み（体性痛）として認識され，月経困難症の疼痛は，下腹部中央の疝痛や鈍痛，腰痛として知覚される。また，月経時は子宮内膜が崩壊して神経終末が露出し，さらにプロスタグランジンが感覚神経過敏や，痛覚線維の機械刺激や発痛物質に対する反応の閾値の低下を引きおこすため，疼痛が増強する（▶図5-7）。

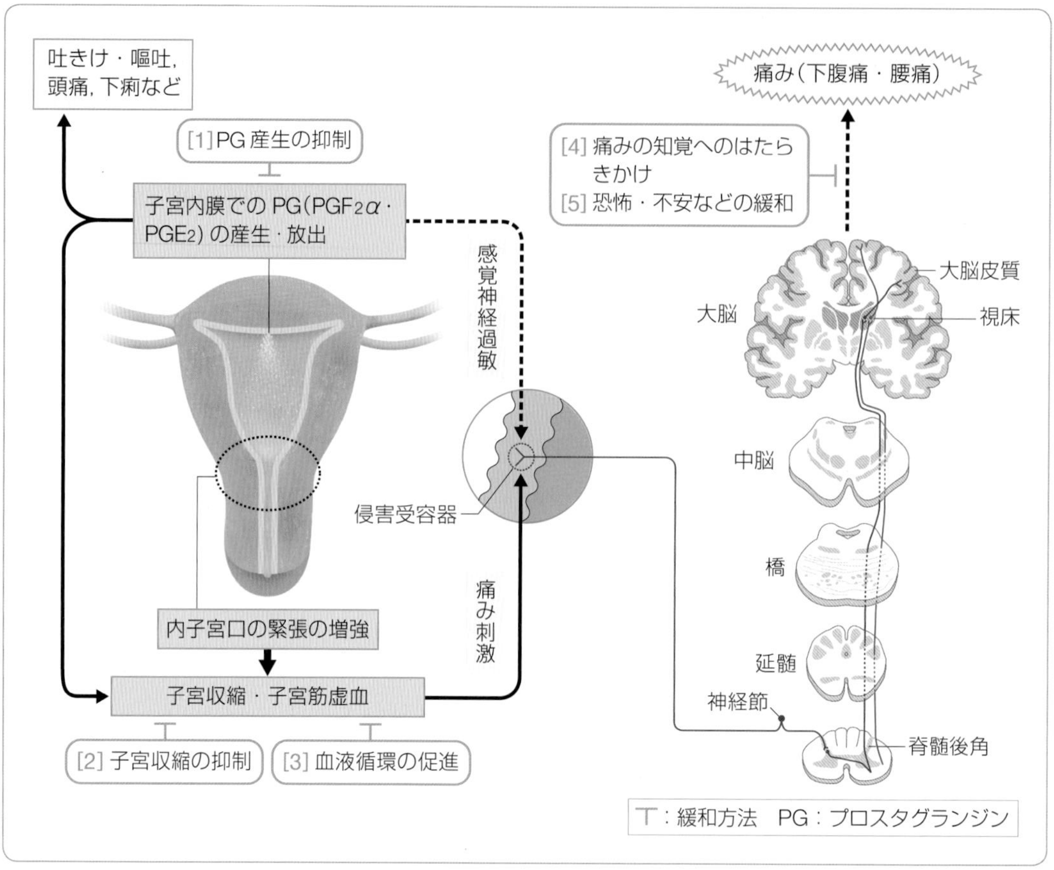

▶図 5-7　機能性月経困難症の発生機序と緩和方法

　　　　月経困難症は心理的要因にも影響される。疼痛に敏感であるために月経を苦
　　　痛に感じていると，月経時の不安や緊張が高くなり，症状を強めて自律神経系
　　　に関連した症状が生じやすくなる。

症状の緩和▶　上述した発生機序から，以下の手段が緩和方法として考えられる(▶図5-7)。
　　　[1] プロスタグランジン(PG)産生の抑制　非ステロイド性消炎鎮痛薬や，経
　　　口避妊薬が用いられる。

　　　①非ステロイド性消炎鎮痛薬(NSAIDs)　プロスタグランジンの合成酵素で
　　　あるシクロオキシゲナーゼ活性を阻害することによりプロスタグランジンの産
　　　生を抑制し鎮痛作用を発揮する。副作用に胃腸障害や肝障害，腎障害，皮疹，
　　　アスピリン喘息などがあるため，注意が必要である。胃腸障害については，食
　　　後すぐに投与することで軽減できる。

　　　疼痛のある時期に服用するが，月経痛前から予防的に服用すればより効果的
　　　である。ただし，20～25％の女性には効果がないという報告[1]もあり，服用後
　　　に効果を確認する必要がある。

---

1) Pawood, M.: *Dysmenorrhoea*. Pain and Ahalgesia 84：23-29, 1985.

　②低用量エストロゲン・プロゲスチン配合薬，経口避妊薬(ピル)　低用量エストロゲン・プロゲスチン配合薬 low does estrogen progestin(LEP)や低用量経口避妊薬は人工的に合成された卵胞ホルモンと黄体ホルモン(プロゲスチン〔プロゲストーゲン〕)の配合剤であり，排卵を抑制し，子宮内膜の増殖やプロスタグランジン産生を抑制する。さらに月経血量が少なくなるため，月経血の流出時の収縮も生じにくくなる。

　[2] **子宮収縮の抑制**　子宮の過剰な収縮を抑制するために，血管拡張・子宮弛緩作用がある β_2 刺激薬のイソクスプリン塩酸塩(ズファジラン®)が投与されることがある。副作用に，心悸亢進や，吐きけ・嘔吐，めまい，頭痛，発汗などがあるため，注意が必要である。また，痙攣を抑制する鎮痙薬としてはブチルスコポラミン臭化物(ブスコパン®)も有効である。

　そのほか，プロスタグランジン産生や筋収縮にかかわる栄養素の有用性も検討されている。

　①**マグネシウム**　$PGF_{2\alpha}$ 合成抑制のほかに筋弛緩作用と血管拡張作用がある。

　②**ビタミン B$_1$**　不足により，倦怠感・筋痙攣・痛みが生じやすく，痛みに対する耐性も減少する。

　③**ビタミン E**　鎮痛作用や抗炎症作用がある。

　[3] **血液循環の促進**　血液循環を促進することにより，子宮筋の虚血を改善し，低酸素による発痛物質産生を抑制することができる。具体的には，温罨法や足浴などにより腹部または全身をあたため，血液循環を促す。また，マッサージや指圧は，刺激を加えた局部の皮膚・皮下・筋膜・筋肉などの組織に影響し，血液・リンパ液，組織液などの流動性を変化させたり，細胞膜の浸透性を高めたりすることによって，これらの流れを改善する可能性がある。骨盤の運動など軽い運動も骨盤内の血液の流れを改善させる(▶図5-8)。

　[4] **痛みの知覚へのはたらきかけ**　マッサージや温罨法，指圧，軽い運動は，血液循環の促進に加えて，痛みの知覚にもはたらきかける。たとえば，マッサージは，その触圧刺激が皮膚にある受容体を興奮させ，求心性伝導路を経て大脳皮質の感覚野で感知されることで，痛みの知覚にはたらきかける。また温罨法は，その温熱刺激が求心性伝導路を伝わる際に，痛覚刺激の一部を伝えるC線維(伝達速度が遅く無髄の神経線維)と干渉し，痛みの知覚を抑制すると考えられている。

　[5] **恐怖・不安などの緩和**　月経に伴う症状を理解し，その特徴や経過，対処の方法などの知識を得ることで，症状に対する恐怖・不安等を緩和したり，イメージ法などのリラクセーション技法を用いたりすることで，大脳からの抑制刺激により症状の緩和をはかることができる。看護職者は，月経に対する患者の受けとめや不安なことについて聞くとともに，体験している症状は個人差があることや，がまんする必要がないこと，適切な対処方法で軽減することを伝える。

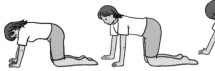
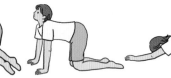

a. 四つばいの姿勢から

畳などの上で，四つばいの姿勢で動く。両手　両膝でからだを支える姿勢は，腰への負担を軽くして動くことができる。背中や腰をネコが動くように，腹部はアコーディオンのように，また腰や胸を床と水平に石うすのようにまわし，最後はうずくまって腰をリラックスさせる。

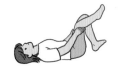
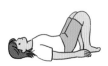
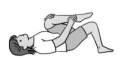
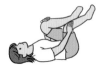

b. 仰向けの姿勢から

最もくつろげる仰向けの姿勢から脚を動かす。重い体重を支えている脚が解放され，月経痛の緩和に役だつ。脚を曲げ，息を吐きながら股関節や腰椎をゆるめ，リラックスさせる。

（日本家族計画協会：マンスリービクス．1992 を参考に作成）

▶図 5-8　血液循環を促進する運動の例

患者の看護▶　月経困難症による症状に対処できていない女性に対しては，まずどのような症状を体験し，どのように対処しているのかを，具体的に把握することが必要である。その情報をもとに，月経に伴う症状の特徴や対処法を伝え，多様な症状の緩和方法のなかから本人にとって有効な対処方法を選択できるようにともに考え，症状をコントロールできるようにする。

　鎮痛薬の服用をためらう場合は，症状改善によって日常生活を快適に送れること，そして身体に害を及ぼすものではないことを伝え，服用をすすめる。また，症状の出現状況に合わせた効果的な服用方法を伝え，体験する本人がコントロール感をもてるように支援する。また，市販の鎮痛薬などで症状のコントロールが困難な場合は，医師による診察をすすめる。

2　性感染症

　2020（令和 2）年度の性感染症報告数によると，15〜19 歳において，淋菌感染症は男性の報告数が多いが，性器クラミジア感染症・性器ヘルペスウイルス感染症・尖圭コンジローマ・梅毒は女性の報告数が多い（▶269 ページ，表 6-5）。年齢別の性感染症報告数の女性の推移をみると，15〜19 歳の報告数は梅毒を除く各感染症で近年横ばいあるいは，減少傾向を示している。梅毒は 2010（平成 22）年以降で増加傾向にあり，15〜19 歳の報告数も 20 代，30 代についで多い（▶268 ページ，図 6-4）。

解剖学的要因▶　女性は，男性の性器の解剖学的構造とは異なり，腟や子宮頸管から，子宮内

膜腔・卵管を経て腹腔に容易に感染が拡大し，持続する構造となっている。

社会的要因 ▶ また，社会的要因としては，① 若い女性は性感染症についての知識をもっていない，② 性交を強要されたり，相手に対してコンドームを使うように交渉するだけの力がない，③ 病気にかかっていることに気づかなかったり，医療を受けることに対して羞恥心がはたらく，④ 経済的な余裕がないことなどから，保健医療サービスを求めることに消極的であり，治療を受けにくい状況にあることがあげられる。

これらの解剖学的要因と社会的要因が，思春期女性の性感染症の罹患率を高めることとなる。とくに，性感染症の予防にはコンドームが有効であるが，十分に使用されていない現状が明らかとなっている（▶270 ページ）。したがって，コンドームの使用を促すアプローチが必要である。

治療により完治する性感染症の場合，性感染症に罹患した対象者には，パートナーとともに治療をすることをすすめ，完治するまで治療を継続するよう支援する。また，コンドームが使用されなかった状況を明らかにし，コンドームを確実に使用できるよう具体的な対策をともに考えることも必要である。性感染症の予防についての具体的な方法は，次章で述べる。

3 妊娠

● 人工妊娠中絶

2021 年の 15 歳以上 20 歳未満の出生率は 2.1 で，20 歳未満の人工妊娠中絶実施率は 3.3 である。各年齢の中絶件数と実施率を**表 5-4** に示す。

思春期女性だけではないが，人工妊娠中絶の実施が心的外傷体験にもなりうるため，実施後の対象者に対する精神的なケアと，今後人工妊娠中絶を繰り返さないための避妊指導が重要である（▶288 ページ）。

▶表 5-4　20 歳未満の人工妊娠中絶件数と実施率（2021 年）

	件数	実施率
総数*	9,093	3.3
13 歳未満	12	——
13 歳	26	0.0
14 歳	87	0.2
15 歳	246	0.5
16 歳	763	1.5
17 歳	1,442	2.6
18 歳	2,466	4.5
19 歳	4,051	7.1

＊15 歳以上 20 歳未満の女性総人口千対の率である（15 歳未満の人工妊娠中絶件数を含む）

（「衛生行政報告例」による）

● 思春期の妊娠・育児にかかわる看護

　進学，職業選択，結婚，親になることは，それぞれがアイデンティティの形成に深くかかわることであり，思春期や成人初期に意思決定が求められる重要なできごとである。思春期女性が子どもを産むと決意するとき，これらの意思決定を同時にすることが求められる。

妊娠期▶　妊娠・分娩に伴って生じる身体的な問題は，16 歳以上であれば少ないといわれている。しかし思春期の女性では，初診の時期の遅れや受診回数の少なさなどから，妊娠経過に異常が生じやすいとの指摘もある。また，一般的に思春期の女性は，社会的には学校教育を受けている状況にあるが，わが国では学業継続（とくに高等学校まで）と妊娠・育児を両立させることがむずかしい状況にある。そのため，妊娠して子どもを産むと決定した場合，学業を中断しなければならないことが多い。また，婚姻状況についてはその多くが妊娠後の結婚であり，10 代での妊娠に対する社会的な受け入れを反映している。

　思春期の心理的発達課題は，自我の確立であり，自分自身の価値観をつくりあげ，同世代の人々との交流を通して自分自身を受容していく時期である。思春期の妊婦は，妊娠していない同世代との交流がむずかしく，妊婦自身も妊娠中は 10 代であることよりも妊婦であることを優先している。また妊婦は，妊娠を継続し，子育てをするために学校や遊びをあきらめ，同世代の友人と同等の話や付き合い方ができないと思い，さらに自分は若いために，ほかの妊婦とは異なっているという思いをもっている。

　思春期の女性にとって，同世代の仲間との関係性は重要であり，思春期の妊婦は同世代の妊婦をさがしている。このことから，看護識者には同世代妊婦のネットワークづくりを支援することが求められる。

　ほかの世代の妊婦とは異なるという思いは，「自分自身はまだ子どもである」という思いと「ほかの世代の妊婦は自分よりもしっかりしており，子どものためにもっと多くのことをしている大人である」という思いから生じている場合がある。しかし，思春期の妊婦も，胎児のために栄養に気をつかい，遠出を避け，同年代と同じ格好をするのを控えるなどし，同時に胎児とのコミュニケーションや生まれる子どもをイメージし，親になる準備を進めている。

　したがって，思春期の妊婦に対しては，このような思いをもち，胎児との関係性をつちかっている状況など，妊婦が体験していることをじっくり聞く機会をもち，ほかの世代の妊婦と同様に親になる準備をしていることを保証していく必要がある。また，思春期の妊婦は，医療職者に対して権威的なイメージをもっていることが多い。そのため，思春期の妊婦がどのような体験をして，どのような悩みやニーズをもっているかを，ケア提供者側の判断や評価を加えずに聞くことが重要である。

育児期▶　親子関係に必要な他者との親密さの形成や，他者に対する感受性など，他者

▶表 5-5　乳幼児の要求に適切に応答する能力

関係性構築	意思疎通のできない人とどのように関係を持つか
自己コントロール	他者の要求に自分を合わせることができるか
共感性	他者のおかれている立場をどれほど理解できるか

との関係を確実にする能力は，思春期後半に発達するといわれている。したがって，思春期の発達段階での子どもの養育には，さまざまな困難がある。

成人の母親と思春期の母親を比較した研究により，思春期の母親は，①乳児が訴える苦痛に適切に反応しない，②乳児とのアイコンタクトやコミュニケーションが少ない，③子どもをほめることが少なく，体罰を与えることが多い傾向があるという結果が得られている。

ただし，思春期の母親の育児支援は，年齢だけで判断するのではなく，個々の発達段階を見きわめていくことが重要である。

思春期の母親たちへの看護援助は，子どもの成長・発達を教え，育児する機会をつくりながら，どのように行うかを実際にしてみせ，目の前にいる子どもの状態や発しているシグナルが，どのような意味があるかを伝え，本人が育児を試行錯誤できる環境を整えることである。この内容は，母親になる人には共通に提供される看護援助であるが，よりていねいに伝えていくことが必要である。できていることに対しては，「確実にできています」「うまくできています」といった声かけなどによって保証することが必要である。

また，表 5-5 に示すように，乳幼児の訴えている要求に適切に応答する能力が，どの程度あるかを見きわめて援助することが重要である。これらの能力は人が社会で生活するうえで必要な能力であり，思春期の時期につちかわれていく能力である。

③ 思春期女性への看護の視点

1 月経に関する健康教育

学校・家庭での▶
教育

月経に関する知識提供は，月経にかかわる健康問題を予防し，対象者が適切に対処できるようにするために行われる。とくに，初経発来前の月経に対する教育は，月経についての正しい知識を得ることにより，突然生じる初経に対しての精神的動揺を少なくするためのものであり，学校教育では小学4年生および5年生で行われている。

初経発来年齢は個人差があるため，学校教育のみでは十分に対応することができない。そのため，家庭での知識提供も必要である。母親たちは，娘の乳房のふくらみや恥毛の発生などにより，初経の発来を予測し，準備することが可

能である。したがって，母親たちに第2次性徴による身体的な変化や月経に関する知識を提供することにより，初経を迎える個人個人に適した対応が可能となる。

看護の視点▶　月経を含めた第2次性徴についての知識提供は，その年齢の理解力に応じて，女性としての自己の身体への興味と健康観が身につくように行うことが求められる。思春期は自己認識を確立する時期でもあり，自己の身体的変化を受け入れ，自己への関心をもつことが自己受容をすすめることにつながる。また，自己の身体的な変化が正常なものであるのかどうかについても不安をいだく時期

Column　思春期やせ症と不健康やせ

思春期やせ症（神経性食欲不振症）は，身体疾患がないにもかかわらず成長期にやせていく疾患である。ストレスをそのまま心で感じながら解決していくことを，食べる／食べないという食をめぐるこだわりにおきかえ，心身の機能不全に陥る摂食障害の1つである。特徴的な症状は，健康な体重を保つことへの激しい抵抗，容姿や体重，摂取カロリーへの強いこだわり，無月経や月経発来の遅れ，成長期であるにもかかわらず体重増加がとまり減少すること，ゆがんだ身体感覚や身体イメージをいだくことなどである。

10代での発症は，思春期の成長・発達のスパート期に体重の減少と多臓器障害を生じさせ，深刻な心身両面の発達障害が生じることから，早期発見と予防が急務となる。とくに，脳や子宮，卵巣，骨に影響を及ぼし，将来，精神障害，不妊症，骨粗鬆症，認知症，生活習慣病（動脈硬化・脳卒中・心筋梗塞など）の発症につながりうる。また，大人になったときに妊娠や出産，育児でつまずきやすく，とくにわが子をかわいがれない，離乳食を食べさせられないなどの育児障害により，次の世代の心の発達に悪影響を及ぼす場合もある。さらに思春期のやせは，低出生体重児増加の要因の1つである妊娠前の母親のやせにつながることも指摘されている。

思春期やせ症は，死亡率・慢性化率・再発率が高い難治性の疾患とされている。難治性の原因は，本人や保護者が病気として認めにくいことや，疾患についての知識が十分に普及していないことから，誰もが異常なやせであるとわかるまで医療機関を受診せず，疾患の発見が遅れることによる。したがって，高度なやせ状態に陥る前段階での，発見と介入が求められる。

思春期やせ症の早期発見のために，思春期まではパーセンタイル成長曲線上ほぼ同一成長区分帯（1チャンネル）内を成長するという知見から，身長・体重の成長曲線を作成し，① 体重が1チャンネル以上，下方へ逸脱し，② 肥満度が−15%以下の「やせ」であり，③ 徐脈（60/分未満）がある場合は，医療機関への受診を促す。① または ② のいずれかに該当する者を不健康やせといい，2002年には，中学3年生女子5.5%，高校3年生女子13.2%であったが，2005年には中学3年生女子7.6%，高校3年生女子16.5%と増加傾向を示した。

2013年の調査では中学3年生女子と高校3年生女子の割合がほぼ同程度になり，約5人に1人が不健康やせとなっている（▶図）。一方，中学1年生から高校3年生までの思春期やせ症の近年の割合は，2002年の2.3%よりやや減少傾向である。ただし，2005年の調査で約2/3が未受診であったことから，早期に発見し，診断・治療に結びつけることが重要である。

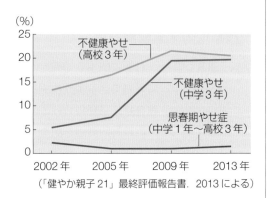

（「健やか親子21」最終評価報告書．2013による）

▶図　思春期やせ症・不健康やせの発生頻度

であり，身体的な成熟に伴う変化について知識を提供する必要がある。

たとえば，月経周期は一定であるわけではなく，25〜38日の範囲で変動が6日以内であれば問題ないことや，月経血量が多量であるとはどのような状態であるかなどを伝える。このことにより，知識を獲得するだけでなく，自分自身のからだの状態を知る機会にもつながる。さらに，月経の状況を記録することをすすめることが，自己のからだに関心をもつ機会となる。

また，このような情報は，本人が体験している場合は理解しやすいが，未経験である場合は理解がむずかしい。小学校・中学校・高等学校と学年進行に伴った継続した教育が必要である。しかし，実施されている教育は，各学校で取り組みが異なり，系統的に行われていない現状にある。

2 性教育

世界の状況▶ 　思春期の若者は，性的生活のために十分な準備をする者がほとんどいないため，性的虐待や性的搾取，意図しない妊娠やHIVを含む性感染症のリスクにさらされやすい[1]。

そのため，若者が性的・社会的関係について責任ある選択をできるようになる必要がある。このような選択をするために必要な知識・スキル・価値観を身につけるようにすることを**セクシュアリティ教育**(つまり性教育)といい，すべての若者にとって必要なことである。

欧米では，正しい知識の普及だけでは人の行動をかえるには限界があることから，行動理論に基づいた介入プログラムが実施されている。また同時に，行動は相手との人間関係や力関係，社会の規範，仲間からのプレッシャー(ピアプレッシャー)などに強く影響されることから，それら影響要因に対してもはたらきかけることを含めた教育プログラムが実践されている[2]。

またアメリカでは，学校のほか地域の保健センターやレクリエーションセンターなどでも教育プログラムが行われており，数回の継続した教育プログラムの効果として，性交の回数の減少やコンドームの使用率の増加など，実際の行動の変化が示されている[3]。

WHOは，人々のセクシュアルヘルスを促進するためには，包括的セクシュアリティ教育 comprehensive sexuality education を広く提供することが重要であるとしている。ここでいう包括的セクシュアリティ教育とは，WHOの目標に示されているように，知識を習得するだけでなく，態度や価値観，関係性のあり方などを含めて教育することである(▶表5-6)。

---

1) ユネスコ編，浅井春夫ほか訳：国際セクシュアリティ教育ガイダンス——教育・福祉・医療・保健現場で活かすために. 明石書店，2017.
2) 木原雅子ほか：HIV流行予防のストラテジー. 総合臨牀 50(10)：2789-2793，2001.
3) Center for Disease Control and Prevention: Compendium of HIV prevention interventions with evidence of effectiveness. 2001.

▶表5-6　包括的セクシュアリティ教育の目標

- 単なる知識の習得でなく，性に対し肯定的な態度を醸成させる批判力を育てる。
- 自分自身が生涯を通じて性的な存在であることを，心配やおそれや罪の意識なしに，認識し確認し，受容できるようにする。
- 人権に基づく価値観で礼儀正しく公平な人間関係を促進するような性別役割の発達を育てる。
- 単なる2人の関係をこえた人間関係のきずなや情緒的な面の価値を高める。
- 自己尊重と保健のための要因として，身体に関する自分の知識を高める。
- 自分自身にも他人にも，楽しく意識的であり，かつ自由で責任ある性行動を育てる。
- カップルや家族の間のコミュニケーションを深める。性別や年齢にかかわらず平等な関係を推進する。
- 家族計画，育児，避妊法の使用について責任ある行動をともにすることを促す。
- 性感染症予防に関し，責任ある決断を促す。

(Pan American Health Organization, World Health Organization: Promotion of sexual health recommendations for action. 2000 による)

▶表5-7　効果的なセクシュアリティ教育プログラム(カリキュラム)の特徴

①カリキュラムの内容，アプローチの方法，アクティビティを決定する際，明確な目標に焦点化する。それらの目標はHIVとその他の性感染症と意図しない妊娠，あるいはそのどちらかの予防を含むべきである。
②健康という目標に直結する特定のリスクのある性行動やそれらを予防する行動に限定して焦点化する。
③望まないもしくは無防備な性交を引きおこす可能性のある特定の状況と，こうした状況を避ける方法，これらの状況から脱出する方法について扱う。
④性感染症や妊娠のリスクを減らす行動についての明確なメッセージを提供する。
⑤特定の性的行動に影響を及ぼしかつカリキュラムに基づいたプログラム(たとえば，知識，価値観，態度，スキル)によって変化がもたらされるような，具体的なリスクと保護要因に焦点をあてる。
⑥積極的に生徒を巻き込み，情報の内面化と統合をたすけるような，参加型の教授法を用いる。
⑦対象者それぞれのリスクや保護要因を変化させるよう設計された，複合的で教育的性質をもつアクティビティを実践する。
⑧無防備な性交のリスクとさまざまな予防方法の有効性について，科学的に正確な情報を提供する。
⑨リスクに対する認識にはたらきかける(とくに感染のしやすさ)。
⑩コンドームと避妊具に対する，個々人の態度と仲間内の規範を扱う。
⑪スキルと，スキルを用いるための自己効力感の両方を扱う。
⑫論理的な順序にそって内容項目を扱う。

(ユネスコ編，浅井春夫ほか訳：国際セクシュアリティ教育ガイダンス——教育・福祉・医療・保健現場で活かすために．明石書店，2017 による)

　質の高いセクシュアリティ教育プログラムは，性に対する知識を増加させ，価値観を明確にし，親子間のコミュニケーションを増やす。また，そのプログラムを思春期早期に提供すれば，性交の開始を遅らせ，避妊法やコンドームの使用率を高め，性交の頻度を増加させないという効果を示している。さらに，このような効果が示されたプログラムには，いくつかの特徴があることも明らかにされている(▶表5-7)。

わが国の状況▶　わが国では，性教育としてさまざまな取り組みがなされているが，系統的なプログラムは実践されていない状況にある。近年，若者の性行動の経験率が低

下傾向を示すなか，梅毒の罹患率は増加傾向にあり，その他の性感染症報告数や，出産率，人工妊娠中絶率は横ばいあるいは減少傾向を示している。しかし，これら健康問題をかかえている人が少なからずいることにかわりはなく，この年齢層の性感染症や妊娠に対する予防行動の実態を把握する必要がある。たとえば，「第8回青少年の性行動全国調査報告」によると，9割以上がコンドームを使用しているものの，いつも使用している割合は6割から7割と確実な使用が実行できていない状況にある（▶表5-8-a．b）。さらに，避妊をしない理由は，方法を知らずに使用しない者はいないが，妊娠しないと思っていたり，避妊具を使用するのがめんどうであったり，準備していなかったりなど，さまざまである（▶表5-8-c）。

コンドームを確実に使用したり，ほかの避妊方法を選択したりするには，個々の認識や価値観，行動を変化させる必要があり，そのために多様な方略を取り入れた教育的支援が必要である。つまり，表5-7に示した特徴を参考に，わが国独自のセクシュアリティ教育プログラムを開発し，実施する必要がある。

セクシュアリティ教育は，思春期の人々の健康にかかわる地域の医療職や学校の教師，さらには思春期の子どもをもつ親が共同して社会的な課題として取り組む必要がある。

▶表5-8　わが国の高校生・大学生の性感染症や妊娠に対する予防行動の実態

		男子高校生	女子高校生	男子大学生	女子大学生
a. 性交時の避妊方法（複数回答）	コンドーム	96.3	97.2	97.7	97.2
	膣外射精法	31.6	30.1	15.3	20.4
	ピル（経口避妊薬）	2.9	5.2	3.4	7.6
	基礎体温をはかる	1.5	0.8	0.7	1.2
	月経から日数を数える	11.0	9.2	5.0	9.6
b. 性交時の避妊の実行	いつもしている	72.7	58.2	74.1	74.7
	場合による	25.2	37.2	23.7	23.5
	いつもしていない	2.2	4.2	2.0	1.0
c. 避妊をしない理由（複数回答）	めんどうくさい	31.6	13.9	30.4	19.3
	準備していない	36.8	42.6	36.5	29.3
	たぶん妊娠しない	23.7	23.1	32.2	38.7
	避妊をいいだせない	2.6	11.1	0	9.3
	相手に断られる	5.3	8.3	9.6	9.3
	避妊法を知らない	0	0	0	0
	妊娠したら産むつもり	2.6	6.5	5.2	5.3
	中絶すれば良い	2.6	0.9	1.7	4.7
	その他	10.5	11.1	17.4	12.0

（日本性教育協会編：「若者の性」白書──第8回青少年の性行動全国調査報告．小学館，pp.230-231，2019による）

　看護職者は，思春期の人々の性感染症罹患や人工妊娠中絶，妊娠・出産にかかわり，ケアする立場にある。そのため看護職は，思春期の人々に対して性教育を実践するだけでなく，学校の教師や親に対し，思春期の人々の性にかかわる健康問題などを伝え，どのような対応が可能であるかなどの知識を提供し，相談に応じることができる職種でもある。

C｜性成熟期の健康と看護

① 性成熟期女性の特徴

1　身体的特徴

● 身長・体重

　「国民健康・栄養調査」によると，2019年のわが国の女性の平均身長は，20代〜40代で157〜158 cm台である（▶表5-9）。平均体重は，20代で52 kg台，30代は54 kg台であり，40代は55 kg台である。BMIの分類は，加齢に伴ってやせの割合が減り，肥満の割合が増えている（▶表5-10）。

　1950年の調査では，この年齢層の平均身長は148〜149 cmであったため，わが国の女性の身長は，約70年間に10 cmほどのびたことになる（▶190ページ，表5-1）。

▶表5-9　性成熟期の女性の身長・体重・BMI（2019年）

年齢階級	身長(cm)		体重(kg)		BMI	
	平均	標準偏差	平均	標準偏差	平均	標準偏差
20〜29歳	157.5	5.5	52.0	8.1	21.0	2.9
30〜39歳	158.2	5.5	54.3	9.5	21.7	3.5
40〜49歳	158.1	5.4	55.6	10.0	22.3	4.0

（「国民健康・栄養調査」による）

▶表5-10　年齢階級別のやせ・ふつう・肥満の割合

年齢階級	やせ(BMI18.5未満)	ふつう(BMI18.5〜25)	肥満(BMI25以上)
20〜29歳	20.7%	70.4%	8.9%
30〜39歳	16.4%	68.7%	15.0%
40〜49歳	12.9%	70.5%	16.6%

（「国民健康・栄養調査」による）

▶表5-11　年齢階級別・性別のがん死亡率・罹患率(人口10万対)

		年齢階級(歳)							
		20〜24	25〜29	30〜34	35〜39	40〜44	45〜49	50〜54	55〜59
死亡率 (2021年)	男性	3.6	3.9	7.0	11.0	19.3	38.5	75.6	159.4
	女性	1.7	3.6	9.7	15.8	32.2	51.8	88.6	136.2
罹患率 (2019年)	男性	21.2	31.5	48.0	76.1	123.6	194.7	357.2	673.0
	女性	29.8	55.2	110.0	192.0	326.8	483.8	579.7	692.0

(国立がん研究センターがん情報サービス：がん統計〔厚生労働省人口動態統計および全国がん登録〕による)

● 死亡

　2022年のわが国の女性の年齢階級別死亡率(人口10万対)は，20〜24歳26.1，25〜29歳27.7，30〜34歳34.3，35〜39歳48.7，40〜44歳71.8，45〜49歳113.3であり，年齢の上昇に伴って死亡率は高くなる。

　年齢階級別(5歳階級)に死因順位をみると，20〜24歳，25〜29歳，30〜34歳では自殺が1位であり，ついで20〜24歳では不慮の事故，25〜29歳，30〜34歳では，悪性新生物(腫瘍)となっている。35〜39歳，40〜44歳，45〜49歳では，悪性新生物(腫瘍)が死因順位の1位で，ついで自殺になっている。3位は20〜24歳は悪性新生物，25〜29歳は不慮の事故，30〜34歳，35〜39歳は心疾患，40〜44歳，45〜49歳では脳血管疾患である。

　これらの値から，性成熟期の女性の健康を検討する際には，自殺と悪性新生物(がん)への対応が重要である。

がんによる死亡▶　わが国の女性は長寿であるが，死因の第1位は悪性新生物である。女性のおよそ2人に1人が一生のうちに一度はがんと診断され，およそ6人に1人ががんで死亡している[1]。

　年齢階級別の男女のがん罹患率・死亡率をみると，がんの死亡率や罹患率(人口10万対)は，年齢が高くなるにつれて高くなっている。そのうち，25歳以上59歳以下では，女性のがん罹患率は男性を上まわっており，死亡率もおおむね高い。そのため，性成熟期から更年期にかけて，女性はがんの罹患に注意する必要がある(▶表5-11)。

　同じ年齢層で女性生殖器の部位別にがんの罹患率をみると，がん罹患率が高い部位は，乳房，ついで子宮である。また，20代では，卵巣がんの罹患率がほかの部位に比べて高い(▶表5-12)。

　近年は，がん治療の進歩に伴ってがんサバイバー(がん経験者)が増加している。しかしその一方で，がん治療は妊孕性に影響を及ぼすことが明らかとなっ

1) がん研究振興財団：がんの統計2023．p.36，2023による。

▶表 5-12　女性のがんの部位別罹患率(2019 年, 人口 10 万対)

	年齢階級(歳)							
	20〜24	25〜29	30〜34	35〜39	40〜44	45〜49	50〜54	55〜59
乳房	1.4	7.2	28.2	65.9	148.9	232.9	224.7	227.4
子宮	0.8	7.7	21.9	39.0	48.8	65.8	88.5	95.1
子宮頸部	0.4	5.3	16.2	26.7	27.8	27.8	26.0	24.0
子宮体部	0.5	2.4	5.8	12.3	20.8	37.8	62.3	70.6
卵巣	6.1	7.5	10.1	13.1	19.5	29.3	37.5	35.6

(国立がん研究センターがん情報サービス:がん登録・統計〔全国がん登録〕による)

ている[1]。

　20 代および 30 代, 40 代の人々は生殖年齢にあたるため, 女性のがん治療にあたっては妊孕性に関する対応が必要である。

● 健康状態

　2019 年の「国民生活基礎調査」において, 女性の有訴者率(人口千対)は, 20〜29 歳 229.3, 30〜39 歳 291.3, 40〜49 歳 310.1 である。症状別有訴者率では, 「肩こり」が最も高く, 35〜49 歳ではついで「腰痛」「頭痛」, 30〜34 歳ではついで「頭痛」「腰痛」, 20〜29 歳ではついで「頭痛」「体がだるい」の順となっている。

　通院率(人口千対)は, 20〜29 歳 182.9, 30〜39 歳 244.0, 40〜49 歳 303.2 である。また, 傷病別通院率をみると, 20 代〜40 代のほぼすべての年齢階級で「歯の病気」が最も高い傾向にあり, ついで「うつ病やその他のこころの病気」が高い。

　一方で, 自分の健康状態について「よい」「まあよい」「ふつう」と思っている割合は, 20〜29 歳 91.7%, 30〜39 歳 89.3%, 40〜49 歳 87.9%であり, この年齢層の約 9 割の女性が健康であるととらえている。

生殖に関連した▶
健康問題
　20 代〜40 代では, 排卵を伴う月経周期が繰り返され, 妊娠・分娩が身体的に可能となるため, 生殖に関連した健康問題がおこるようになる。傷病別通院率(人口千対)をみると, 「妊娠・産褥(切迫早産, 前置胎盤等)」が 20〜24 歳 2.3, 25〜29 歳 13.4, 30〜34 歳 17.4, 35〜39 歳 11.1, 40〜44 歳 3.3, 45〜49 歳 0.3 であるほか, 「不妊症」が 20〜24 歳 1.2, 25〜29 歳 6.6, 30〜34 歳 10.3, 35〜39 歳 12.0, 40〜44 歳 5.5, 45〜49 歳 0.5 であるなど, ほかの年代よりも生殖に関連する傷病で通院している者の割合が高い。

---

1) 日本癌治療学会編:小児, 思春期・若年がん患者の妊孕性温存に関する診療ガイドライン, 2017 年版. 2017. 〈http://www.jsco-cpg.jp/fertility/〉〈閲覧 2020-9-1〉.

月経に関する▶
健康問題
　20歳から49歳の女性4,230人を対象とした調査[1]によると，月経が順調と答えた者は70.5％，不順と答えた者は24.5％と4人に1人が不順であった。また，順調と答えた者の月経周期は28日との回答が37.5％と最も多く，次いで30日が25.4％であり，90％の女性が25日から33日の周期であると回答している。月経の持続日数は，5〜7日間と答えた者が83.7％であった。月経量についての回答は，正常71％，少ない10.6％，多い18.4％であり，約3割の女性が月経量を異常ととらえている。

　月経周期は，順調と答えた者が35〜44歳で約8割を占め，20〜24歳と45〜50歳の年齢階級では約6割であった。これらの結果について，①20代前半では成長・発達の途上であるために，卵巣が十分に機能していない可能性があることおよび，②40代後半の女性では加齢に伴って卵巣が機能しにくくなっていることが考えられる。

2　心理・社会的特徴

発達課題▶
　エリクソンによる第Ⅵ段階の前成人期の発達課題は「親密性」であり，第Ⅶ段階の成人期の発達課題は「世代性」とされている。世代性とは，成人として後継を導くこと，親が子どもを育てること，若い世代を見まもり，支えていくことなどであり，人間の発達にとって重要な資質である。

　現代女性のライフコースは，学校卒業までは個々の相違があまりみられない。しかし，その後の就職・結婚・出産というライフイベントの経験の有無によって個々のライフコースが異なる。そして，ライフコースの選択の仕方によって，女性は生き方やあり方に問いを投げかけられ，ストレスや危機を潜在的にかかえる（▶10ページ，図1-1）。

葛藤とアイデン▶
ティティの統合
　成人期の女性は，職業などの社会における役割や，妻・母親などの家庭役割など，複数の役割をかかえている（多重役割，▶128ページ）。また，同時期にかかえた異なる役割は葛藤などの危機を引きおこすことも少なくない。そのため，多重役割に伴う葛藤の解決とアイデンティティの統合は，成人期の女性にとって重要な課題となる。

　葛藤は職業人役割と母親役割の間に生じることが多い。ただし，この危機体験は，ストレスという否定的な影響をもたらすだけではなく，相乗的に女性のアイデンティティを発達させるともいわれている。前川らによる調査[2]では，女性たちは，母親という役割を担い，経済的自立および精神的自立などの意識をもって仕事につきながら自己実現を果たすことを自然に重視していた。さら

1）武谷雄二ほか：厚生科学研究費補助金 総合的プロジェクト研究分野 子ども家庭総合研究事業リプロダクティブ・ヘルス（性と生殖に関する健康）から見た子宮内膜症等の予防，診断，治療に関する研究（総括研究報告書）．pp.507-531, 2001.
2）前川あさ美ほか：複数役割をもつ成人女性の葛藤と統合のプロセス．東京女子大学女性学研究所，1996.

に，社会や他者とのかかわりに関心をもち，そこでのコミュニケーションや対等な関係を大切にしたいという意識も強くもっていた。

この調査の対象となった女性たちは，総じて自己評価が高く，物的・人的資源やサポートに恵まれていた点には注意が必要である。しかし，成人期の女性がアイデンティティを発達させるために，危機体験が積極的な意味をもっていることが示唆されたことは重要である。

また，岡本は，個人としてのアイデンティティと母親としてのアイデンティティの高低によって，以下のタイプがあるとしている[1]。

- 統合型：個人としてのアイデンティティと母親としてのアイデンティティがともに高い。
- 伝統的母親型：個人としてのアイデンティティは低いが，母親としてのアイデンティティは高い。
- 独立的母親型：個人としてのアイデンティティは高いが，母親としてのアイデンティティは低い。
- 未熟型：個人としてのアイデンティティと母親としてのアイデンティティがともに低い。

統合型の母親は，未熟型の母親よりも家庭生活によく満足しており，伝統的母親型よりも夫からよく理解・受容されていると認識していた。また，家族とのかかわり方や家族の認知の仕方もタイプによって異なり，統合型の母親は最も夫を肯定的に受けとめて，家族に対する積極的関与も最もよくできていた一方で，未熟型の母親は，夫・子どもに対して否定的あるいは，積極的関与が不十分であるものが最も多かった。これらのことから，女性の夫との肯定的な関係や家族に対する積極的関与は，個人としてのアイデンティティと母親としてのアイデンティティを支えるものであることが示唆されている。

晩婚化・未婚化・子ども数 ▶ わが国の少子化は依然として続いているが，その背景として，女性の高学歴化(▶78ページ，図2-18)に伴い，晩婚化(▶76ページ，図2-14)，未婚化(▶77ページ，図2-16)が進んでいることがあげられる。

さらに，婚姻した夫婦であっても，希望する人数の子どもが得られにくい社会となっている。国立社会保障・人口問題研究所の調査によると，夫婦にたずねた理想的な子どもの数(平均理想子ども数)は，1987(昭和62)年から低下傾向にあり，2021(令和3)年は2.25人と過去最低を更新している(▶図5-9)。また，夫婦が実際にもつつもりの子どもの数(平均予定子ども数)については，2015(平成27)年は過去最低の2.01人となり，2021年も同じ2.01人である。

このように希望する人数の子どもが得られにくい状況から，わが国の人々のリプロダクティブライツは十分にまもられていない状況にあるととらえられる。

---

1) 岡本祐子：育児期における女性のアイデンティティ様態と家族関係に関する研究．日本家政学会誌 47：849-860，1996．

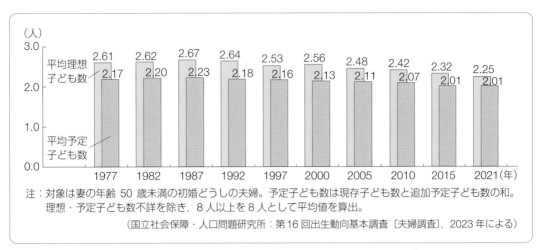

注：対象は妻の年齢 50 歳未満の初婚どうしの夫婦。予定子ども数は現存子ども数と追加予定子ども数の和。
理想・予定子ども数不詳を除き，8 人以上を 8 人として平均値を算出。

（国立社会保障・人口問題研究所：第 16 回出生動向基本調査〔夫婦調査〕，2023 年による）

▶図 5-9　平均理想子ども数と平均予定子ども数の推移

② 健康問題と看護

1　月経困難症

　　　月経困難症は，性成熟期の健康問題の 1 つである。前述したように，思春期の月経困難症は機能性（原発性）のものが多いが（▶205 ページ），20 代以降は加齢に伴って疼痛の程度が軽減したり，妊娠・出産を契機に改善・消失したりする。その一方で，性成熟期の月経困難症は，子宮内膜症や子宮腺筋症，子宮筋腫などの女性内性器や骨盤内に器質的な原因をみとめる器質性（続発性）のものが多い。

月経痛の程度▶　器質性月経困難症は，初経後 5 年以上経過して発症しはじめ，30 代が好発年齢とされている。また，月経周期を繰り返すことで悪化する。20 歳から 49 歳の女性 4,230 人を対象とした調査によると，この年齢層の月経痛の程度は，「ほとんどない」が 21.4％，「月経痛を感じるが日常生活は普通（に過ごせる）」が 45.9％であり，女性の 3 人に 2 人は月経痛に対処しなくても社会生活ができていた（▶表 5-13）。

　　　また，鎮痛薬の服用により日常生活を送ることができる女性は 26.8％であった。しかし，鎮痛薬を服用した女性であっても「支障が生じる」が 4.1％，「動くのもつらい」が 1.9％となっていた。これらのことから，女性たちの 3 人に 1 人は，月経痛に対して医学的な介入を必要としていることが示唆されている。

就労に対する▶
月経痛の影響
　　　同調査では，最近半年間の就労に対する月経痛の影響も示されている。月経痛のために休んだり仕事を減らしたりした者は 1,139 人と全回答者の 27.3％であった。また，1,139 人の回答の内訳は以下のとおりであった。

- 「仕事を休んだ」と回答したものは，約半数である。仕事を休んだ日数については，その半数が 1 日もしくは 2 日休んでいた。

▶表5-13 20歳〜49歳女性の月経痛の程度

月経痛の程度	回答数（n＝4,181）	割合（%）
ほとんどない	894	21.4
あるが日常生活は普通	1,917	45.9
鎮痛薬を飲むと支障なし	1,122	26.8
鎮痛薬を飲んでも支障あり	170	4.1
動くのもつらい	78	1.9

（武谷雄二ほか：厚生科学研究費補助金 総合的プロジェクト研究分野 子ども家庭総合研究事業リプロダクティブ・ヘルス〔性と生殖に関する健康〕から見た子宮内膜症等の予防，診断，治療に関する研究〔総括研究報告書〕．pp.532-537，2001による，一部改変）

- 「仕事の量を減らした日があった」と回答した者は約8割であった。仕事の量を減らした程度については，その半数がふだんの1/2程度の仕事量としていた。

これらの結果より，月経痛に伴う労働損失額は1890億円と試算されており，その内訳として，常勤および非常勤職の労働損失によるものが763億円，専業主婦の労働損失によるものが1127億円と推計されている。

月経痛に対する▶
受診・治療
　同調査では，月経痛のために医療機関を受診した経験のある女性は全回答者の12.2％であった。受診者のうち，機能性月経困難症と診断された者が47.0％，子宮内膜症による器質性月経困難症が26.7％，子宮筋腫による器質性月経困難症が17.3％であった。

治療については，薬物療法が6割を占めていた。治療により改善した者が45.1％，変化のない者が52.6％，悪化した者が2.3％であり，治療を受けた約半数の女性が治療効果を得ていない状況にあった。

機能性月経困難症の治療については，思春期女性の健康と看護に記述に準ずる（▶206ページ）。以降では，器質性月経困難症の原因疾患について述べる。

● 子宮内膜症

子宮内膜症は，子宮内腔以外の部位で子宮内膜組織に似た組織（子宮内膜様組織）が存在し，疼痛や不妊などを引きおこす疾患である。月経時に出血をきたすことで，子宮内膜症性卵巣嚢胞（卵巣チョコレート嚢胞）や腹腔内癒着の原因となる。

子宮内膜症は，おもに骨盤内の臓器表面に発生し，ダグラス窩や卵巣，子宮漿膜などの腹膜に好発する。子宮内膜症の主症状は疼痛と不妊である。疼痛は，月経痛・慢性骨盤痛・性交痛・排便痛であり，月経痛は月経を重ねるたびに増強することが特徴である。また，ダグラス窩での癒着により，子宮と直腸が固定され，性交時や排便時に痛みが生じる。

ダグラス窩に硬結や圧痛を有する子宮内膜症は疼痛を有することが多く，内

診・直腸診，経腟超音波断層法などで診断されやすい。しかし，腹膜の病変を中心とする子宮内膜症は自覚症状に乏しい場合もあるため，不妊症の原因探索のための腹腔鏡検査によって発見・診断されることもある。

治療▶ 子宮内膜症の治療では，挙児希望の有無や症状の強さなどを総合的に考慮して治療方針を決定する。治療は，おもに薬物療法と手術療法に大別される。

薬物療法には，疼痛に対して NSAIDs や漢方薬を使用する対症療法と，エストロゲンの作用を抑制して子宮内膜様組織の増殖を抑えるホルモン療法がある。第一選択として，低用量エストロゲン・プロゲスチン配合薬(LEP)または単一のプロゲストーゲン製剤であるジエノゲストとされている。ホルモン療法治療中は，排卵が抑制されるため，妊娠することができない。そのため，挙児希望である場合にホルモン療法は施行されない。

手術療法では，腹腔鏡によって卵巣チョコレート嚢胞の提出や癒着の剥離，病巣の焼灼を行う。卵巣チョコレート嚢胞は卵巣がんを合併する可能性があるため，嚢胞が大きい場合や高齢の場合などは，卵巣摘出の適応となる。

子宮筋層内に子宮内膜様組織が存在する病態を子宮腺筋症とよび，経産婦に好発する。月経を重ねるたびに月経痛が増強して子宮が肥大するため，過多月

NOTE
女性アスリートへの支援

過度な運動は，内分泌系の乱れをまねき，女性の健康をそこなうおそれがある。しかし，女性アスリートの場合には，競技パフォーマンスの向上のためにトレーニングをしながら，みずから健康管理を行う必要がある。

[女性アスリートにみられる健康問題]

1992 年にアメリカスポーツ医学会は，女性アスリートは無月経・摂食障害・骨粗鬆症を避けるべきとした。また 2007 年には，摂食障害の有無にかかわらず，運動による消費に対して摂取量が不足した場合エネルギー不足 low energy availability(LEA) が生じ，それによって骨粗鬆症に陥るとした。

・無月経：身長の成長ピーク後の BMI 上昇に時間がかかると，初経が遅れる。アスリートは運動によって身体的負荷をかけているために，成長ピーク後に体重および BMI が増加しにくく，無月経となりやすい。

・骨粗鬆症：身体的負荷が過大な場合には，成長ピークがないこともあり，ハイリスクと判断される。ハイリスク事例では骨粗鬆症をきたし，疲労骨折を繰り返す。

[予防のための方策]

小学校高学年から，月に 1 回，身長体重曲線をプロットし，エネルギー不足によって成長を妨げられていない

かを評価する。評価には，アスリート本人・保護者・指導者が参加する。また，身長の増加に応じて食事などを工夫し，体重および BMI を維持する。アスリートのように骨格筋量が多い場合，基礎代謝が増えて必要エネルギーも増加するため，相対的なエネルギー不足に注意する。

エネルギー不足の指標のうち，無月経は女性アスリートがみずから気づきやすいため，初経発来後は自身の月経を把握するように指導する。

初経発来があったもののその後の月経が周期的でなく，血中の FSH と LH がともに 1.0 mLU/mL 以下に低下している場合は，視床下部性無月経と判断する。この場合，練習量・消費カロリーを低減するとともに摂取カロリーを見直す。体重増加がみられなければ，疲労骨折のリスクがあるため，そのことを認識させる。また，女性が必要時に受診して治療や支援を受けられるようにする。

女性アスリートの経血量が多い場合，貧血である可能性が高いため，低用量エストロゲン・プロゲスチン配合薬(LEP)や低用量避妊薬を積極的に使用して経血量を低減する。月経痛がある場合も，それらの使用で対応する。

経を伴う。子宮腺筋症の治療も症状の程度，年齢，挙児希望の有無により治療法を選ぶ。過多月経に伴う鉄欠乏性貧血を改善するために鉄剤が処方される。

● 子宮筋腫

　子宮筋腫は，子宮筋層を構成する平滑筋に発生する良性腫瘍(平滑筋腫)で，発生・増大にエストロゲンが関与するエストロゲン依存性疾患である。30代以降の女性の20〜30%にみられ，子宮体部筋腫が90%以上を占める。

　症状は，筋腫の発生部位や大きさ，数などによって多様である。過多月経や月経痛，不妊が症状としてみられるが，筋腫が周辺臓器を圧迫することによって，腰痛(腰仙骨神経叢の圧迫)，便秘(直腸の圧迫)，頻尿・排尿障害(膀胱の圧迫)，水腎症・尿閉(尿管の圧迫)といった症状も出現する。また，過多月経に伴う鉄欠乏性貧血も生じやすい。子宮筋腫があっても無症状で経過する場合もある。エストロゲン依存性疾患であるため，閉経後に筋腫は縮小する。

治療▶　症状が強い場合や腫瘍が大きい場合は治療するが，症状が軽度の場合は経過観察となる。その判断は，過多月経による貧血の程度，圧迫症状，疼痛，筋腫の大きさと部位，挙児希望などを総合して行われる。治療は，薬物療法としてゴナドトロピン放出ホルモンアゴニスト(GnRHアゴニスト)が用いられ，手術療法として筋腫核出術，単純子宮全摘出術などが行われる。また，過多月経に伴う鉄欠乏性貧血改善や月経痛に対する対症療法も行われる。

● 月経困難症をかかえる女性に対する看護

　この年代の女性の3人に2人は，月経時に月経痛に対処しなくても社会生活を通常どおり送ることができている。しかし，そうではない女性については，適切に対処できているかどうかを確認する必要がある。

症状と対処方法の▶
聞きとり
　具体的には，女性が体験している症状と対処の方法を聞きとり，把握する。有効な対処がなされていないときは，効果的な対処の方法や異なる対処方法を提示し，提示した対処方法を女性が行うことができるかどうか，ともに検討する(▶208ページ)。

　体験している症状が医師の診断を必要とする場合は，受診をすすめる。月経を重ねるごとに痛みが増強している場合は，子宮内膜症や子宮腺筋症の疑いがあるほか，経血量が多い場合は，子宮筋腫や子宮腺筋症の疑いがある。さらに，経血量が多い場合は，鉄欠乏性貧血となっていることもあるため，貧血症状についても確認する必要がある。

　子宮内膜症・子宮腺筋症・子宮筋腫の治療は，症状の程度や日常生活への影響，妊娠を希望しているかどうかなど，なにを優先するかによっても治療の選択は異なる。そのため，提供可能な治療を提示して，治療効果を含めたメリットとデメリットを伝え，女性自身が意思決定できるように支援する必要がある(▶172ページ)。

治療を決定したあとには，治療の効果を把握する。それとともに，薬物療法などのセルフコントロールを伴う治療では，継続して対処できているかを確認し，うまく対処できるように支援する。また，手術療法により子宮を摘出した女性に対しては，身体的・心理的な影響に対して支援する必要がある。

2 女性に特有のがん

性成熟期の女性では，乳房と子宮頸部のがん罹患率が高い。年齢が高くなるにつれて，罹患率も上昇する（▶218ページ，表5-12）。とくに，乳がんは女性の10人に1人が罹患するとされている。

● 乳がん

乳がんは，乳管や乳腺小葉上皮から発生する悪性腫瘍である。2019年の乳がん罹患者は97,142人であり，40代のがん罹患者の約50%を占める。ただし，年齢が高くなるほどほかのがんの罹患率が増してくるため，すべてのがんに対して占める割合は小さくなる。

全国がんセンター協議会加盟施設における乳がんの5年相対生存率（2009年〜2011年診断例）は93.7%であり，病期別ではⅠ期100.0%，Ⅱ期96.1%，Ⅲ期80.0%，Ⅳ期40.0%であり，早期に発見することが重要となる。

乳がん罹患者は，しこり（腫瘤）の触知などの自己発見によって罹患に気づくが，小さなしこりは乳がん検診によって発見される傾向にある。

ブレストア▶
ウェアネス

乳がんを早期に発見するには，セルフチェックと乳がん検診をすすめることが重要である。自分の乳房の状態に関心をもち，乳房を意識して生活することを**ブレストアウェアネス**といい，次のような生活習慣を身につけることが重要とされている。

(1) 自分の乳房の状態を知るために，日ごろから自分の乳房を，見て，触って，感じる（乳房のセルフチェック）。

(2) しこりや血性の乳頭分泌などの，気をつけなければいけない乳房の変化を知る。

(3) 乳房の変化を自覚したら，すぐに医療機関へ行く。

(4) 40歳になったら定期的に乳がん検診を受診するようにする。

しかし，わが国の乳がん検診の受診率はけっして高くない。2019年の「国民生活基礎調査」によると，過去2年間に乳がん検診を受診した者は47.4%であり，2010年39.1%，2013年43.4%，2016年44.9%と上昇傾向を示しているものの，経済協力開発機構（OECD）加盟国諸国の70〜80%に比べると低い状況にある。

看護職者は，乳がんを早期に発見し，診断・治療につなげるように女性を支援する必要がある。

● 子宮頸がん

子宮頸がんは子宮頸部の扁平円柱上皮境界 squamocolumnar junction（SCJ）に発生する上皮性腫瘍である。2019年の子宮頸がん罹患者は 10,879 人であり，15〜39歳の子宮頸がん罹患者がその年代のがん患者に占める割合は，40歳以上の罹患者の割合に比べて大きい。

全国がんセンターによると，子宮頸がんの5年相対生存率は 76.8％であり，病期別ではⅠ期 93.2％，Ⅱ期 82.2％，Ⅲ期 66.1％，Ⅳ期 28.3％であった[1]。このように，子宮頸がんにおいても早期発見が重要である。

子宮頸がんの症状は，月経以外の不正性器出血や性交時の出血などがあるが，初期の段階では症状を呈しないため，子宮頸がん検診で発見されることも多い。2019年の「国民生活基礎調査」において過去2年間に子宮頸がん検診を受診した者は 43.7％であり，2010年 37.7％，2013年 42.1％，2016年 42.4％と上昇傾向を示しているが，乳がん同様に OECD 加盟国諸国に比べると低い状況にある。

子宮頸がんも乳がんと同様に早期発見が重要であり，この年代の女性のがん検診の受診率を上げる取り組みが必要である。

● がんをかかえる女性に対する看護

この年代の女性は，妊娠・出産に伴ってがんが見つかることがある。たとえば，妊娠初期に子宮頸がん検査を行って，がんが見つかったり，授乳中に乳房にしこりを見つけ，がんと診断されたりすることがある。

妊娠中のがん▶ 妊娠中にがんと診断された場合，妊娠の継続とがん治療の開始時期を検討することが必要になる。また，女性はがんの治療とともに，子どもをいつ産むかという選択を迫られることになる。そのため，看護職者は，女性とその家族が十分な情報を得て意思決定できるように支援する必要がある。また，子どもを産んだあとは，がん治療を受けながら子どもとの関係性を構築できるように支援することも必要となる。そのため，がん看護を専門とする看護職者と母性看護を専門とする看護職者がそれぞれの立場で連携して支援を提供することが望ましい。

AYA 世代のがん▶ 結婚・妊娠をする前にがんに罹患する場合もある。思春期・若年成人 adolescent and young adult（AYA）世代は，がんの罹患や死亡率が最も低い世代といわれる。

AYA 世代のがん罹患率をみると，15歳〜19歳では白血病や脳腫瘍，リンパ腫が上位を占めるが，20〜29歳では，性腺腫瘍や甲状腺がんがより多く発症

1）全国がんセンター協議会：全がん協生存率調査.〈http://www.zengankyo.ncc.go.jp/etc/〉〈閲覧 2020-07-08〉.

し，子宮頸がん・乳がんが 10 位以内に入るようになり，30〜39 歳では乳がん・子宮頸がんが急増する。

　AYA 世代は，性の成熟とともに生殖機能が活発となるが，がん治療によって外見の変化や性機能・生殖機能の低下に伴う問題も生じやすい。治療に伴って妊孕性の低下による不妊のリスクを負うこともある。

　わが国のガイドラインでは，がん治療開始までの限られた時間のなかで，若年がん患者が自己決定するために妊孕性温存に関する情報を得る機会を最大限与えられるべきであるとする一方で，患者の意思決定の過程においてがん治療が優先されるべきであるともしている[1]。そのため，患者へ治療方針を説明する際には，治療による不妊のリスクや妊孕性温存の方法に関する情報も正しく伝えることが必要となる。

D｜更年期・老年期の健康と看護

更年期▶　**更年期**とは，性成熟期から老年期への移行期をいう。女性においてこの時期は，視床下部-下垂体-卵巣系（▶107 ページ）の機能に変化が生じて卵巣の機能が衰退し，月経の永久的な停止を迎える。

　この月経の停止を**閉経**といい，最後の月経から無月経が 12 か月継続することによって閉経と判断される（▶図 5-10）。日本産科婦人科学会は「閉経前の 5

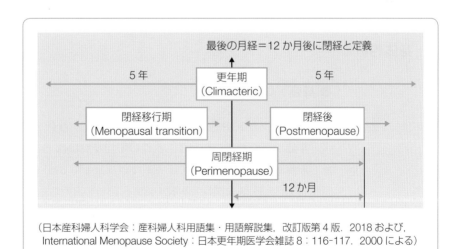

（日本産科婦人科学会：産科婦人科用語集・用語解説集，改訂版第 4 版．2018 および，International Menopause Society：日本更年期医学会雑誌 8：116-117．2000 による）

▶図 5-10　閉経・更年期・周閉経期の関係

1）日本癌治療学会編：小児，思春期・若年がん患者の妊孕性温存に関する診療ガイドライン 2017 年版．金原出版，2017．

年間と閉経後の 5 年間を併せた 10 年間」を更年期としている[1]。また，「月経周期の変動がみられ始めてから閉経後 1 年までの期間」を**周閉経期**という[1]。

老年期 ▶　　**老年期**とはライフサイクルの最終段階であり，女性においては「更年期・周閉経期を経て卵巣機能が完全に消失した時期」をいう[1]。

この時期に入った人々は高齢者とよばれ，多くの先進国において，65 歳以上とされている。WHO や国連においては，高齢者の定義について明確な基準はなく，60 歳以上とすることも認められているが，平均寿命の短い国々では 60 歳の基準であっても受け入れにくいとされている。

わが国では，「老人福祉法」が 65 歳以上を対象としているなど，65 歳が高齢者の基準としてとらえられている。ただし，高齢者の心身の健康に関するさまざまなデータから，現在の高齢者は 10〜20 年前に比べて，加齢に伴う身体的機能変化の出現が 5〜10 年遅延しているほか，65 歳〜74 歳において心身の健康が保たれて活発な社会活動が可能な人が大多数を占めるようになっている。また，内閣府の調査[2]において，高齢者と思う年齢を「70 歳以上」と回答した者が 29.1%，「75 歳以上」と回答した者が 27.9% であったなど，国民の意識にも変化がみられるようになっている。

これらの情勢を背景に，日本老年学会・日本老年医学会は，75 歳以上を高齢者(old)の新たな定義とすることや，65 歳〜74 歳を准高齢者・准高齢期(pre-old)，90 歳以上を超高齢者・超高齢期(oldest-old ないし super-old)とすることを提言している。

① 更年期・老年期女性の特徴

1 身体的特徴

● 身長・体重

2019 年の「国民健康・栄養調査」によると，50 代・60 代・70 代・80 歳以上と年齢が高くなるにつれて，女性の平均身長は低下している(▶表5-14)。体重も年齢が高くなるにつれて低下している。平均 BMI は 22〜23 の範囲にあり，標準(18.5 以上 25 未満)の割合が 60%〜70% を占める。

1950 年の調査では，女性の平均身長が 50 代で 145.0 cm，60 代 143.8 cm，70 歳以上 141.7 cm，平均体重が 50 代 46.7 kg，60 代 44.5 kg，70 歳以降 41.8 kg であった。約 70 年で各年齢層ともに身長は 10 cm ほどのび，体重も 10 kg ほど増加している(▶190 ページ，表 5-1)。

---

1) 日本産科婦人科学会編：産科婦人科用語集・用語解説集改訂第 4 版，2018.
2) 内閣府：平成 26 年度高齢者の日常生活に関する意識調査，2015.

▶表5-14　50歳以上の女性の身長・体重・BMI（2019年）

年齢階級	身長		体重		BMI	
	平均	標準偏差	平均	標準偏差	平均	標準偏差
50〜59歳	156.9	5.2	55.2	9.1	22.4	3.7
60〜69歳	154.0	5.7	54.7	9.2	23.1	3.7
70〜74歳	151.4	5.4	52.9	8.2	23.1	3.5
75〜79歳	149.8	5.4	51.4	8.7	22.9	3.6
80歳以上	146.6	6.2	48.6	8.2	22.6	3.4

（「国民健康・栄養調査」による）

● 死亡

　2020年の年齢階級別死亡率（人口10万対）は，50〜54歳168.0，55歳〜59歳231.7，60〜64歳335.7，65〜69歳523.8，70〜74歳812.5，75〜79歳1481.2，80〜84歳2869.9であり，年齢の上昇に伴って死亡率が高くなる。

　年齢階級別に女性の死因順位をみると，40〜44歳以降，85〜89歳までは，悪性新生物（腫瘍）が1位である。40〜49歳までは，ついで自殺，心疾患，脳血管疾患，肺疾患となっており，55〜84歳までは，心疾患，脳血管疾患あるいは老衰の順である。したがって，更年期・老年期の女性の健康を検討する際には，悪性新生物，自殺，心疾患，脳血管疾患への対応が重要となる。

● 健康状態

　2019年の「国民生活基礎調査」によると，女性の有訴者率（人口千対）は，50〜59歳355.2，60〜69歳354.5，70〜79歳451.5，80歳以上518.8である。症状別有訴者率は，どの年代も「肩こり」「腰痛」の有訴者率が高い。

　通院率（人口千対）は，50〜59歳437.0，60〜69歳579.1，70〜79歳704.2，80歳以上725.9である。通院率が最も高い傷病名はどの年代も「高血圧症」で，ついで「脂質異常症（高コレステロール血症等）」である。

　また，自分の健康状態について「よい」「まあよい」「ふつう」と思っている割合は，50〜59歳88.2％，60〜69歳85.9％，70〜79歳78.8％。80歳以上64.9％である。このように，50代・60代では約85％の女性が自分を健康であるととらえている一方で，70歳以降では年齢が高くなるにつれて，健康ととらえにくくなっている。

● エストロゲンの低下に伴う変化

　更年期・老年期の女性では，卵巣機能の低下に伴ってエストロゲンの分泌が低下する。エストロゲンは女性の身体のさまざまな器官や組織に作用しているため，エストロゲンの分泌低下は多様な影響を及ぼす（▶192ページ，図5-1）。

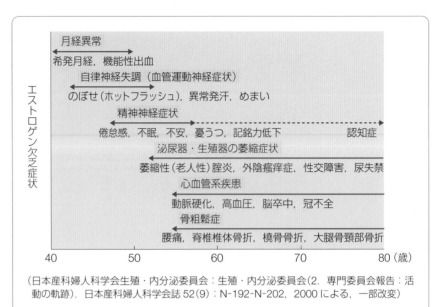

▶図 5-11 加齢に伴うエストロゲン欠乏症状の変化

そのため，この時期の女性では，加齢に伴ってさまざまなエストロゲン欠乏症状が生じるようになる（▶図 5-11）。

閉経▶ 月経は，エストロゲンの欠乏症状の 1 つとして月経周期が乱れ，頻発月経や機能性出血といった症状があらわれたあと，永久的に停止する。1995 年に実施された日本産科婦人科学会の調査では，閉経の平均年齢は 49.5 歳であり，10％の女性が閉経する年齢が 45.3 歳，90％の女性が閉経する年齢が 56.3 歳，50％の女性が閉経となる年齢（中央値）は 50.5 歳であった。ほかにも，全国の女性看護職者を対象とした研究（日本ナースヘルス研究）では，自然閉経年齢の中央値は 52.1 歳と報告されており[1]，1995 年の調査結果よりも閉経年齢が遅くなっている。

自律神経症状▶ 更年期以降でエストロゲンの分泌が低下すると，視床下部-下垂体-卵巣系のフィードバック機構によって，視床下部は持続的に亢進した状態となり，卵胞刺激ホルモン（FSH）および黄体化ホルモン（LH）の下垂体前葉からの分泌が過剰となる。

視床下部には自律神経中枢が存在することから，視床下部の機能亢進は自律神経中枢に影響を及ぼし，のぼせ・ほてり・発汗・動悸・手足の冷えなどといった更年期特有の自律神経症状をおこすと考えられている（▶235 ページ）。

精神・神経症状▶ 不眠やイライラ感，焦燥感，抑うつなどの精神・神経症状も生じる（▶235

---

1) 林邦彦：日本ナースヘルス研究と女性のライフコース疫学．日本女性医学学会雑誌 26(2)：135-139，2019．

ページ)。これらの症状には，心理的因子や社会因子，本人の性格などが関連した精神的ストレスによる大脳辺縁系への刺激と，エストロゲンの低下が関与すると考えられている。

記憶・認知機能の▶
変化
エストロゲンは脳血流量の増加や記憶・認知機能にも関与する。そのため，更年期にエストロゲンの分泌が低下すると，記憶や認知の障害が生じ，もの忘れや集中力の欠如を訴えることがある。これらの症状は，エストロゲンの低下に伴い，動脈硬化が促進されて脳血流量が減少することにより，脳において糖の取り込みや利用が低下することが関与すると考えられている。

女性生殖器の変化▶
更年期ではエストロゲンの低下によって腟粘膜が菲薄し，腟内の自浄作用が低下する。そのため，細菌に対する抵抗力が低下して，腟炎がおきやすくなる。また，腟が萎縮するため，性交痛や腟・外陰の瘙痒などの症状をみとめることがある（▶239ページ）。さらに，骨盤支持組織や子宮支持組織が脆弱化するため，子宮下垂や子宮脱などの骨盤臓器脱が生じやすい（▶243ページ）。

泌尿器への影響▶
膀胱や尿道が下垂することにより，腹圧上昇時に膀胱内圧が尿道閉鎖圧を上まわり，尿の漏出が生じる腹圧性尿失禁が合併しやすい。また，膀胱粘膜や膀胱括約筋の萎縮によって膀胱が過敏な状態にあるため，強い尿意にたえきれず尿が流出する切迫性尿失禁も生じやすくなる。

心血管系への影響▶
エストロゲンは，肝臓・小腸・末梢組織に作用して脂質代謝に影響を及ぼす。とくに，肝臓や末梢組織のLDL受容体数や活性を増加させて，血中のLDLコレステロールを低下させると同時に，HDLコレステロールの増加をもたらす。

さらに，エストロゲンは，血管平滑筋細胞に作用して血管を拡張させるとともに，アンギオテンシンⅡ受容体の発現を抑制し，動脈硬化の予防や心血管保護にはたらく。

これらのことから，閉経によってエストロゲンが低下すると脂質異常症や高血圧症，肥満などのリスクが増加する。これらは，血管機能の低下を介した心血管疾患の危険因子でもある。「国民健康・栄養調査」においても，脂質異常症，とくにLDLコレステロール血症は，50歳以降で女性は男性よりも高い（▶表5-15）。また，女性は男性に比べて，低HDLコレステロール血症や高トリグリセライド血症の心血管疾患への関与が大きいとされている。

骨格系への影響▶
エストロゲンは，骨吸収で骨細胞や骨形成をつかさどる骨芽細胞に存在するエストロゲン受容体を介して，骨吸収の抑制と骨形成の促進に作用する。骨量は，20歳前後で最大に達し，40歳ごろまでは一定であるが，それを過ぎるとエストロゲンの減少によって急激に低下する（▶図5-12）。そのため，更年期・老年期では骨粗鬆症をおこしやすい（▶245ページ）。

2 心理・社会的特徴

エリクソンの発達段階における成人期には，急激に心理的変化のおこりやすい時期が存在する。ひとつは，30代後半から40代にかけての中年期で，更年

▶表 5-15　年齢階級別の高 LDL コレステロール血症の割合（2018 年）

年齢階級	血清 LDL コレステロール値 140 mL/dL 以上の割合（%）	
	男性	女性
20〜29 歳	15.4	8.4
30〜39 歳	21.4	13.3
40〜49 歳	39.8	18.3
50〜59 歳	23.8	34.6
60〜69 歳	22.5	32.4
70 歳以上	15.5	22.8
（再掲）65〜74 歳	21.2	29.2
（再掲）75 歳以上	11.7	17.6

（「国民健康・栄養調査」による）

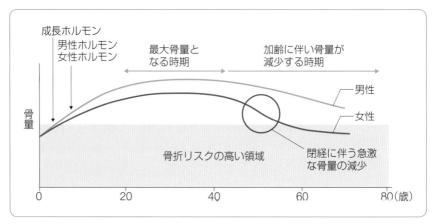

▶図 5-12　年齢と骨量の変化

期におおむね重なる時期であり，もうひとつは 60 歳前後の老年期への移行期である。

● 更年期の心理・社会的特徴

アイデンティティ▶
の再体制化
　中年期は，身体・家族・職業など，自己内外のさまざまなところで，大きな変化がおき，アイデンティティの危機を体験しやすい時期とされる。具体的には，多くの人がこの時期に，体力の衰えや，将来展望の狭まり，仕事や活動の限界，老いや死の不安などといった，心身の変化を体験する。そして，この体験をきっかけに，これまでの自分の生き方の見直しやこれからの生き方への模索を行う。中年期のこのような心理的作業は，**アイデンティティの再体制化**とよばれる。

中年期の危機▶
　中年期になると，女性は以下のことを体験する。これらの体験はときに危機

をもたらすことがある。

● 加齢に伴う身体的変化に対するネガティブな思い：加齢に伴う容姿の変化，閉経による女性らしさの喪失，老化や病気に対する不安感など。

● 社会的役割に付随した関係性の変化や自己の能力への不安：配偶者の定年，配偶者との不和，子どもの受験や自立，親の死や介護など，家族成員の発達段階に伴うできごとや関係性の変化，職場の人間関係，社会的役割や責任の増加による重圧感，自己の能力との落差などによるストレスなど。

　中年期の心理・社会的な機能は，さらなる上昇・成長・発達の可能性を秘めている一方で，体力や活力などの身体的機能は多くの場合，衰退・下降に転じる。両者の乖離が心理的問題を生じさせる。そのため，中年期の発達では，心理・社会的機能と身体的機能という両極なものに折り合いをつけ，自己の内部に統合していくことが重要となる。

　また，中年期の危機の中核は自己の有限性の自覚であるとされているため，自己の有限性の自覚と受容も必要である。すなわち，中年期の発達とは，死すべき存在としての自己や，限りある存在としての自己を認識することであり，そのことに主体的に向き合い，納得できる自己のあり方を再獲得することといえる。さらに，青年期・前成人期までの心理・社会的課題の解決が未達成であったり，不十分であったりする場合は，中年期の危機はより深刻となるため，さらなるアイデンティティの再体制化が必要となる。

● 老年期の心理・社会的特徴

自我の統合▶　老年期の心理・社会的な発達課題は自我の統合である。これを達成するための心理的支援として，対象者が自分の人生をゆたかに回想し見直すこと（ライフレビュー）を促すことが役だつ。老年期への移行期に，自分のこれまでの人生を回想し，生涯にわたる自己の連続性と同一性を確認することで，現在の自分が受容できるようになる。ライフレビューによって，老年期特有の個に対する不安はやわらげられ，心理的安定が達成される。

　人生の見直しは，現在の自分と社会やかかわりのある人々とのつながりを通して「自分のやってきたことや達成してきたことは，これでよかったのか」という個のとしての自分と，「自分にとって大切な人々に対して自分のあり方はこれでよかったのか」という関係性のなかでの自分を見直すことが大きな意味をもつ。

　男性の場合，個としての社会的な自己，つまり自分が行ってきた仕事や社会的な評価が納得できれば，老年期のネガティブな変化は深刻な問題にならないことが多い。しかし女性の場合，職業などの社会的な生き方について納得できるかどうかだけでなく，さらに「親としての自分」「家族や自分にとって大切な人々との関係性」がどのように見直されるかも重要な意味をもつ。

▶表5-16　セクシュアリティに関する調査（2000年調査と2012年調査）

項目	性別	調査年	40代	50代	60代	70代	全体
月1回以上の性交渉がある割合	女性	2000年	66.3	54.5	35.0	18.7	52.8
		2012年	45.4	23.5	19.5	9.9	26.4
性交渉がまったくない割合	女性	2000年	10.4	23.4	36.0	47.9	22.6
		2012年	28.1	46.2	56.6	71.4	47.9
円満な夫婦生活のために性生活はあまり重要ではない／重要ではない	女性	2000年	28.8	40.7	43.0	43.8	36.9
		2012年	40.6	50.3	60.8	54.6	54.9
	男性	2000年	19.8	28.1	24.2	36.9	27.2
		2012年	26.4	45.3	43.5	33.9	36.9
性交渉を伴う愛情関係を望む	女性	2000年	49.1	36.8	20.0	10.4	36.4
		2012年	46.9	22.0	11.6	10.0	24.2
	男性	2000年	80.2	62.8	52.7	24.2	55.1
		2012年	66.0	41.2	46.7	37.6	48.0

（荒木乳根子ほか：中高年夫婦のセクシュアリティ　特にセックスレスについて──2000年調査と2012年調査の比較から．日本性科学会雑誌31：27-36，2013による）

● 性生活

　加齢に伴って性機能は変化し，性生活に影響を及ぼす。40歳〜79歳までの配偶者がいる男女を対象として実施されたセクシュアリティに関する調査では，夫婦における性交渉は年齢が高くなるにつれて行われなくなっていた（▶表5-16）。また，2000年調査よりも2012年調査のほうが，どの年齢層においても性交渉がもたれない傾向にあった。

　また，夫婦にとっての性生活の重要度は男性と女性で異なる。上述の調査においても，女性のほうが重要ではないととらえる傾向にあり，50代以上の女性の半数以上は重要ではないととらえていた。さらに，性交渉を伴う愛情関係を望む割合は，年代が高くなるにつれて減少し，男性のほうが望む割合が高くなっていた。

　このように，老年期の性的な関係性のとらえ方については，性別や年齢によって異なっている。

② 健康問題と看護

1 更年期症状・更年期障害

　日本産科婦人科学会は，更年期症状を「更年期にあらわれる多種多様な症状

のなかで器質的変化に起因しない症状」とし，更年期症状のなかで日常生活に支障をきたす病態を**更年期障害**と定義している。

原因▶ 更年期症状の原因は卵巣機能の低下であり，これに伴う身体的変化，精神・心理的な要因，社会文化的な環境因子などが複合的に影響することによって症状が発現すると考えられている。

症状▶ 更年期症状は，① 顔のほてり，のぼせ(ホットフラッシュ)，発汗などの血管運動神経症状，② 易疲労感，めまい，動悸，頭痛，肩こり，腰痛，関節痛，足腰の冷えなどの身体症状，③ 不眠，イライラ，不安感，抑うつ気分などの精神症状からなる。

更年期障害の明確な診断基準はない。また，上述の症状は器質的疾患によっても引きおこされることから，器質的疾患による症状でないことを確認する必要がある。多様な更年期症状を把握するためには，症状を網羅した自記式質問紙である日本人女性の更年期症状評価表を用いることも可能である(▶表5-17)。さらに，エストロゲン欠乏により生じやすい性交痛や尿失禁についても問診票に記載項目を設けておくと，受診の主要目的でなくても女性がかかえている症状を把握することができる。

● 治療

更年期障害は，卵巣機能の低下が原因ではあるが，加齢に伴う身体的変化，精神的・心理的な要因，社会文化的な環境因子などが複合的に影響する。そのため，治療においては，症状をかかえている女性の訴えを受容と共感をもって聞きとり，心理・社会的背景も理解する必要がある。

治療法には，ホルモン補充療法や，選択的セロトニン再取り込み阻害薬，セロトニン・ノルアドレナリン再取り込み阻害薬などの薬物療法のほかに，認知行動療法などの心理療法がある。漢方治療や補完代替医療が行われることもある。

ホルモン補充療法▶ ホルモン補充療法 hormone replacement therapy(HRT)は，エストロゲン欠乏に伴う諸症状に対して，エストロゲン製剤を投与する治療である。

ホルモン補充療法を開始する場合は，この治療法を実施する目的や症状の程度，年齢・体型，合併症の有無などを確認し，投与する薬剤や投与経路・投与量・投与方法を決定する。

投与経路は，経口と経皮に分けられ，いずれも血管運動神経症状の改善や骨密度の増加に有効である。また，通常投与量よりも少量のエストロゲン製剤であっても，血管運動神経症状の改善や骨密度の増加に効果がみとめられ，性器出血などの副作用を減らすことができるとされている。

投与方法には，エストロゲン製剤と黄体ホルモン製剤を周期的に投与して定期的な出血をおこす周期投与法と，エストロゲン製剤と少量の黄体ホルモンを持続的に投与して，子宮内膜を萎縮させ出血をおこさないようにする持続投与

▶表5-17　日本人女性の更年期症状評価表

症状	症状の程度		
	強	弱	無
1. 顔や上半身がほてる(熱くなる)			
2. 汗をかきやすい			
3. 夜なかなか寝付かれない			
4. 夜眠って目をさましやすい			
5. 興奮しやすく，イライラすることが多い			
6. いつも不安感がある			
7. ささいなことが気になる			
8. くよくよし，ゆううつなことが多い			
9. 無気力で，疲れやすい			
10. 眼が疲れる			
11. ものごとが覚えにくかったり，物忘れが多い			
12. めまいがある			
13. 胸がどきどきする			
14. 胸がしめつけられる			
15. 頭が重かったり，頭痛がよくする			
16. 肩や首がこる			
17. 背中や腰が痛む			
18. 手足の節々(関節)の痛みがある			
19. 腰や手足が冷える			
20. 手足(指)がしびれる			
21. 最近，音に敏感である			

(日本産科婦人科学会生殖・内分泌委員会「日本人用更年期・老年期スコアの確立と HRT 副作用調査小委員会」報告：日本人女性の更年期症状評価表の作成(平成 11 年～平成 12 年度検討結果報告)．日本産科婦人科学会誌 53(5)：883-888，2001 による)

法がある。周閉経期で定期的に出血がおこることに抵抗感がなければ周期投与法を，閉経後ある程度経過していれば持続投与法を考慮する。子宮の有無により，エストロゲン単独投与とするかどうか検討する。

　ホルモン補充療法の 5 年以上の使用は乳がんのリスクが増加するため，5 年間の投与が基準とされている。

薬物療法▶　選択的セロトニン再取り込み阻害薬 selective serotonin reuptake inhibitor(SSRI)とセロトニン・ノルアドレナリン再取り込み阻害薬 serotonin noradrenaline reuptake inhibitor(SNRI)は，更年期のうつ症状の改善に有効である。また，選択的セロトニン再取り込み阻害薬は，うつ症状を示さない更年期女性の血管運動神経症状にも有効であることが示されている。ただし，希死念慮があったり，

薬物療法の効果がなかったりする場合は、精神科などの専門医の受診をすすめる必要がある。

認知行動療法▶ 女性の更年期症状に対する認知行動療法の有効性は、血管運動神経症状や心理的症状を中心に明らかにされつつある。

認知行動療法は、さまざまなできごとに対して、どのように考え、行動しているかを問題としてとらえることを促す治療法である。認知行動療法は、計画的に構造化された治療法とされており、行動面・認知面・感情面・身体面といった側面から、問題解決のための対処法やセルフコントロール法を習得することを治療の目的とする。

● 更年期症状・更年期障害をかかえる女性に対する看護

女性が卵巣機能の低下に伴って生じる多種多様な更年期症状をどのようにとらえ、対処しているのかは、近年の健康志向の高まりや更年期以降の寿命の延長なども影響して個々に異なる。

閉経や更年期の▶
とらえ方の把握
閉経や更年期を迎えることに対しては、「月経がなくなってせいせいする」「いやなことではない」などと受けとめる女性がいるほか、「調子がわるくなるので注意しよう」と、更年期を心身の状態が変化しやすい時期として受けとめる女性もいる。一方で、「更年期と言われるのも話題にするのもいや」「私だけ年をとったように思う」などと加齢や老化ととらえられることに抵抗感をもつ女性や、「女性であることが終わったように思う」と女性性の喪失ととらえて悲観的な感情をいだく女性もいる。また、周囲に同年代の女性がおらず、更年期に関する悩みを共有できないために孤立感をいだく女性もいる。

このように、閉経や更年期のとらえ方は多様であり、それには女性が育った

NOTE
その他の更年期障害の治療法

・漢方治療

更年期障害に対しては当帰芍薬散・加味逍遙散・桂枝茯苓丸の使用頻度が高い。ただし、漢方の効果については統一した見解が得られておらず、ガイドラインでの推奨レベルはCである[1]。

・補完代替医療

更年期の血管運動神経症状に対する補完代替医療の有効性については、植物性のエストロゲン様の作用をもつダイズイソフラボンの投与により、ホットフラッシュの頻度が減少することが報告されている。しかし、高容量・長期間の投与(150 mg/日、5年間)により子宮内膜症発症の増加がみとめられていることから、低用量

(25 mg/日)にとどめるべきである。そのほか、ダイズイソフラボンの一種(ダイゼイン)の腸内細菌分解産物であるS-エクオールなどの使用によって、ホットフラッシュを含む更年期症状が改善したことも報告されている[2]。ただし、ホットフラッシュに対してダイズイソフラボンを用いることについて、ガイドラインでの推奨レベルはCである[1]。

1) 日本産科婦人科学会：産婦人科診療ガイドライン婦人科外来編 2020. pp.190-191, 2020.
2) 安井敏之・松浦幸恵：補完代替医療とその留意点(エクオールを中心に)．地域医学 33(12)：35-40, 2019.

環境や現在の生活環境，女性がもっている知識・情報・価値観が影響する。

症状のアセスメン▶
トと受診の促進
　女性の更年期症状に対するとらえ方は，女性が生活する社会や時代によって異なるほか，体験している症状の程度および，老いや加齢に対する受け入れ，価値観によっても異なる。そのため，看護職者が更年期症状のアセスメントを行う際には，女性の体験を聞きとり，症状や対処法だけでなく，症状に対する思いや生活状況，老いや加齢に対する受け入れや価値観なども把握する必要がある。

　体験している症状について，女性は自分の身体におきていることではあるものの，その調節がうまくできないことも多い。そのため，女性が外出などの行動を 躊 躇したり，家族や周囲の人々との関係性がうまくいかなかったりするなどもおこりうる。

　受診行動については，女性たちが体験している症状を友人や医療職者に相談して，更年期症状であると指摘を受けたり，受診をあと押しされたりすることは，実際に受診行動をとるきっかけとなる。また，相談することで，身近な女性が自分と同じように行動しているという情報が得られ，安心感につながることも報告されている[1]。

家族の理解と対処▶
　更年期症状で悩む女性たちは，症状改善のためにさまざまな対処を試みる際，自分の状況について家族や友人，医療者といった人々に理解を求めている。

　とくに，女性が更年期症状で悩んでいることを家族がわかってくれていると感じることは重要である。また，家族に合わせて自分を抑えすぎることはストレスの蓄積につながるため，女性自身も，自分を大事にすることが家族のためにもなるというように，考え方をかえていくことが大切である。

　これらがたすけとなって，女性は自分の体調がわるいことを表出しやすくなる。そして，これまでの自分の家族内での働きかたを抑えたり(8くらいであったものを5くらいにするなど)，必要に応じて家族に手伝ってもらったりするなどの対処がとりやすくもなる。

必要な支援▶
　更年期症状とされる症状のなかには，器質的な疾患による症状もあることから鑑別が必要である。看護職者は女性に受診を促し，診断を受けるようにすすめる。また，必要な医療にアクセスできるように，更年期に関する情報提供を行い，女性がみずから必要な行動を選択して実行できるように支援する。

　更年期症状で悩む女性たちが，どのような治療法を選択するかについても支援が必要である。看護職者は，女性が選択した治療法によって期待された効果が得られているかどうかなどを把握する。また，ホルモン補充療法を受ける女性は，確かな情報がないために，治療方法になじめなかったり，人とは違う治療を受けることに孤独を感じたり，治療をいつまで続けていくのか危惧したり

1）横地美那ほか：更年期症状で婦人科を受診している女性の体験．日本助産学会誌 29
(1)：59-68，2015．

するなど，さまざまな思いをもっていることから，治療法の受け入れや継続についても確認しながら，先を見通すことができるよう支援する。

2 性交疼痛障害（性交痛）

閉経後の女性に最も多い性機能障害は，性交疼痛障害（性交痛）である。2017年に行われた全国の20歳〜69歳の男女を対象にしたインターネット調査によると，女性の全体の約67%が性交時に痛みを感じていた（▶図5-13-a）。また，性交疼痛障害をかかえている約4割強の人は性生活について満足でない，あるいは満足度が高くなく，50代の女性では半数以上の人がそのような状況にあった（▶図5-13-b）。

性交疼痛障害は，エストロゲンの低下により腟粘膜が萎縮し，性的興奮に際して流出する腟潤滑液が減少するためにおこると考えられている。また，閉経後，外陰や腟が萎縮し，萎縮によって腟粘膜が傷つきやすくなるために，さらに痛みが増すこともある。

● 治療

エストロゲン欠乏による腟粘膜の萎縮はホルモン補充療法によってすみやかに改善する。そのため，萎縮症状のみの治療であれば，エストリオール腟錠の投与を行う。ただし，長期使用や乳がんの既往を有する女性への治療においては，腟内投与でも個別の判断が必要とされている。

また，潤滑剤（リューブゼリー® など）を性交痛に対して使用することもある。ただし，潤滑剤の使用が刺激をもたらしたり，炎症を引きおこしたりすることもあるので注意が必要である。

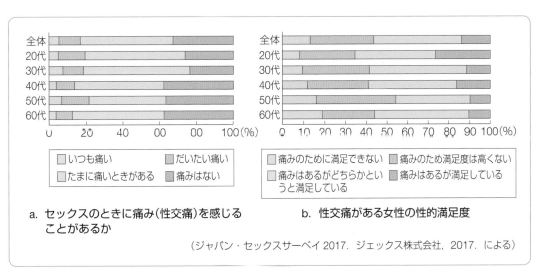

a. セックスのときに痛み（性交痛）を感じることがあるか

b. 性交痛がある女性の性的満足度

（ジャパン・セックスサーベイ 2017. ジェックス株式会社，2017. による）

▶図5-13　性交痛に関する調査の結果

● 性交疼痛障害をかかえる女性に対する看護

　加齢に伴う性機能の変化は性生活に影響を及ぼし，夫婦における性交渉は年齢が高くなるにつれて行われなくなる（▶234ページ，表5-16）。また，夫婦にとっての性生活の重要度や性交渉を伴う愛情関係を望む割合は男性と女性で異なる。とくに，50代以上の女性の半数以上が重要ではないととらえ，女性は性交渉による愛情関係を望まない傾向にある。

　この年代の性的な関係性のあり方ととらえ方は性別や年齢によって異なるため，看護職者は性交疼痛障害の有無だけでなく，性的な関係性についても情報を得て，女性が対処できるように支援する必要がある。そのためには，性の悩みに応じることができるというメッセージを言語的・非言語的に伝え，相談しやすい環境をつくることが必要である。

　相談に対応する場合は，対象となる女性の話をよく聴いて共感的理解を示し，女性みずから答えを見いだせるように問題を整理するほか，対応策となりうる選択肢を提示して，女性とともに検討する。

3　尿失禁

下部尿路症状▶　国際禁制学会 International Continence Society（ICS）は，頻尿などの尿排泄に関するさまざまな症状を，下部尿路症状 lower urinary tract symptoms（LUTS）とし，① 昼間頻尿，夜間頻尿，尿意切迫感，尿失禁，膀胱知覚の異常などの蓄尿症状，② 排尿困難などの排尿症状，③ 残尿感などの排尿後症状の3種類に分類している。

　とくに女性の下部尿路症状（FLUTS）を評価する際には，他覚的な検査だけでなく女性自身の訴えや QOL への影響をとらえる必要がある。そのための質問票として，主要下部尿路症状スコア[1]が用いられている。

尿失禁の分類▶　国際禁制学会によると，尿失禁は「尿の無意識あるいは不随意なもれが衛生的または社会的に問題となったもの」と定義されている。すなわち，患者自身から「尿がもれて困る」との訴えがあった時点で尿失禁と診断され，尿もれがあっても日常の生活が問題なく送れていれば，社会的に排泄がコントロールできている社会的禁制 social continence ととらえられる。

　尿失禁にはさまざまな種類があるが，更年期・老年期の女性でしばしばみられるものとして，腹圧性尿失禁や切迫性尿失禁，尿意切迫感だけでなく，運動・労作・くしゃみ・咳にも関連して，不随意に尿がもれる混合性尿失禁がある。

　尿失禁は加齢に伴って増加する。また，男性よりも女性に多いとされており，

1）日本排尿機能学会・日本泌尿器科学会編：女性下部尿路症状診療ガイドライン，第2版，p.104，リッチヒルメディカル，2019．

40歳以上の女性の43.9%にみられるとの報告もある[1]。

　尿失禁を有する女性に対しては，子宮筋腫や子宮頸がん・子宮体がん，骨盤臓器脱などの疾患の有無も確認する。これらの疾患が膀胱や骨盤底に影響し，尿失禁が生じることがある。

● 治療

腹圧性尿失禁の▶
治療

　腹圧性尿失禁と混合性尿失禁には，初期治療として行動療法（骨盤底筋訓練・膀胱訓練など）や薬物療法が行われるほか，手術療法も行われる。

　骨盤底筋訓練は，尿道括約筋や肛門挙筋をきたえて，尿道の閉鎖圧を高め，骨盤内臓器の支持を補強する。

　薬物療法としては，β_2作動薬が用いられる。そのほかに，エストロゲン製剤が用いられることもある。

　これらの初期治療の効果については個人差があるが，遅くとも6か月以上の治療で効果が得られない場合や1日で複数回尿パッドをかえるような重症例では，より専門的な治療が必要となる。

　腹圧性尿失禁に対する手術療法は尿道スリング手術である。ただし，この手術は適切な研修をうけた尿失禁手術を専門とする医師により行われることが強く推奨されている。そのほかに，電気刺激療法や磁気刺激療法が行われることもある。

切迫性尿失禁の▶
治療

　切迫性尿失禁の治療として膀胱訓練がある。膀胱訓練では，尿意があらわれてから排尿をがまんすることで膀胱容量を増加させる。また，骨盤底筋訓練も同時に行うことが望ましいとされている。

　薬物療法では，抗コリン薬とβ_3作動薬が第一選択である。また，エストロゲン製剤の腟内投与は，尿意切迫感も有意に改善するとされている。ただし，この作用は膀胱機能への直接効果によるものではなく，性器の萎縮を改善する局所的な効果によるものとされている。

　そのほかに，電気刺激療法や磁気刺激療法が行われることもある。

混合性尿失禁の▶
治療

　混合性尿失禁は，腹圧性尿失禁の治療と切迫性尿失禁の治療も考慮する必要がある。

● 尿失禁をかかえる女性に対する看護

　尿失禁をかかえている女性に対して，看護職者は症状の把握を行うだけでなく，症状がおきるときの行動やそのときの対処，あるいは症状がおきないようにするための行動もあわせて聴取する。加えて，尿失禁をかかえていることが生活へ及ぼす影響も聴取し，どのような治療方法や対処が生活の質の向上に有効であるのか，ともに検討する。

---

1) 本間之夫ほか：排尿に関する疫学的研究．日本排尿機能学会誌 1(42)：266-277，2003．

女性の思考への ▶
はたらきかけ

更年期・老年期の女性において，尿失禁は日常生活にさまざまな影響を及ぼすため，QOL を低下させる要因の 1 つである。

女性は尿失禁について，加齢に伴って多くなることや女性に多いことを理由に，しかたないととらえることが多い。その一方で，恥ずかしくて他人に言えない・知られたくないという思いから，家族や友人などの身近な人に対して尿失禁を打ち明けることに抵抗感をもっている。

これらのことから，尿失禁をかかえる女性は，尿のにおいやもれを気にして外出回数や時間を減らしたり，周囲の人から嫌われたり距離をとられたりすることへの不安から他者との活動や交流を制限しやすい。また，女性は尿失禁をかかえていても身近な人に相談できない場合が多い。

一方で，尿失禁があっても他者との交流の間は尿失禁について気にしなかったり，忘れたり，考えなくなるなど，思考パターンに変化がもたらされることもある。したがって，看護支援にあたっては，他者との交流を促すことも重要である。

尿失禁への対処の ▶
支援

[1] **尿パッド使用の支援**　近年，尿失禁対策用品としてさまざまな種類の尿パッドが開発されている。それに伴い，尿パッドを常用したり，持参したり，行動に合わせて種類を選択するなど，あらゆる場面で尿パッドが使用できるようになっている。看護職者は，女性が抵抗感なく尿パッドを使用して対処できるように支援することで，女性はセルフケア能力を高めて，それぞれの生活環境に適応できるようになる。

[2] **対処行動の支援**　尿失禁をかかえる女性の対処行動として，早め・定期的・頻回にトイレに行ったり，水分摂取を控えたりするなどの予防行動がある。また，その他の予防行動として，外出を控える，トイレの有無で外出先を選択する，バスに乗らないなど，外出や交通手段を制限することによって対処していることも報告されている[1]。

看護職者は，女性が状況に応じた適切な対処行動をとれるように支援する。また，重いものを持ち上げるなどの尿失禁を引きおこしやすい行動を避けたり，他者にトイレが近いと伝えたりできるように支援する。そのほか，みずから対処できない場合には病院を受診する，といった行動が適切にとれるように支援することも重要である。

骨盤底筋運動の ▶
支援

尿失禁をかかえる女性は，骨盤底筋訓練の方法を十分に理解していなかったり，効果がすぐに生じないために継続がむずかしくなったりすることが報告されている[2]。

したがって，看護職者は女性に骨盤底筋訓練の正しい方法を伝え，習慣化が

---

1) 西村和美・荒木田美香子：尿失禁が他者との交流に及ぼす影響と対処行動．日本看護研究学会 38(4)：61-72，2015．
2) 田尻后子ほか：尿失禁を体験した中高年女性の意識調査．理学療法科学 34(4)：511-515，2019．

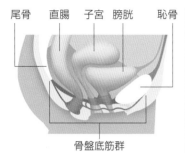
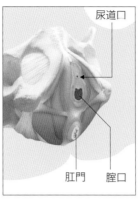
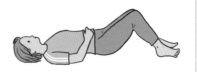

尾骨　直腸　子宮　膀胱　恥骨

尿道口

骨盤底筋群

骨盤底筋群は膀胱・子宮・直腸を支え，尿道・腟・肛門を締める役割をしている。

肛門　腟口

① からだ全体の緊張をゆるめ，図のような姿勢でリラックスする。
② 肛門・腟・尿道を引き上げるように締める。
③ 締めたまま約5秒間保持してゆるめる。
④ ①②③の運動を繰り返す。

a. 骨盤底筋群の位置

b. 骨盤底筋群訓練の姿勢と手順

▶図5-14　骨盤底筋群の位置と骨盤底筋訓練の方法

できるように支援することが必要である。具体的には，リラックスした姿勢で，肛門や腟を締めて，ゆっくり5つ数えてゆるめる動作を繰り返すように指導する（▶図5-14および，系統看護学講座 母性看護学各論，第14版，第6章）。

腹圧性尿失禁患者▶
への支援
　腹圧性尿失禁は，更年期以降の骨盤底筋の脆弱化によっておこることが多いため，骨盤底筋訓練による筋力の強化が有効であることが多い。訓練を日常生活中で正しく実行できるよう支援することで，改善が期待できる。また，症状の状態や，改善の有無，生活への影響などを確認しながら，各種の治療法を女性とともに検討する。

切迫性尿失禁患者▶
への支援
　切迫性尿失禁に対しては，膀胱訓練の方法を伝えるほかに，膀胱の充満感と尿意・尿量の関係を排尿記録につけて把握するように伝える。これによって排尿のコントロールが可能となる場合がある。

　膀胱訓練以外の治療法については，腹圧性尿失禁と同様に，症状の改善や生活への影響などを確認しながら検討する。

4 子宮脱・子宮下垂

　子宮脱は「子宮頸部が腟入口部より下方にある状態」[1]であり，子宮下垂は「子宮頸部が両側坐骨棘を結ぶ線より下降しているが，いまだ腟入口部よりは上方にある状態」[1]である。

骨盤臓器脱▶
　現在では，膀胱瘤や直腸瘤なども含む**骨盤臓器脱** pelvic organ prolapse（POP）としてとらえられている。各臓器の下垂・脱出の程度は，POP-Q法によるステージ分類と症状で評価する（▶表5-18）。

　骨盤臓器脱は，性器の下垂感や腹部の不快感に加えて，排尿困難や尿失禁な

1）日本産科婦人科学会編：産科婦人科用語集・用語解説集，改訂第4版，2018.

▶表5-18　POP-Q法によるステージ分類

ステージ	定義
0	下垂なし
Ⅰ	最下垂部位が処女膜より 1 cm 奥まで達しない
Ⅱ	最下垂部位が処女膜より±1 cm
Ⅲ	最下垂部位が処女膜より＋1 cm をこえて脱出するが，[全腟管長−2 cm]をこえない
Ⅳ	最下垂部位が処女膜より[全腟管長−2 cm]をこえて脱出

どの排尿・排便機能，性機能を著しく低下させる。ステージⅡ以上の骨盤臓器脱には下部尿路症状を合併することがあるため，臓器脱だけでなく，尿路症状についても把握する。

● 治療

骨盤臓器脱の治療には，生活指導，骨盤底筋訓練，ペッサリー療法，手術療法があり，症状の程度や女性の希望によって治療法を検討する。

生活指導▶　体重・排便・仕事についての指導を行う。BMIが25をこえると骨盤臓器脱のリスクが2倍になり，悪化因子としての便秘や重労働が報告されている。

骨盤底筋訓練▶　骨盤臓器脱の場合，骨盤底筋訓練は下垂程度の低いステージⅠに対して推奨されている。

ペッサリー療法▶　ペッサリーは子宮の位置の矯正のために使用される。治療対象は原則的にはステージⅡ以上である。ペッサリーのサイズは医師の診察により決定される。

初回装着に際しては十分な説明を行い，器具の脱出や，痛みや出血などがあればすぐに受診するよう伝える。なにもなければ2週間後に装着状況を確認する。その後1年間は1〜3か月ごとに，1年経過後は1〜6か月ごとに，腟壁のびらんなどが生じていないかを確認し，ペッサリーの洗浄・交換を行う。

● 子宮脱・子宮下垂をかかえる女性に対する看護

便秘などで排便時に過度に腹圧がかかると，骨盤内臓器の下垂や脱出が誘発されるため，看護職者は，女性の便秘を予防するための支援を行う。便秘の予防には，女性の排便に関する情報や食生活，活動状況などを把握する必要がある。そして排便の状態によっては，緩下薬などの服用も考慮し，医師の処方を受ける。

骨盤内臓器の下垂や脱出によって，排尿・排便が困難となる場合もある。このような場合には，看護職者は女性の排泄に関する情報を得て，生活への支障の程度を把握する必要がある。さらに排尿・排便の困難さに対する支援も行う。

外陰部は排泄時に汚染されやすいほか，脱出した子宮は感染しやすくなるた

め，清潔に保つようにする。労作で腹部に負荷がかかるなどによって骨盤内臓器の下垂や脱出が誘発されるため，そのような労作を避けるように支援を行う。

5 骨粗鬆症

WHO は，骨粗鬆症を「低骨量と骨組織の微細構造の異常を特徴とし，骨の脆弱性が増大し，骨折の危険性が増大する疾患」と定義している。また骨粗鬆症は，原発性骨粗鬆症と，なんらかの原因で二次的に生じた続発性骨粗鬆症に分類される。

更年期以降に▶
おこりやすい
骨粗鬆症
　閉経後にはエストロゲンの欠乏によって骨吸収が亢進するため，骨量低下の大きな要因の 1 つとなっている。また，この機序によって生じた骨粗鬆症は**閉経後骨粗鬆症**とよばれ，原発性骨粗鬆症の 1 つに分類される。

　一方，原発性無月経・続発性無月経，早期卵巣機能不全，早発閉経（40 歳未満で自然閉経を迎えた状態），閉経前の卵巣摘出といった性腺機能不全がある場合にも，低骨量をきたす。このような機序によって生じた骨粗鬆症は続発性骨粗鬆症とされている。

原発性骨粗鬆症の▶
診断基準
　原発性骨粗鬆症は，脆弱性骨折の有無と骨密度から診断される。脆弱性骨折とは，立った姿勢からの転倒かそれ以下の外力などの軽微な外力によって発生した非外傷性骨折である。

　脆弱性骨折のうち椎体骨折または大腿骨近位部骨折がある場合は，骨密度によらず原発性骨粗鬆症と診断される。椎体骨折の有無は，脊椎 X 線像から確認される。また，椎体および大腿骨近位部以外の脆弱性骨折が，肋骨・骨盤・上腕骨近位部・橈骨遠位部・下腿骨にみとめられ，骨密度が若年成人平均値 young adult mean（YAM）の 80％未満の場合あるいは，脆弱性骨折がなく，骨密度が YAM の 70％以下または，−2.5 SD 以下の場合にも原発性骨粗鬆症と診断される。骨密度は原則として腰椎または大腿骨近位部骨密度とされる。

● 治療

　骨粗鬆症の治療では，骨折を予防して QOL の維持・改善をはかることが目的となる。そのため，適切に骨折のリスクを評価して，骨粗鬆症の治療を開始することが重要である（▶図 5-15）。

FRAX®▶
　骨折のリスクを評価するために，WHO が定めた骨折危険因子評価ツールの FRAX®（fracture risk assessment tool）がある。FRAX® には，骨密度を測定しなくても，骨折リスクを評価できるという特徴がある。

　実際の評価では，主要な骨粗鬆症性骨折と大腿骨近位部骨折について，将来 10 年間の骨折発生確率（％）を FRAX® によって算出する。そして，主要な骨粗鬆症性骨折の確率が 15％以上または，大腿骨近位部骨折の家族歴を有する場合には，薬物療法が推奨されている。ただし，この評価は 75 歳未満で原発性骨粗鬆症に関する薬物開始基準であり，糖質コルチコイド使用や，関節リウマ

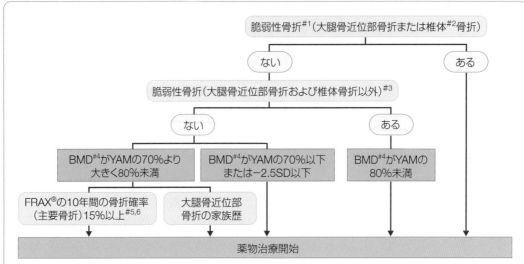

▶図 5-15　原発性骨粗鬆症の薬物治療開始基準

チ，続発性骨粗鬆症のないものに適応される。

薬物治療▶　薬物治療では，患者の病態・病期に合わせて薬剤を選択する必要がある。以下に，代表的なものをいくつかあげる。

[1] **選択的エストロゲン受容体モジュレーター** selective estrogen receptor modulator（SERM）　骨格系や脂質代謝系ではエストロゲン作用を発現する一方で，子宮内膜や乳腺組織ではエストロゲン作用を発現しないという特徴をもつ。閉経後早期での骨粗鬆症に対しては，その後長期にわたる投薬を行うことから，第一選択薬となる。

[2] **ビスホスホネート製剤**　強力な骨吸収抑制作用をもち，骨密度増加や椎体骨折予防に効果がある。経口薬は早朝空腹時に服薬する必要があるほか，その

後30分間以上は食事および臥床ができない。重大な副作用として顎骨壊死があるため，その予防には口腔清掃の実施が重要であり，歯科医師との連携が必要である。

[3] 副甲状腺ホルモン製剤　骨密度低下の強い骨粗鬆症やすでに骨折を生じている重篤な骨粗鬆症に用いられる骨形成促進薬である。

[4] 抗RANKL抗体　破骨細胞の成熟や活性化に必要なRANKLのはたらきを阻害する抗RANKL抗体(デノスマブ)も用いられる。6か月に1回の投与でよいが，カルシウムとビタミンDを毎日摂取する必要がある。

[5] カルシウム製剤　骨折リスクを低下させる効果はほかの薬物に比べて弱い。日本人はカルシウム摂取量が少ないため，ほかの治療薬の効果を十分に発揮するため併用されることがある。

[6] エストロゲン製剤　閉経後比較的早期で更年期症状を伴う女性の骨粗鬆症では，エストロゲン製剤による補充療法が第一選択薬となる。ただし，子宮のある女性では子宮体がんの発生を抑制するためにプロゲステロンの併用が必要とされている。

● 骨粗鬆症をかかえる女性に対する看護

骨量は20歳前後で最大に達し，閉経後に急速に減少する。このことから，若年期の骨量を高く保つことや，閉経後であっても適切な生活習慣の獲得によって骨量の減少を少なくし，骨密度を維持できるように努めることが，骨粗鬆症の予防につながる。

カルシウム・▶
ビタミン摂取の
支援

カルシウムやビタミンD，ビタミンKは骨代謝において，重要なはたらきをもっている。しかし，わが国の更年期以降の女性では，これらの栄養素の日常的な摂取が不足していることがある。そのため，看護職者は，更年期以降の女性に対して，食事の内容などをともに考え，カルシウムを十分に摂取できるように支援することが大切である。

カルシウムの十分な摂取は，生涯にわたって健康な骨形成と骨粗鬆症の予防に有効である。「日本人の食事摂取基準(2020年版)」において，30〜49歳の女性のカルシウム摂取推奨量は660mg/日となっている。しかし，2019(令和元)年の「国民健康・栄養調査」では，40〜49歳の女性のカルシウム摂取量の平均は441mg/日であった。

ビタミンDは，カルシウム代謝において重要なはたらきをもつ。「日本人の食事摂取基準(2020年版)」では，ビタミンDの摂取目安量は，18歳以上男女で8.5μg/日である。しかし，2019(令和元)年の「国民健康・栄養調査」では，40〜49歳の女性のビタミンD摂取量の平均は5.3μg/日であった。

ビタミンKは，骨タンパクの代謝において重要なはたらきをもつ。「日本人の食事摂取基準(2020年版)」では，ビタミンKの摂取目安量は，30歳〜49歳の女性で150μg/日である。2019(令和元)年の「国民健康・栄養調査」で

は，40〜49歳の女性のビタミンK摂取量の平均は219 µg/日と，摂取目安量をこえている。しかし，閉経後の女性においては，骨代謝でビタミンKが不足している可能性も報告されている[1]。

運動の支援▶　骨密度を保つためには運動も有効である。更年期の女性においては，ジョギングなどの骨にある程度の衝撃がかかる運動（衝撃荷重運動）や，スクワットやダンベル運動などの筋肉に抵抗をかける運動（抵抗加重〔レジスタンス〕運動）が椎体や大腿骨近位部の骨量を増加させる。また，閉経後の女性が中等度から高強度の運動をする効果として，大腿骨近位部骨折のリスクを低下させたという報告もある[1]。

　高齢者に関しても，運動を積極的に行うことが推奨されている。ただし，高齢者において，中・高強度の運動をすることはけがのリスクがあるため，散歩や背筋を鍛えるような動作など，手軽に行えて，けがのリスクの少ない低強度の運動を選択することが望ましい。

　高齢の女性が若い女性と同等の運動をしても骨量の変化は高齢の女性のほうが小さい。更年期以降の女性に対しては，十分なビタミンやミネラルの摂取と運動を組み合わせることによって，骨粗鬆症の発症を遅らせることができると考えられる。そのため，適切な食事と運動習慣を日常生活に取り入れられるように支援する。

6 子宮体がん

　子宮体がんは子宮内膜に発生した上皮性の悪性腫瘍である。子宮体がんはエストロゲン依存性の類内膜がんであるⅠ型と，エストロゲン非依存型の漿液性がんや明細胞がんなどのⅡ型に分類され，Ⅱ型のほうが予後不良とされている。

近年の動向▶　2019年の子宮体がん罹患者は17,880人である。全国がんセンター協議会によると，子宮体がんの5年相対生存率（2009年〜2011年診断例）は86.4％である。また，病期別にみると，Ⅰ期96.1％，Ⅱ期88.7％，Ⅲ期66.2％，Ⅳ期24.2％であり，早期発見が重要である[2]。

　好発年齢は50代であり，2019年の罹患率（人口10万対）は50〜54歳62.3，55〜59歳70.6である。

発症の原因▶　子宮体がんの発生には，エストロゲンが深く関与している。そのため，その危険因子には，出産の経験がない，遅い閉経，肥満など，エストロゲンの分泌に関与するものがある。また，乳がんの治療で使われるタモキシフェンクエン酸塩や，エストロゲン製剤の単剤使用など，エストロゲンを高める作用をもつ薬物の使用も危険因子である。

1）石見佳子：閉経女性の骨代謝における食事と運動の役割．ビタミン 90(9)：415-425，2016．
2）全国がんセンター協議会：全がん協生存率調査．〈http://www.zengankyo.ncc.go.jp/etc/〉〈閲覧 2020-07-08〉．

そのほか，糖尿病や，血縁者に大腸がんになった人がいること，遺伝性大腸がんの1つであるリンチ症候群(遺伝性ポリポーシス性大腸がん)なども危険因子として知られている。

症状と検査▶　子宮体がんの症状は，初期は疼痛を伴わず，閉経後不正性器出血や水様性帯下がおもな症状である。そのほか，排尿時の痛みや排尿のしにくさ，性交時の痛み，下腹部の痛みなどの症状があり，進行した場合は腹部膨満感などの自覚症状を伴う。

　子宮体がんのスクリーニング検査では，最近6か月以内に不正性器出血(一過性の少量出血，閉経後出血等)，月経異常(過多月経，不規則月経等)および褐色帯下を有していた女性を対象に内膜細胞診が行われ，擦過法あるいは吸引法で採取する。確定診断として内膜組織診が行われる。子宮体がんの罹患者の多くに不正性器出血がみとめられていることから，女性自身が異常に気づくことが重要である。

● 治療

　子宮体がんのおもな治療法は子宮全摘出術を含む手術療法であり，化学療法や放射線療法は補助療法として用いられる。

● 子宮体がんに罹患した女性に対する看護

疾患や治療に▶
関する情報提供　がんの進行度に応じて，手術療法に加えて，化学療法や放射線療法を組み合わせて行うことになる。がんの診断とともに，治療方針が医師から説明されるため，疾患や治療についての理解ができているのかどうかを把握する必要がある。さらに，療養過程が予測できるように，おこりうる合併症や対処方法などについても情報提供を行う。

就労女性への支援▶　子宮体がんの好発年齢が50代であることから，就労している女性も多い。そのため，診断時から職種や仕事上の予定，仕事への思い，経済的背景などを考慮した治療内容の選択やスケジュールが決定できるように支援する。また，治療などの経済的負担を軽減するために，利用可能な公的医療制度についての情報提供も重要である。

排泄や性生活に▶
関する支援　さらに，治療に伴って，下肢リンパ浮腫や排尿障害，排便障害などの日常生活に影響を及ぼす合併症が長期にわたって生じたり，女性生殖器の機能的・器質的な喪失体験によって不安や憂うつなどがもたらされたり，パートナーとの関係性にも影響が及んだりするなど，排泄にかかわる苦痛や性生活における悩みをかかえていることが報告されている[1]。しかし，このような苦痛や悩みをかかえていても，羞恥心が伴うために相談することはなされにくい。そのため，

1) 飯岡由紀子：婦人科がんサバイバーの術後の苦痛と心配事の実態．聖路加看護学会誌 21(2)：39-47，2018.

看護職者からこれらの事項について積極的に問いかけるなど，相談しやすい環境をつくり，状況を把握する必要がある。また，がん体験者に相談できるよう，自助グループなどを紹介して活用することも効果的である。

ゼミナール
復習と課題

❶ 月経異常について，異常の種類ごとの注意点と援助についてまとめなさい。
❷ 性感染症の罹患率が男女で異なるのはなぜか述べなさい。
❸ 月経困難症の症状と看護について述べなさい。
❹ 女性生殖器悪性腫瘍が妊娠・出産に伴って見つかったときの看護援助についてまとめなさい。
❺ 更年期障害の症状緩和のための看護援助についてまとめなさい。
❻ 尿失禁をかかえる女性に対する看護についてまとめなさい。

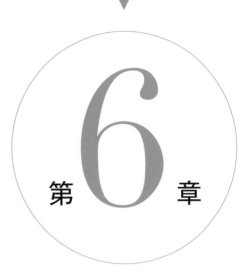

母性看護学概論

第6章

リプロダクティブ
ヘルスケア

本章で学ぶこと	□受胎調節法の種類と，それぞれの特徴について理解する。
	□おもな性感染症について，その概要および診断・治療，潜伏期，症状，妊娠や胎児・新生児への影響について理解し，その予防のための方法や感染した妊婦への看護について理解・説明する。
	□妊娠中絶・喫煙・DVと女性の健康について，その現状および看護職者としての対応について理解を深める。
	□児童虐待および在日外国人の母子保健について，その現状を理解する。また，それらに関する問題への看護職者としての対応について理解を深める。

A 家族計画

① 家族計画とは

　20歳で男女が結婚して避妊をしないで出産すると，平均9人の子どもができると推計されている。これに基づくと，地球の人口問題は別に考えるとしても，健康で文化的な生活を送るためには，**家族計画** family planning や**避妊** contraception が必要なことがわかる。ここでいう家族計画とは，子どもを望むときに得ることであり，子どもを望まないときに妊娠を避けるという意味の避妊あるいは，**受胎調節**とは異なる概念である。

　第1章で学んだように，WHOは，リプロダクティブヘルス／ライツを「単に生殖過程に病気や異常が存在しないだけでなく，生殖過程が身体的，精神的および社会的に完全に良好な状態で遂行できること」としている。また，国連の世界女性会議でも，「リプロダクティブヘルスを含め，セクシュアリティに関することをみずから管理し自由にかつ責任をもって決定する権利は，女性の人権の1つである」と確認された。わが国でも，総理府(現内閣府)男女共同社会推進本部が発表した「男女共同参画2000年プラン」において，生涯を通じた女性の健康支援を目ざしてリプロダクティブヘルス／ライツに関する意識の浸透が重要視されている。

　このように，リプロダクティブヘルス／ライツの概念に基づいた家族計画は母子保健の向上に欠かせないと同時に，近代的な家族計画の普及が現代においても課題であるといえる。

② 受胎調節法

避妊法▶　妊娠の成立には，排卵された卵子と射精された精子がタイミングよく卵管で

▶表6-1　おもな避妊法

原理	方法
精子の腟内進入の防止	コンドーム法，女性用コンドーム，（性交中絶法）
精子の子宮内進入の防止	ペッサリー，殺精子剤
排卵抑制(ステロイド避妊法)	中用量ピル，低用量ピル
月経周期を利用する方法	オギノ式，基礎体温法
着床の防止	子宮内避妊器具(IUD)

出会って受精し，子宮に着床することが必要である。望まないときの妊娠の成立(受胎)を妨げる場合には，この過程を妨げる避妊法が必要になる(▶表6-1)。

　避妊法は，①避妊効果が確実であること，②性感をそこなわないこと，③健康を害さないこと，④容易に実施できること，⑤安価に行えること，⑥避妊に失敗しても胎児に悪影響を与えないこと，などを兼ね備えることが望ましい。しかし，表6-1のどの方法もこれらのすべてを満たすことはできず，一長一短がある。とくにオギノ式などの月経周期を利用した方法は，歴史的なものであり，有用性は低い。

避妊の実態▶　避妊の実態をみると，諸外国に比べて，わが国ではコンドームの使用率が80％程度と突出している一方で，ピルの使用率が1％と低いという特徴がある。この特徴はわが国の国民性によるところもあると思われるが，正しい知識や安全性・確実性などに対する理解を深めることによって，避妊法の選択にも影響が出ると考えられる。

不妊法▶　家族計画の実施にあたっては，これらの調節性のある避妊法が重要であるが，そのほかに妊娠の成立を妨げる方法として不妊法もある。この場合の不妊とは妊娠が不可能な状態をいい，不妊法とは永久に妊娠を不可能にする方法をいう。

1 精子の腟内進入の防止

　コンドームあるいは女性用コンドームを用いる方法がある。性交中絶法[1]もあるが，失敗率が高く，受胎調節とみとめがたい。

コンドーム法▶　薄いゴムやポリウレタンからなるサックを陰茎にかぶせて，射精された精液が腟内に入らないようにする方法をコンドームcondom法とよぶ。比較的使用が簡単であり，わが国では最もよく用いられている(▶図6-1)。

　欠点としては1年間の失敗率が10％以上と高いこと，性感をそこねることがあげられる。しかし利点として，コンドームは後天性免疫不全症候群ac-

---

1) 射精寸前に陰茎を腟内から抜去し，腟外に射精する方法であり，腟外射精法ともよばれる。器具や薬剤の準備を必要とせず，費用もかからず，簡単に実施できるために，行われやすい。しかし，射精前に精液が漏出することがあり，男性の自制心を必要とし，性感をそこなう可能性もあり，有効な方法とはみとめられない。

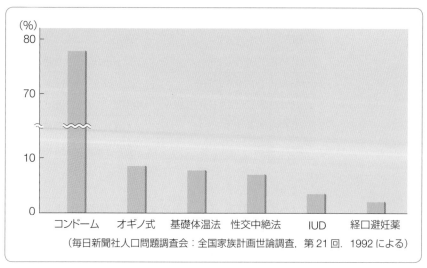

▶図6-1　避妊方法の頻度の比較

quired immunodeficiency syndrome（AIDS；エイズ）などの性感染症の予防にも役だつことがあげられる。ただし，性感染症予防であれ，避妊目的であれ，男性の協力が必要であり，挿入当初から使用すること，射精後はコンドームの根もとを押さえ，すぐに陰茎を抜くことが重要である。

女性用コンドーム▶　ポリウレタン製で腟前庭側にリングのついたサックを腟内に挿入する。女性自身で避妊・性感染症予防ができる利点があるが，わが国では普及していない。

2　精子の子宮内進入の防止

　ペッサリーと殺精子剤がある。ペッサリーは，弾力性のある輪に薄いゴムをはり，腟内に挿入して子宮口をふさぎ，精子が子宮に入るのを防ぐ。殺精子剤は，腟内に錠剤などの薬剤を挿入し，腟内で精子を殺す方法である。数億もの射出された精子が子宮内へ進入するのをすべて防ぐことは，どちらの方法も困難であり，有効な方法とは言いがたい。

3　排卵の抑制（ステロイド避妊法）

　ステロイドホルモンを投与して，主として排卵を抑制することによって避妊する方法である。きちんと服用すれば100％に近い避妊効果が得られる方法であり，女性が主体的に実行できる方法でもある。

経口避妊薬▶　経口避妊薬（ピル）は，性ステロイドホルモンであるプロゲストーゲンを中心として開発が進められたが，エストロゲンを加えたほうが排卵抑制を確実にできることが明らかとなり，エストロゲンとプロゲストーゲンの合剤が用いられるようになった。その後，血栓症などの副作用が問題となり，ホルモンの低用量化が進められた結果，低用量ピルとして世界中で用いられるようになった。わが国でも1999（平成11）年から使用されている。

作用機序▶　低用量ピルは，月経初日または月経開始後はじめての日曜日から開始し，21日間服用し，7日間休薬する。服用した周期では，ステロイドホルモンが間脳・下垂体系に作用し，負のフィードバック作用によりゴナドトロピン(卵胞刺激ホルモン〔FSH〕および黄体化ホルモン〔LH〕)の分泌が抑制される。卵巣は十分な排卵刺激を受けないため卵胞が発育せず，排卵が抑制される。

　経口避妊薬の避妊機序の大部分はこの排卵抑制作用によるが，そのほかにもプロゲストーゲンが周期を通じて生殖器に作用し，① 子宮内膜を萎縮させることによる着床の阻害，② 子宮頸管において頸管粘液分泌を低下させることによる精子の子宮内への進入阻害，③ 卵管における胚輸送障害，を引きおこして妊娠を阻害していると考えられている。なお，飲み忘れ防止などのために，休薬期間をもうけずに連続して内服する28日型もあり，その場合はホルモンを含有しないプラセボ(偽薬)を7日間服用する。

副作用▶　経口避妊薬はステロイドホルモンであるため，一定の確率で副作用が発症する。一方で，各種の有益な副効用もあることがわかっている(▶表6-2)。

　①静脈血栓症・塞栓症　エストロゲンが，肝臓での凝固因子合成を促進することなどによって血液の凝固能を亢進させるため，経口避妊薬服用者では血栓症の発症率が高くなる。しかし，低用量化が進められたことにより発症率は低下しており，現在の低用量ピルによる発症率は1年あたり3.0/1万となっている。これは，妊娠に合併した血栓症発症率5.9/1万よりも低い。

　②脳血管障害　経口避妊薬の副作用として問題視されたが，低用量化に伴い，脳梗塞のリスクは低下し，脳出血についても35歳以下では経口避妊薬の影響はないとされている。しかし，35歳以上の発症頻度は6.7/10万であり，非服用者の4.8/10万より若干高い。

　③心血管障害　35歳以上の喫煙者や高血圧女性では，経口避妊薬の服用に

▶表6-2　低用量ピルの副作用・副効用

作用		特徴
副作用	静脈血栓症・塞栓症	低用量ではあまり問題にならない
	脳血管障害	低用量ではあまり問題にならない
	心血管障害	低用量でも35歳以上ではリスクが若干高いとされる
	悪性腫瘍	乳がんの頻度増加
副効用	月経困難症	軽減
	過多月経	経血量の減少，貧血の改善
	月経不順	周期性の確保，出血の予知可能
	排卵抑制	卵巣出血・排卵周辺期腹痛の防止
	その他	骨盤内感染・卵巣がん・子宮内膜がん・子宮内膜症の予防，月経前症候群の軽減

より動脈血栓症のリスクが高くなることが知られており，該当者には処方しない。35 歳未満の非喫煙女性においては，経口避妊薬は心筋梗塞の危険を増加させないとする報告が多い。

　④**悪性腫瘍**　経口避妊薬服用歴のある女性が子宮頸がんに罹患するリスクは，非服用者に対してオッズ比[1]1.40 でやや高いと報告されている。しかし，経口避妊薬服用者は性行動も活発である可能性があり，ウイルス感染の機会が増えている可能性も指摘されている。また，経口避妊薬服用者は婦人科を受診し，がん検診を受ける機会が多いため発見率が高いという側面もある。

　乳がんと経口避妊薬との関係に関する報告[2]では，経口避妊薬服用による相対危険度 1.24 が服用終了とともに低下し，服用終了 10 年以降では対照群と差がなくなる。したがって，経口避妊薬は乳がんの発がん要因そのものではなく，潜在する乳がんの増大を促し，顕在化させると考えられる。いずれにせよ，経口避妊薬服用者には乳がん検診は不可欠である。

副効用▶　低用量ピルには**表 6-2** に示すような副効用もある。避妊法の選択において，これらの副効用は経口避妊薬の有益性を支持するものとなる。悪性腫瘍では，経口避妊薬の服用によって子宮内膜がんおよび卵巣がんの発症の相対危険度が低下することが知られているが，その機序は不明である。

　そのほかにも，① 月経不順が改善される，② 月経痛をやわらげる，③ 出血量が少なくなるため貧血も改善される，④ 子宮内膜症を発症する可能性が高い妊娠前の女性にとって，そのリスクが軽減する，⑤ 不妊症の原因である骨盤内感染症のリスクが減る，などの多くの利点が指摘されている。

4 月経周期を利用した方法

　排卵や受精可能な日を避ける方法であり，荻野学説に基づく**オギノ式**と，基礎体温を利用する**基礎体温法**がある。

オギノ式▶　荻野学説では，排卵は次回月経の 12〜16 日前におこり，これに精子の生存期間 3 日を加えた次回月経の前 12〜19 日を受胎期とする。この期間を避けることで避妊しようとするのがオギノ式である。正しくは，1 年間の月経周期の最短のものと最長のものから，受胎期・安全期を推定するが，月経周期は 1 年以内でも変動し，必ずしも一定でなく，とくに月経不順な女性にはあてはまらない。失敗率も高く，有効な避妊法とはいえない歴史的方法である。

基礎体温法▶　基礎体温法は，基礎体温を測定することにより，排卵前の低温期から排卵後の高温期への移行より排卵日を確認し，妊娠の可能性の高い時期を避ける方法である。高温が 3 日間続けば排卵後数日が過ぎており，妊娠の可能性は低くな

---

1) 疾病の発生する確率を，あるリスク要因に対する曝露の有無（ここでは経口避妊薬の使用の有無）により比較した指標。
2) 厚生労働省：低用量経口避妊薬（ピル）の承認を「可」とする中央薬事審議会答申について〈http://www1.mhlw.go.jp/houdou/1106/h0602-3_15.html〉〈参照 2015-05-28〉.

ることはわかるが，排卵がいつおこるかは予測が困難である。とくに月経不順の女性は使いにくい。副作用はないが，単独では利用しにくい方法である。

5 着床の防止

IUD▶　子宮内腔にプラスチック製の**子宮内避妊器具** intrauterine contraceptive device（IUD）を挿入する避妊法で，受精卵の着床を防ぐ。また，異物として炎症性変化をおこすことによって発揮される殺精子作用も重要であるといわれる。「避妊リング」という言葉があるように，リング状の閉鎖型もあるが，挿入や抜去が容易な開放型がよく用いられる（▶図6-2）。

近年は，軸棒に細い銅線を巻きつけた銅付加 IUD や黄体ホルモンが付加された**子宮内避妊システム** intrauterine system（IUS）も用いられる。これらは，それぞれ銅イオンとホルモン作用によって高い避妊効果が期待される。

IUD は子宮内に器具を挿入するため，未産婦には使用しにくく，経産婦に

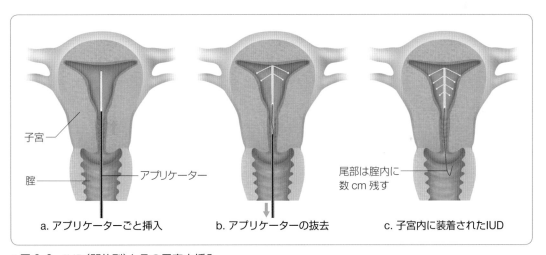

子宮

腔　　アプリケーター

a. アプリケーターごと挿入

b. アプリケーターの抜去

尾部は腟内に数 cm 残す

c. 子宮内に装着されたIUD

▶図6-2　IUD（開放型）とその子宮内挿入

Column　モーニングアフターピル

保健指導の観点からは，無防備な性交を防止することが重要である。しかし，性的暴行などにより，妊娠を望まない性交を避妊せずに行った場合には，緊急避難として性交後避妊，いわゆるモーニングアフターピル（緊急避妊ピル）が実施される。

具体的には性交後72時間以内にプロゲストーゲン（レボノルゲストレル）を服用する。わが国では，レボノルゲストレル（ノルレボ®）が2010年に承認されたが，保険適用外である。ホルモン作用により子宮内膜の性状を変化させ，着床を不可能にすると考えられているが，時期によっては排卵や受精を妨げうる。

モーニングアフターピルは大量のホルモンを服用するために副作用もあり，成功率も100%とはいえない。したがって，緊急避難以外にはすすめられない。望まない妊娠を防ぐには適切な避妊方法を実施することが肝心であり，エイズやその他の性感染症から身をまもるためにも，コンドームの使用が重要であることを心にきざんでほしい。

適する。管理や検査は必要だが，一度挿入すれば 2 年はそのままでよく，性交のたびに避妊する必要がない。また，妊娠を希望すればすぐに外すこともできるなど，利点が多い。ただし，不正出血・腹痛・過多月経・骨盤内感染などの副作用の可能性があり，また異所性妊娠（子宮外妊娠）をおこすこともあるため，婦人科での処置や検査が必要である。

6　不妊法

妊娠の成立を妨げる方法としては，避妊法以外にも不妊法がある。一般に，永久的に妊娠を不可能にする方法であり，「母体保護法」第 3 条に規定されている。

女性の不妊法では，手術的に卵管を全摘ないし切除または結紮する。卵管に到達する方法として腹式と腟式があったが，近年は腹腔鏡下手術で実施されることが多い。

男性の場合は精管を切断（いわゆるパイプカット）する手術が行われる。卵管結紮や精管結紮を受けた患者が子どもを希望する場合，再吻合による再建手術が行われる。また，手術が不成功であったとしても，体外受精による妊娠も不可能ではない。

③ 受胎調節指導のあり方

● 受胎調節実地指導員

受胎調節指導は専門的知識をもった人によって実施されることが望ましい。そのため，「母体保護法」第 15 条において，**受胎調節実地指導員**の制度が定められている（▶96 ページ）。

● 避妊指導の考え方

受胎調節の指導にあたっては，リプロダクティブヘルス／ライツの観点から，家族計画の意義をよく理解したうえで，家族の幸せを積極的に支援することが基本である。また指導にあたっては，女性の健康状態・経済状態・職業・年齢なども考慮する必要がある。とくに若年者においては，妊娠成立のしくみや性感染症の危険性などを十分に理解させる。

避妊法については，利用可能な避妊法を説明し，1 つの方法だけでは完全ではないという認識のもとで，それぞれの具体的方法・利点・欠点・副作用などの理解を深め，最も適した方法あるいはその組み合わせを指導する。またパートナーの理解・協力も重要である。

B 性感染症とその予防

① 性感染症の医学的な背景と予防

1 性感染症とは

　　異性あるいは同性間の性交あるいは性交類似行為によって感染する疾患を**性感染症** sexually transmitted diseases（**STD**）という。いわゆる性病（梅毒，軟性下疳，淋菌感染症〔淋病〕，鼠径リンパ肉芽腫症）もこれに含まれる。また，ヒトパピローマウイルスなどは性行為によって感染するが，症状を呈さないこともある。最近では，性行為により感染する疾患を無症状のものや全身的症状を示すものを含めて STI（sexually transmitted infection）とよぶこともある。

　　性感染症には，① 性器に病変をもたらすものと，② 主として性器から微生物が侵入・感染するが，その他の臓器に疾患をもたらすものがある。性器の病変は生殖機能に悪影響を与え，不妊症の原因になりうるものが多い。妊娠した場合も垂直感染（母子感染）のリスクが高く，リプロダクティブヘルス／ライツにも影響が大きいため，母性看護のうえで重要な疾患である。

　　性感染症の病原体は多彩であり，さまざまな疾患を引きおこす（▶表 6-3）。

Column 性病予防法から感染症法へ

　性病は，第二次世界大戦が終わってまもない 1948（昭和 23）年に制定された「性病予防法」によって規定されおり，「性病が国民の健康な心身を侵し，その子孫にまで害を及ぼすことを防止するため，その徹底的な治療及び予防を図り，公衆衛生の向上及び増進に寄与すること」が法律の目的であった。

　この法律では，当時，国民の健康上の大きな問題となっていた梅毒・淋病・軟性下疳・鼠径リンパ肉芽腫症の 4 つが性病として規定されていた。その後，これらの疾患は，法律や予防の取り組みの成果もあって現代では頻度は減少している。なお，この法律では「伝染の虞がある性病にかかっている者が，売いんをしたときは，これを 2 年以下の懲役又は 1 万円以下の罰金に処する。」という懲罰まであった。

　1999（平成 11）年 4 月からは，「感染症の予防及び感染症の患者に対する医療に関する法律」（いわゆる感染症法）が施行された。この法律は，それまでの「伝染病予防法」「性病予防法」「後天性免疫不全症候群の予防に関する法律」を廃止・統合したもので，結核を除くすべての感染症が対象となった。2007 年からは結核についても対象となった。この法律の目標は「感染症の予防及び感染症の患者に対する医療に関し必要な措置を定めることにより，感染症の発生を予防し，及びそのまん延の防止を図り，もって公衆衛生の向上及び増進を図ること」である。この法律において感染症とは，一類感染症，二類感染症，三類感染症，四類感染症，五類感染症，指定感染症及び新感染症とされており，性感染症はおよそ五類に含まれると考えてよい。

　なお，この法律には「感染症の患者であるとの人の秘密を業務上知り得た者が，正当な理由がなくその秘密を漏らしたときは，6 月以下の懲役又は 50 万円以下の罰金に処する」という条文があり，個人情報の保護についても規定があることを再確認すべきである。

▶表6-3　性感染症とその病原体

病原体			疾患
細菌	淋菌	*Neisseria gonorrhoeae*	淋菌感染症*, **
	梅毒トレポネーマ	*Treponema pallidum* subsp. *pallidum*	梅毒*, **
	軟性下疳菌	*Haemophilus ducreyi*	軟性下疳*
	カリマトバクテリウム	*Calymmatobacterium granulomatis*	鼠径肉芽腫症 鼠径リンパ肉芽腫症*
	クラミジア-トラコマチス	*Chlamydia trachomatis*	尿道炎・子宮頸管炎 （性器クラミジア**）
	ウレアプラズマ-ウレアリティカム	*Ureaplasma urealyticum*	尿道炎・子宮頸管炎
ウイルス	単純ヘルペスウイルス1型, 2型	herpes simplex virus 1 (HSV-1), 2 (HSV-2)	性器ヘルペス**
	ヒト免疫不全ウイルス	*Human immunodeficiency virus* (HIV)	エイズ（後天性免疫不全症候群）**
	ヒトパピローマウイルス	*Human papillomavirus* (HPV)	尖圭コンジローマ**
	伝染性軟属腫ウイルス	*Molluscum contagiosum virus*	陰部伝染性軟属腫
	B型肝炎ウイルス	*Hepatitis B virus* (HBV)	B型肝炎**
	C型肝炎ウイルス	*Hepatitis C virus* (HCV)	C型肝炎**
	ヒトTリンパ球向性ウイルス	Human T-lymphotropic virus 1 (HTLV-1)	成人T細胞白血病
	EBウイルス	Epstein-Barr virus (EBV)	伝染性単核症
真菌	カンジダ-アルビカンス	*Candida albicans*	外陰腟カンジダ症
原虫	腟トリコモナス	*Trichomonas vaginalis*	腟トリコモナス症
	赤痢アメーバ	*Entamoeba histolytica*	アメーバ赤痢**
寄生虫	疥癬虫	*Sarcoptes scabiei* var. *hominis*	疥癬
	ケジラミ	*Pththirus pubis*	毛ジラミ症

＊：性病予防法に規定された疾患　　＊＊：感染症法の五類感染症に分類されている疾患

　　　　たとえば，細菌の一種であるクラミジア-トラコマチスの感染では，尿道炎や子宮頸管炎が引きおこされるが，さらに卵管炎，骨盤内腹膜炎へと感染部位が広がり，上腹部にまで炎症が及ぶこともある。

性感染症の動向▶　　比較的局所症状の強い梅毒や淋菌感染症など，性病予防法で指定されていた疾患は，法的な対応や有効な抗菌薬の登場により減少した。その一方で，クラミジア-トラコマチスやヒトパピローマウイルス，エイズの原因ウイルスであるヒト免疫不全ウイルス *Human immunodeficiency virus*（HIV）などの感染は必ずしも症状を伴わず，無症候キャリアが多い。そのため若年者を含めた感染者が多い。

　　　　また，オーラルセックスなどの性行為の多様化により，性器以外の部分にお

ける感染も増加している。たとえば、クラミジア-トラコマチスや淋菌は、しばしば咽頭炎をおこすほか、難治性角結膜炎の原因にもなりうる。

解剖学的な要因▶　男女の解剖学的な違いも、性感染症を理解するうえで重要である。一般的に、性感染症の罹患率は男性に比べて女性が高く、症状も強く出ることが多い。多くの性感染症において感染場所は粘膜であり、男性では尿道粘膜が相当する。尿道粘膜には陰茎部分があるため、男性は女性に比べて長く、上行感染のリスクは相対的に低いことが多い。

　女性では尿道粘膜以外にも腟粘膜が感染場所となり、子宮頸管・子宮内腔・卵管を経て腹腔内に通じるという特徴がある。骨盤内炎症性疾患 pelvic inflammatory diseases（PID）や骨盤腹膜炎 pelvic peritonitis は、性感染症の上行性感染としておこることが多い。

　そのほかに解剖学的な違いではないが、HIV 感染症の男性の精液には HIV が多量に含まれているため、それにさらされる女性のほうが男性よりも不利な条件であるといえる。

性感染症の予防と▶　性感染症の予防は、正しい知識をもつことから始まる。パートナーと知識を
　　　治療　共有して協力を得ることも重要である。具体的な予防方法としては、コンドームの使用があげられ、性交時に正しく使用すれば、性感染症の予防に有効であることは間違いない。ただしオーラルセックスなどの性器以外への感染には有効な手段とはいえない。

　性感染症の治療にあたっては、パートナーの理解が必須であり、パートナーにも検査を実施したうえで、必要な場合は2人が同時に治療を受けることが重要である。また、再感染を防ぐ努力も必要であり、節度ある性行動の指導も考慮すべきであろう。

2　おもな性感染症

　おもな性感染症の潜伏期、症状、妊娠や胎児・新生児への影響は、**表6-4**のとおりである。以下に、主要な疾患の解説と診断・治療の要点を加える。

● 淋菌感染症

　淋菌はグラム陰性双球菌で、二酸化炭素に親和性の強い好気性菌である。高温・低温・乾燥に抵抗力が弱く、至適発育温度は35〜36℃と非常に狭い。ヒトにのみ感染し、円柱上皮細胞に親和性がある。潜伏期は平均3〜7日である。淋菌感染症（淋病・淋疾）は淋菌による性感染症の1つで、数十年前に比べれば少なくなったが、現在でも性器クラミジアについで頻度が高い。

経過▶　男性に比較的多い。尿道炎、ついで前立腺炎、精巣上体炎をおこし、症状が強い。女性ではまず子宮頸管炎をおこし、ついで尿道・バルトリン腺・スキーン管・直腸に感染する。さらには子宮内膜・卵管をおかし、骨盤内炎症性疾患に発展することもあり、不妊の原因になる。しかし、男性と異なり、無症状の

▶表6-4　おもな性感染症と症状

性感染症	潜伏期	症状	妊娠や胎児・新生児への影響
淋菌感染症	3〜7日	男性では淋菌性尿道炎をおこし，尿道からの膿がみられる。女性では子宮頸管炎をおこすことが多いが，無症状のことも多い。	子宮頸管炎・子宮内膜炎さらに骨盤腹膜炎を引きおこすこともあり，不妊の原因となる。産道感染により，新生児淋菌性結膜炎を引きおこす。
梅毒	3週間前後	性交以外にも，キスによっても感染する。陰部の初期硬結に始まり，種々の発疹，梅毒疹などがみられ，神経梅毒などにいたる。	流・早産を引きおこす。経胎盤的に垂直感染すると先天性梅毒となるため，妊娠初期までに治療が必要。
性器クラミジア	1〜3週間	男性は，膿尿や排尿痛などの急性症状を示す。女性ではおもに子宮頸管に感染し，帯下がやや増加する以外は症状がないこともある。	子宮頸管炎・子宮内膜炎さらに骨盤腹膜炎を引きおこすこともあり，不妊の原因となる。産道感染により，新生児が結膜炎となり失明にいたることもある。
性器ヘルペス	3〜7日	性交以外にも，キスによっても感染する。女性では性器のかゆみや痛みから，水疱とびらんへと進行し，激しい痛みを伴う。排尿痛もみられる。再発・再燃を繰り返すことが多い。	産道感染により新生児ヘルペスとなり，後遺症を残したり，死にいたることもある。
HIV感染症，エイズ(AIDS)	約10年（数年〜十数年）	HIVに感染すると，数日から数週以内に，20〜50%の感染者に発熱・リンパ節腫大・咽頭炎・発疹・倦怠感などの症状があらわれる。その後，免疫機能により血中ウイルスは急速に減少し，無症状となる。しかし，潜伏期の間も血中HIV量は増加し，CD4陽性T細胞が大幅に減少すると，下痢・発熱・体重減少などの全身症状や日和見感染症，腫瘍，神経症状があらわれるエイズの状態となる。	母体から直接胎盤を経由して胎児に移行し，垂直感染（経胎盤感染）することがある。また，分娩時に母体の血液，羊水などから出生児への感染（母子感染）が30〜40%におこるとされている。妊婦へのジドブジンの投与により，母子感染の多くは防ぐことができる。
尖圭コンジローマ	2〜3か月	外陰部や肛囲に腫瘍が好発する。	子宮頸部に広がりやすく，新生児が感染すると喉頭乳頭腫をみとめることがある。
B型肝炎	急性肝炎発症までは1〜6か月	免疫不全状態にない成人が感染した場合は，急性肝炎の経過をとり，1〜2%が劇症肝炎となる。免疫不全患者では，持続感染をおこす。はじめは自覚症状のない無症候キャリアであるが，やがて慢性肝炎に移行する。性行為では，月経中や出血を伴う性行為により，血液を介して感染することが多い。	おもな感染経路は母子感染であり，胎児・新生児・小児が感染すると，持続感染をおこす。ワクチンによって母子感染が防止できるため，1986年から「B型肝炎母子感染防止事業」が開始され，公費により妊婦のスクリーニングが行われている。妊婦がキャリアのときは，生まれた児に，抗HBsグロブリンとB型肝炎ワクチンの投与が行われる。
C型肝炎	発症まで平均7週（3〜20週と幅がある）	C型肝炎ウイルス(HCV)は1988年に同定された。HCVはB型肝炎ウイルスと異なり，感染のキャリア化が健常人でもおこりうるのが特徴である。わが国には140〜180万人のキャリアがいると推定され，数十年後にはその一部が肝硬変を経て肝がんに移行する。感染の原因は輸血や血液製剤であったが，1992年以降，血液のスクリーニング法が進歩し，この経路の感染はほとんどなくなった。性行為や針刺し事故による頻度は非常に低いとされている。しかし月経中や出血を伴う性行為により，血液を介して感染することがおこりうるので，性感染症の1つとして考えるべきである。	産婦人科領域での問題は母子感染である。これまでの報告では母子感染率には大きな差があるが，5〜15%程度が妥当であると考えられる。HCVの根絶を目ざす見地から考えると正確な母子感染率を把握し，対策を講じることが必要である。
腟トリコモナス症	1〜2週間	女性では腟内に感染し，帯下が増え，かゆみを訴える。男性では排尿時の痛みをみとめることがある。男女とも，症状がないまたは軽いことも多い。	卵管炎をおこし，不妊症となることがある。

ことも少なくない。外陰・腟は円柱上皮ではないので感染はおこりにくいが，上皮の未熟な若年者では感染をおこすこともある。

診断▶　確定診断法は，分離培養・同定である。しかし，菌が死滅しやすいため，検査法として酵素免疫測定法 enzyme immunoassay（EIA）と DNA プローブ法が普及している。この2種の検査は，菌体が死滅していても検査可能である。とくに後者は，同一検体でクラミジア-トラコマチスの検査が可能である。淋菌感染症とクラミジア感染症の合併率は高いため，有用である。

治療▶　ペニシリン系およびセフェム系，ニューキノロン系の抗菌薬が有効であるが，ペニシリン耐性淋菌が10％ほどみられるので注意が必要である。

● 梅毒

梅毒を引きおこす梅毒トレポネーマは，スピロヘータ科のトレポネーマ属に属する。梅毒トレポネーマは直径 0.1〜0.4μm，長さ 8〜10μm の規則正しいらせん構造をしており，コルク抜きのような形態をとり，活発な固有運動を行う。乾燥に弱く，また41℃では2時間で死滅し，4℃では3日間で感染力を失うとされる。外界での抵抗性はきわめて弱いため，自然感染はおこりにくく，感染経路は性交による直接感染が主である。

梅毒は，性行為以外にも，医療行為・哺育・輸血などによる感染もありうる。これらを含めて**後天梅毒**とよぶのに対し，子宮内の胎児が経胎盤的に母体から垂直感染する場合を**先天梅毒**とよぶ。

診断▶　第1期梅毒の初期硬結と硬性下疳，第2期梅毒の扁平コンジローマの塗抹標本より菌体を証明することが確定診断となる。しかし，菌の検出率が低いため，一般には血清学的診断法を用いる。未治療で3年以上経過すると第3期梅毒となり，10年ほどで中枢神経がおかされ，第4期梅毒（変性梅毒）となる。

治療▶　ペニシリン系およびマクロライド系抗菌薬が有効である。ただし治癒しても血清反応は陰性にはならない。

● 性器クラミジア

クラミジア-トラコマチスによる性感染症で，現在では最も頻度が高い。

経過▶　性交により感染し，男性ではおもに尿道炎をおこす（▶図6-3）。淋菌性尿道炎に比べて潜伏期が1〜3週間と長く，排尿痛も軽い。

女性では，まず子宮頸部のおもに円柱上皮細胞内に感染し，子宮頸管炎を引きおこす。感染成立時は自覚症状に乏しく，主訴があっても，帯下感・不正性器出血・腹痛などの非特異的なものであることが少なくない。

一般的にクラミジア-トラコマチスの病原性は弱く，急性症状を呈することは少ない。多くは慢性持続性感染のかたちをとり，抗原の検出によりはじめて感染がわかることも多い。ただし，感染後の約10％に，子宮頸管炎から上行性に子宮内膜炎・付属器炎・骨盤腹膜炎への波及がみられる。骨盤内炎症性疾

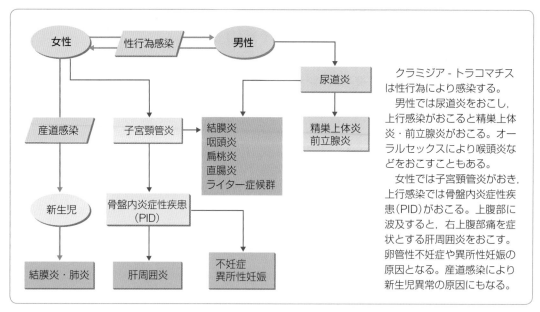

▶図6-3 クラミジア-トラコマチスの感染経路と疾患

患(PID)の1/4から1/2にクラミジア-トラコマチスの関与がみられる。卵管炎や骨盤腹膜炎は卵管内癒着や付属器周囲癒着をおこし，卵管性不妊症や異所性妊娠の原因となる。上腹部に波及すると，右上腹部痛を症状とする肝周囲炎（フィッツ=ヒュー-カーティス Fitz-Hugh and Curtis 症候群）をおこす。

妊婦の3〜5％にクラミジア-トラコマチスが検出され，早産や前期破水への関与することから，妊娠中のスクリーニングの重要性が指摘されている。さらに分娩時の産道感染により，新生児の結膜炎や肺炎を引きおこす。垂直感染率は30〜40％であり，そのうち15〜25％に肺炎がみられる。

診断▶ 感染局所から病原微生物を検出することにより確定診断される。尿道や子宮頸管の粘膜上皮細胞など，感染局所を綿棒で擦過し，検体とする。検体採取時には分泌物を取り除いたのち，上皮細胞を十分に擦過することが大切である。

検出法には，細胞培養法・抗原検出法・核酸検出法がある。抗原検出法と核酸検出法はキット化されたものが利用されている。抗原検出法では直接蛍光抗体法と酵素免疫測定法，核酸検出法ではDNAプローブ法が普及している。

感染局所からの抗原検出がむずかしい場合は，補助的診断法として抗体検査があり，血中の特異的抗クラミジア-トラコマチスIgAおよびIgG抗体検査がキット化されている。IgA抗体価の上昇は活動性感染が示唆され，子宮付属器炎など，感染局所の検体摂取がむずかしい症例の診断に有用である。IgG抗体は，クラミジア感染既往の有無を示す指標といわれている。

治療▶ クラミジアに有効な抗菌薬は，非妊婦ではテトラサイクリン系・マクロライド系・ニューキノロン系が選択され，妊婦ではマクロライド系がすすめられる。投与期間は10〜14日間を原則とし，性交のパートナーの治療を同時に行う。

● 性器ヘルペス

単純ヘルペスウイルス(HSV)の感染による。HSV は，抗原性の違いにより1型(HSV-1)と2型(HSV-2)に分けられる。HSV-1 の自然感染部位は，口・眼・脳などの上半身が主であるが，性器にも検出される。一方，HSV-2 は性器がほとんどである。

日本人の 20 代女性の 70％は，HSV-1 の抗体を保有している。一方，HSV-2 の抗体は 20 代からようやく検出されはじめる。これは HSV-2 感染のほとんどが，性行為によっておこることを意味している。

経過▶ 感染機会の数日後から局所に不快感を生じ，数日後には強い疼痛を訴える。38℃台の発熱を伴うことが多い。潰瘍形成を伴う痛みのための排尿困難などの症状があらわれる。2 週間ほどで軽快に向かい，3〜4 週で症状はなくなる。急性期を過ぎても，ウイルスは神経節などに潜伏感染する。免疫機能の低下などによりウイルスが再活性化されると，初感染時ほど症状は強くないが，局所に再発・再燃を繰り返す。これは初感染時の急性型に対して再発型とよばれる。

診断・治療▶ 性器ヘルペスの診断は，臨床症状とウイルスの検出による。血清診断は，急性期には抗体が陰性であるため，また再発例では治癒期と抗体価に差がないため，診断的意義には限界がある。アシクロビルやバラシクロビル塩酸塩などの抗ウイルス薬で症状の軽快，治癒期間の短縮が可能である。HSV の胎内感染はまれであるが，産道感染による新生児 HSV 感染症は重篤であるため，帝王切開により垂直感染を予防する。

● HIV 感染症とエイズ

1981 年，アメリカで最初の後天性免疫不全症候群(AIDS；エイズ)患者が報告され，1983 年にその原因となるウイルスであるヒト免疫不全ウイルス(HIV)が発見された。HIV は，CD4 陽性 T 細胞(CD4$^+$ T リンパ球)に感染するため，細胞性免疫不全状態となり，エイズを引きおこす(▶273 ページ)。

経過▶ HIV に感染すると，発熱などの非特異的症状を呈したのち，約 10 年間の無症候性キャリアとなる。その後，熱発・リンパ節腫脹・下痢・体重減少などの症状と，CD4 陽性 T 細胞の減少を伴うエイズ関連症候群となり，やがてエイズを発症する。無治療の場合，死亡率は 1 年で 50%，5 年で 90% とされる。

性交による感染リスクは，男性から女性が 1％程度で，女性から男性はその数分の一以下といわれるが，クラミジア-トラコマチス感染などが潜在すると感染リスクは増加するとされる。

生殖医療の領域では感染を防ぐため，精液中の HIV を取り除く方法が開発されている。産科領域での HIV 母子感染や感染妊婦の取り扱いには対策がとられている。

● カンジダ症

　女性の生殖器の真菌感染症は，カンジダ属の真菌が外陰・腟に感染して生じるカンジダ症がほとんどである。外陰腟カンジダ症の病原菌になるのはカンジダ-アルビカンス *Candida albicans* が主で，ほかにカンジダ-グラブラタ *C. glabrata*，カンジダ-トロピカリス *C. tropicalis* がある。

　カンジダ-アルビカンスは外陰や腟に常在菌として存在する（非妊婦の10〜15%，妊婦の20〜40%）が，必ずしも外陰腟カンジダ症を発生させるとは限らない。カンジダ-アルビカンスの発育の最適条件は，pH 5.0〜6.5と豊富なグリコーゲンの存在である。

　そのため，外陰腟カンジダ症は，局所の温度変化，エストロゲンの分泌亢進による腟上皮のグリコーゲンの増加（妊娠やピルの服用など），抗菌薬の服用による菌交代現象，糖尿病など，宿主側の変化により発症しやすくなる。また，常在菌による感染のほか，直腸や尿道，手指，タオルなどからの感染もおこる。さらに性交も原因になることがあるため，性感染症に加えられる。

診断▶　診断法は，顕微鏡検査で仮性菌糸（偽菌糸）を発見するか，水野・高田培地などを用いた簡易培養法を用いる。

● 腟トリコモナス症

　腟トリコモナスは原虫の鞭毛虫（べんもう）に属する単細胞生物である，人体のみに寄生し，男女の生殖器・泌尿器に感染する。形態は瓜実型で，2〜4本の鞭毛と1

Column　子宮頸がん予防ワクチン

　発がんのメカニズムは不明な点が多いが，子宮頸がんの発生にはヒトパピローマウイルス（HPV）の感染が関与することが明らかになっている。そのため，子宮頸がんは，広義には性感染症ととらえることができ，コンドーム使用によって感染リスクを低減し，HPVワクチンによって予防が可能ながんとされている。

　HPVにはさまざまなタイプがあるが，わが国で最初に市販されたサーバリックス®は，発がんの可能性の高いHPV16型と18型の感染を防ぐワクチンである。十分な抗体をつくるためには，半年の間に3回の接種が必要であり，通常は1回目の投与後，1か月目と6か月目に筋肉内注射する。

　子宮頸がんワクチンは予防ワクチンであるため，すでに感染したものには駆除効果や治療効果はない。また，サーバリックス®の場合，HPV16型と18型以外のHPVには有効でない。したがって，投与を受けた女性であっても，子宮頸がん検診は受診する必要がある。また，2011年には，HPV16型と18型以外に尖圭コンジローマの原因とされるHPV6型と11型の予防にも効果があるガーダシル®が承認され，2020年には，9種類のHPVに有効なシルガード®9が承認されるなど，選択肢が広がっている。

　一方で，接種後におこる疼痛などの副反応が報告されたことから，あらためてワクチン接種の有効性の分析・評価がなされ，2013年に厚生労働省より，接種希望者の接種機会は確保しつつも積極的な接種勧奨を一時的に差し控えるべきとの通知が出された。ただし，世界では男性へのワクチン接種も普及しつつある。わが国でも接種勧奨再開を求める声を受けて，2022年4月から女性への接種勧奨が再開された。

つの波動膜をもち，これで活発に運動する。軸索が前後に走り，一端は鞭毛の反対側に突出する。大きさは $20 \times 14\,\mu\mathrm{m}$ で白血球よりやや大きく，腟上皮細胞よりやや小さい。

女性では主として腟トリコモナス症を引きおこし，男女ともに非淋菌性尿道炎の病原体である。無症候感染も男性でしばしばみられる。女性では膀胱・尿道・バルトリン腺・スキーン管など，男性では陰茎包皮下・膀胱・前立腺・精嚢・精巣上体にも寄生する。感染経路は主として性行為による。

性感染症の一種であるが，帯下で汚染された着衣からの家庭内感染もあるといわれる。

診断 ▶ 検体(帯下・尿沈渣)の直接鏡検法で，活発に運動するトリコモナス原虫をみとめれば確定する。しかし，運動性を失った場合，検出率は $40 \sim 75\%$ と，診断が困難で，その場合は培養法を用いる。

治療 ▶ メトロニダゾール系薬剤を経口で用いる。パートナーにも投与する。

② 性感染症の罹患状況と予防

1 性感染症の罹患状況

動向 ▶ 性感染症は，性的な接触を介して感染するため，生殖年齢にある男女にとっては大きな健康問題の1つである。

感染症発生動向調査によると，2000年以降，性器クラミジア感染症と淋菌感染症は，10〜30代の男女の報告数が2002〜2004年ごろをピークに減少傾向を示し，近年は横ばい，あるいはやや増加となっている(▶図6-4)。性器ヘルペスウイルス感染症と尖圭コンジローマは，20代・30代の男女ともに2005年・2006年ごろをピークに減少傾向を示し，近年は横ばい，あるいはやや増加の傾向を示している。梅毒の動向[1]は，2010年以降男女ともすべての年代において増加傾向にあり，ほかの性感染症の発生動向と異なっている。

2021年の報告数をみると，性器クラミジア感染症は15〜29歳において，尖圭コンジローマと梅毒は15〜24歳において，女性のほうが男性よりも多い(▶表6-5)。また，性器ヘルペスウイルス感染症は，ほぼすべての年齢階級で女性の報告数が男性よりも多い。一方，淋菌感染症はすべての年齢階級で男性の報告数が女性よりも多い。

統計データをみる ▶ 性感染症は，感染しても無症状であることや，軽い症状にとどまる場合もあときの注意点 り，感染している人が必ずしも医療機関を受診するとは限らない。3,191人の一般高校生を対象に，クラミジア感染症の有無を確認するための尿検査を実施した調査では，1,328人の性交渉経験者のうち，クラミジア感染と判明した男

---

1) 梅毒は届出義務のある全数把握対象疾患，ほかの性感染症は定点報告対象疾患である。

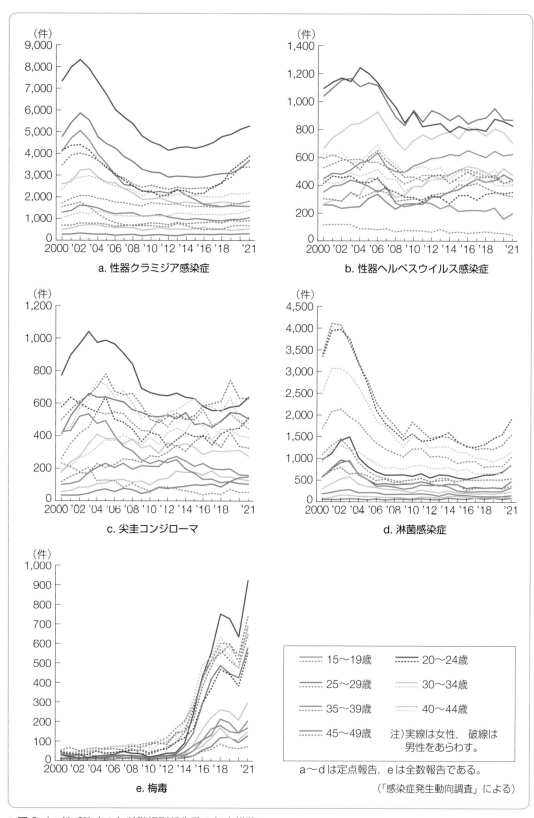

▶図6-4　性感染症の年齢階級別報告数の年次推移

▶表6-5 性感染症の報告数・届出数（2021年）

疾患	性別	15～19歳	20～24歳	25～29歳	30～34歳	35～39歳	40～44歳	45～49歳
性器クラミジア感染症	男性	665	3,877	3,384	2,184	1,804	1,412	920
	女性	1,577	5,274	3,696	1,821	1,045	532	312
性器ヘルペスウイルス感染症	男性	42	349	440	406	432	397	319
	女性	196	825	867	702	623	473	439
尖圭コンジローマ	男性	53	510	629	477	443	389	325
	女性	148	637	505	276	157	125	104
淋菌感染症	男性	353	1,890	1,536	1,138	1,015	840	528
	女性	318	837	466	220	142	122	78
梅毒	男性	72	550	739	693	687	672	645
	女性	168	922	578	296	203	147	127

（「感染症発生動向調査」による）

▶表6-6 初交経験の累積率別年齢と平均初交年齢

性別	各累積率をこえる年齢			平均初交年齢
	30%	50%	70%	
男性	18歳	20歳	23歳	19歳
女性	18歳	19歳	22歳	19歳

（日本家族計画協会：第8回男女の生活と意識に関する調査. 2017を参考に作成）

性が7.3%，女性が13.9%であったと報告されている[1]。また，大学生を対象としたクラミジアの無症候感染に関する調査では，調査対象の8.3%が無症候感染をおこしていたことが報告されている[2]。したがって，性感染症の罹患状況の実態を正確に把握することは困難であるが，感染症発生動向調査の推移や，ほかの研究報告などから，感染の拡大状況を理解する必要がある。

2 性行動の実態

性交経験の実態 ▶ 2016年の日本家族計画協会による16～49歳の男女3,000人を対象とした調査[3]では，平均初交年齢は，男女ともに19歳であり，約半数が19～20歳で性交渉をはじめて経験していた（▶表6-6）。また，性交渉経験者の割合は年齢が高くなるほど多くなり，35歳以上の年齢層では男女ともに9割をこえていた。

1) 今井博久：高校生のクラミジア感染率調査. Sexuality 19：28-31，2005.
2) Imai, H., et al.: Prevalence and risk factors of asymptomatic chlamydial infection among students in Japan. *International Journal of STD & AIDS* 15：408-414, 2004.
3) 北村邦夫：第8回男女の生活と意識に関する調査. 日本家族計画協会，2017.

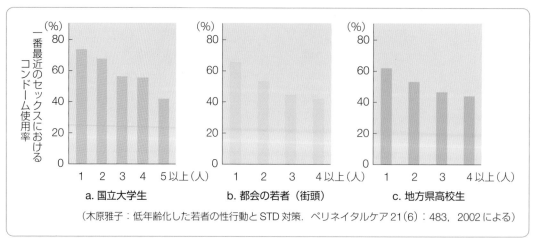

（木原雅子：低年齢化した若者の性行動とSTD対策. ペリネイタルケア21（6）：483，2002による）

▶図6-5　性交相手の数とコンドーム使用率との関係

コンドーム使用の▶
実態　　　　

　上述の調査において，性交渉経験者で過去1年間の性交渉時にコンドームを使用したものは男女ともに80％台であり，各種の避妊法のなかで最も高い使用率であった。また，コンドームを使用する理由は，「確実な避妊方法だと思う」が男性37.6％・女性39.7％と最も多く，次いで「性感染症予防のため」が男性29.8％・女性13.6％，「どこでも手に入りやすい」が男性7.7％・女性10.7％となっていた。このように，性交渉経験者の多くはコンドームを避妊目的で用いている。

　避妊法としてコンドームを使用している者で，決まった交際相手との性交渉においてコンドームを「必ず使用している」は57.7％，「ときどき使用している」は34.7％であった。また，決まった交際相手以外の人との性交渉では，コンドームを「必ず使用している」は76.3％，「ときどき使用している」は18.8％であった。

　また，前述の大学生を対象としたクラミジアの無症候感染に関する調査では，性交渉経験者でいつも必ずコンドームを使用していた者にクラミジアの無症候感染者はいなかった。一方で，性交渉経験者の男性70.4％・女性74.3％がコンドームを使用しない性交渉を直近6か月間に経験していた。

　さらに，性交相手が複数になるほどコンドームが使用されにくくなるという報告もある（▶図6-5）。

　性感染症の蔓延を防ぐには，一貫したコンドームの使用が有効である。しかし，一貫した使用が困難な実態があり，性感染症のリスクを高めている。

3　性感染症の予防

コンドームと▶
性感染症の予防　

　厚生労働省の『性感染症に関する特定感染症予防指針（2018年改正）』では，「国及び都道府県等は，性感染症のり患率を減少傾向へ導くための施策の目標を設定し，正しい知識の普及啓発及び性感染症予防を支援する環境づくりを中

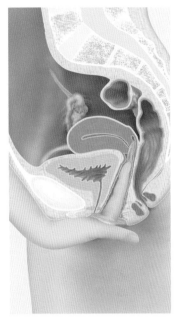

(1) 袋を開けるときは片方の端にコンドームを寄せ，反対側を破り，完全に切り離す。切れ端が残っていると取り出すときにコンドームをいためる。

(2) コンドームには裏表がある。端を触れただけでわかるように練習しておくとよい。裏表を確認したら，表を上にし，精液だまりを押さえて空気を抜き，勃起したペニスの亀頭に置く（①）。

(3) 勃起したペニスの皮を根もとまで下げて集めておき，毛を巻き込まないようにコンドームを両手の指でペニスの途中まで巻き下ろす（②）。

(4) コンドームをかぶせた部分を亀頭方向に上げる（③）。根もとに集めた皮をのばすようにしてから，根もとまでコンドームの残りを下ろす（④）。

(5) 射精後はコンドームの根もとを押さえながら，すみやかに腟・肛門よりペニスを抜く。使用後のコンドームは生ごみとして処理する。続けて性交を行うときは必ずからだを洗うようにする。

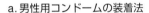

a. 男性用コンドームの装着法　　　　　　b. 女性用コンドームの装着法

▶図6-6　コンドームの装着法

心とした予防対策を行うことが重要である」と述べ，とくに以下の点を重要としている。

- 性感染症の予防・蔓延防止に関する情報提供（コンドームの使用，予防接種，検査や医療の積極的な受診による早期発見および早期治療）
- 性感染症の発生動向に関する情報等の提供
- 検査や医療を受けやすい環境づくり
- 感染の危険性が低くなるよう，各個人の行動がかわるための，わかりやすい内容と効果的な媒体による情報提供

　コンドームは，男性用・女性用ともに HIV 感染症およびその他の性感染症の性的接触による感染を減らすことができる。このことから，性感染症罹患の予防には，性交渉をしないか，性交渉する場合はコンドームを確実に使用することが必要である。

コンドームの使用▶
による自己効力感
　コンドームを使用するには，コンドームを使用することができるという自己効力感をもつことが必要である。そのためには，コンドームの正しい使用法を具体的に伝えることが必要である（▶図6-6）。

　また，この自己効力感のなかには，コンドームを購入し，所持することができたり，パートナーとコンドームを使用することについて話し合ったり，コンドームの使用を依頼できることも含まれる。コンドームを使用しないカップルは，その使用については互いに交渉していないことが明らかとなっている。

したがって，コンドームの正しい使い方だけではなく，購入し，所持することが可能となるような方法を考えたり，パートナーにコンドームの使用を依頼したり，どのように交渉できるのかなど，具体的な行動を列挙し，その行動ができるようにすることも必要である。

リスクの知覚▶　自分自身に対するリスクの知覚は，特別な脅威から生じる。人はその脅威を強く感じるほど，より強い自己防衛的行動を採用しようとする。たとえば，経口避妊薬とコンドームを使用している女性は，経口避妊薬だけを使用している女性よりも，HIV感染症およびその他の性感染症に対するリスクの知覚が高いとの報告がある。さらに，コンドームを使用しないものは，膣外射精による妊娠の可能性を低くみていることから，感染だけではなく妊娠のリスクの知覚もコンドームの使用に関連している。

つまり，性交渉によるHIV感染症およびその他の性感染症の罹患や，妊娠に対するリスクをその人自身がどのようにとらえているかによって，コンドームの使用は左右される。そのため，コンドームを使用しない性交渉によって，なにがおきうるのかという情報を正しく伝えることも重要である。

介入プログラム▶　コンドームの使用を促す介入プログラムにおいて，コンドームに関する情報提供のみでスキル訓練をしないプログラムは効果がないことが示されている。一方，効果的な介入はスキル訓練を基盤とした介入であり，個々の参加者がリスクを認識するためには，情報の提供とロールプレイやグループ討議のようなエクササイズの要素が必要であるとの報告がある[1]。

コミュニケー▶
ションスキルの
教育プログラム　性交渉時に生じやすいHIV感染のリスク状況を設定し，その状況のなかでコンドームを使用することや，性交渉の拒絶を確実に実践できるコミュニケーションのとり方をグループで討議し，ロールプレイするといったコミュニケーションスキルを訓練する教育プログラムが開発されている。集団でロールプレイを行うことは，スキルを身につけるだけでなく，他者からのフィードバックを受けられるため，そのスキルに対する自己効力感を高めることができる。また，グループ討議は，参加者がもっている態度や信念，価値観に気づき，HIV感染の予防行動に対する拒否的な感情や態度に対してどのように行動すればよいかを検討するために用いられる。

たとえば，性的な決定と価値に関するグループ討議には，性的な決定やプレッシャーについて理解を促したり，HIV感染の予防に対する好ましくない態度や規範を検討したり，性交をしないことやコンドームを使用することの利点やそのような予防行動がとれないことへの解決策を検討するなどがある。ほかに，コンドームを購入して持ち歩いて使うことや，性感染症の予防行動につ

1) Marsh, K.L. et al.: HIV/AIDS, Adolescence. In Gullotta, T.P. & Bloom, M. (Ed.): *The Encyclopedia of Prevention and Health Promotion*. pp.541-549, Kluwer Academic/Plenum Publishers, 2003.

いてパートナーと話すこと，性感染症の検査を受けることへの自分自身の態度や，拒否的な感情をもたずにそれらの行動を実行するにはどうすればよいか検討することなどが，グループ討議やロールプレイを使って行われている。

C HIVに感染した女性に対する看護

① HIVの感染とエイズの発症

● HIV感染から発症までの経過

ヒト免疫不全ウイルス（HIV）は，ヒトのCD4陽性T細胞に感染・増殖し，その機能を破壊する。HIV感染症は，大きく急性感染期，無症候期，エイズ発症期の3つの病期に分けることができる。

①**急性感染期**　HIVに感染すると血中で急激にウイルスが増殖する。その後，免疫が機能してHIVは減少するため，血中のウイルス量は4週目ごろがピークとなる。

②**無症候期**　ウイルス量は低下していき，6～9か月後にはその人固有の量に落ち着き，無症候期となる。この無症候期の長さには個人差があり，無症候期をどうコントロールできるかが，その人の予後に関係する。

③**エイズ発症期**　無症候期を過ぎると，免疫機能が徐々に低下し，健康な人では問題にならないような病原性の弱い微生物にも感染するようになる。とくに，CD4陽性T細胞数が $200/\mu L$ 以下になると，日和見感染症を合併する危険性が高まる。このさまざまな日和見感染症などを併発しやすい状態が，後天性免疫不全症候群（AIDS；エイズ）である。感染からエイズ発症までは平均10年といわれているが，個人差は大きい。

抗HIV療法が行われない場合，エイズ発症後，死亡にいたるまでは2年程度とされている。しかし現在では，抗レトロウイルス療法 anti-retroviral therapy（ART[1]）によってHIVの増殖を抑制し，免疫機能を回復させることができるようになったため，HIV感染者の予後は著しく改善した。

抗レトロウイルス療法を開始した場合，一生にわたって治療を継続する必要

1）内科領域では，抗レトロウイルス療法の略語として「ART」が用いられている。ただし，産婦人科領域では生殖補助医療 assisted reproductive technology の略語としても「ART」が使用されるため，妊婦に対する抗レトロウイルス療法として，「多剤併用療法 combination anti-retroviral therapy（cART）」という用語が用いられている。

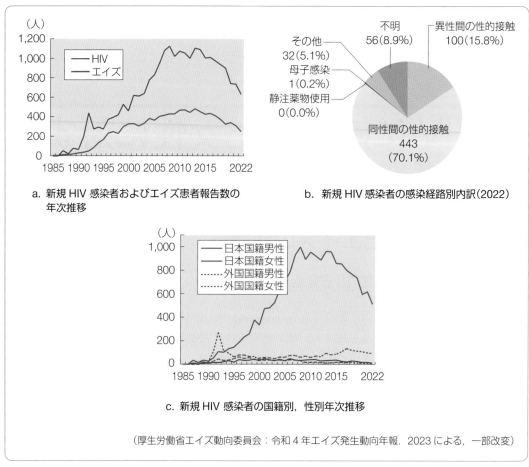

a. 新規 HIV 感染者およびエイズ患者報告数の
　　年次推移

b. 新規 HIV 感染者の感染経路別内訳(2022)

c. 新規 HIV 感染者の国籍別，性別年次推移

(厚生労働省エイズ動向委員会：令和4年エイズ発生動向年報. 2023 による，一部改変)

▶図 6-7　HIV 感染者の報告数

がある。100％に近い内服率をまもりながら長期間治療を続けるなかでは，患者の QOL の低下，経済的負担などのさまざまな問題への対処も必要となる。

● 発生動向

HIV 感染者報告例によると，2022 年のわが国の HIV 感染者は年間報告数が 632 件と前年(742 件)よりも減少し，2008 年の 1,126 件をピークとし，2017 年より 1,000 件を下まわっている(▶図6-7-a)。その感染経路は，異性間の性的接触が 15.8％，同性間の性的接触が 70.1％と 85.9％が性的接触による感染である(▶図6-7-b)。

国籍別・性別にみると，日本国籍男性は最も多いが 2008 年をピークとして横ばいから減少傾向を示し，外国籍男性は近年やや増加傾向であったが，2018 年から 2 年間はほぼ横ばいであったが減少している。日本国籍女性は減少傾向であり，外国籍女性は 2009 年以降は 20 件前後で推移している(▶図6-7-c)。

② HIV に感染した女性に必要なケア

1 HIV 感染の診断

スクリーニング▶
検査・確認検査

HIV 感染の検査には，スクリーニング検査と確認検査がある。

スクリーニング検査は，抗原抗体同時検査(または抗体検査)を行う。検出感度を最大限に上げている検査法であるため，実際には陰性であるが結果が陽性と出てしまう偽陽性が含まれる。確認検査は，スクリーニング検査で陽性であるという結果に対して，本当に陽性であるかどうかを確認するもので，抗体確認検査および HIV 病原検査を行う。

診断の流れ▶
HIV に感染しても，しばらくは HIV 抗原や抗体が検出されない。この期間はウインドウ期(空白期)とよばれる。検査結果を確実にするには，感染したと思われるときから，3 か月以上経過していることが必要である。

スクリーニング検査で陰性であった場合は，感染していないことを伝える。検査前 3 か月の間に感染した場合には，陰性となる可能性があることを説明し，3 か月後に再検査するよう伝える。スクリーニング検査が陽性である場合は，真の感染者であるかどうかを正確に診断するために確認検査が必要であることを伝える。

妊婦の場合▶
妊婦の場合，スクリーニング検査が陽性で真の感染者である割合は，数%といわれている。したがって，① スクリーニング検査で陽性であっても感染していない可能性があること，② 現在，HIV 感染症は致死的な病気ではなく，治療により予後も著しく改善していること，③ 妊娠している場合でも，早期に診断して対処すれば子どもの感染を防げることなどを伝え，確実に確認検査を受けるように支援する。

2 HIV に感染していることが判明したときのケア

HIV 感染を知った患者には，病気の知識として，「免疫」「CD4」「ウイルス量」などの意味と，どのような治療法があるのかを伝える。また，HIV 感染の告知を受けた患者は，治療のために受診する医療機関を決めなければならない。決定にあたっては，医療設備や規模，スタッフの充実度，交通アクセスなど重視する点が人によって異なるため，必要な情報を提供する。

HIV 感染者の定期的な受診は，免疫機能を評価するために必要であることから，定期的に受診することやセルフケアの必要性を伝え，患者の疑問や心配事に対応する。

これらは，HIV 感染告知後の早期に行い，今後の受診継続につなげることが重要である。したがって，受診を動機づけ，定期的な受診を可能とする方法を患者とともに検討する。

▶表6-7　抗HIV治療の開始時期の目安

CD4数にかかわらず，すべてのHIV感染者に治療開始を推奨する（AⅠ）
注1：抗HIV療法は健康保険の適応のみでは自己負担は高額であり，医療費助成制度（身体障害者手帳）を利用する場合が多い。主治医は医療費助成制度（身体障害者手帳）の適応を念頭におき，必要であれば治療開始前にソーシャルワーカー等に相談するなど，十分な準備を行うことが求められる。 注2：エイズ指標疾患が重篤な場合は，その治療を優先する必要のある場合がある。 注3：免疫再構築症候群が危惧される場合は，エイズ指標疾患の治療を優先させる。

（平成31年度厚生労働科学研究費補助金エイズ対策研究事業〔HIV感染症及びその合併症の課題を克服する研究班〕：抗HIV治療ガイドライン，2020年版，p.16，2020による，一部改変）

3　服薬の支援

　血中のウイルス量が多いほど，CD4陽性T細胞は減少し，エイズの発症につながる。

　しかし，抗レトロウイルス療法を開始することにより，HIVの増殖を十分に抑制することができ，それによりCD4陽性T細胞が増加し，免疫機能の低下を抑えることができる。そのため，CD4陽性T細胞数にかかわらず，すべてのHIV感染者に治療開始が推奨されている（▶表6-7）。

治療の開始時の▶
支援
　早期の治療の開始により，ウイルス量の抑制や，CD4陽性T細胞数の維持，性的パートナーへの二次感染リスクの抑制が期待できる。また，抗レトロウイルス療法を開始したのちは，耐性ウイルスの出現を防ぐために，内服を維持しなければならない。

　治療は長期間にわたるため，治療に伴うQOLの低下，経済的負担，治療薬による副作用などの問題が生じる。したがって，これらの問題点の克服も考慮に入れながら，治療の開始を支援する必要がある。

　看護職者は，抗レトロウイルス療法を開始する際には，定期受診ができ，服薬を継続することができる生活環境にあるのか，患者自身の病気や治療に関する理解やセルフケア能力はどの程度であるのかなどを査定する。また，服薬を維持することの重要性や，医療費減免のための社会資源の活用方法なども伝える。

　抗レトロウイルス療法では，3剤以上の多剤併用療法で初回治療を開始する。使用する薬剤の組み合わせは，HIV感染症の重症度や合併症，抗ウイルス作用の強さ，副作用，内服のしやすさなどを考慮して決定される。説明を受けていない副作用の出現は，患者を不安にさせ，服薬を中断させる要因にもなる。

　したがって，予想される副作用については，その出現時期と持続時間について事前に説明を行う。また，副作用出現時に頻繁に相談できる体制を整えておくことも必要である。

服薬開始後の支援▶
　服薬開始後は，副作用の出現状況や治療の効果を確認しながら，治療継続が

無理なく行えるように継続的に支援することが必要である。抗レトロウイルス療法は服薬率を維持しないと治療に失敗する。服薬率が90〜95％より低い状態では，治療が無効になる確率が高くなり，薬剤耐性ウイルスが出現し，交差耐性により今後の治療の選択肢を減らすことにもなる。

抗レトロウイルス療法を行うには，患者が積極的に治療方針に参加し，みずからの決定に従って服薬する姿勢を意味するアドヒアランスが重要である。服薬率は，錠剤数や服薬回数が多いと低下するほか，食事時間が不規則な場合も維持がむずかしくなる場合がある。そのため，食後服用の薬剤や，食間・空腹時服用の薬剤を選択する場合は，規則正しい生活を送っているかどうかを確かめる必要がある。治療効果が十分かどうかを判断するには，血中のウイルス量が指標となる。治療効果が不十分な場合は，服薬が確実に行われているかを確認する。

看護師は，患者の生活リズムを確認して，服薬が実生活のなかでどのように行われるかをイメージし，服薬が生活に及ぼす影響も考慮しながら服薬の方法やタイミングなどを検討する。また，ほかの患者が行っている方法なども提示して，患者が服薬をより具体的にイメージできるよう支援する。アラームをセットするなど，飲み忘れに患者がみずから気づく方法や手段を検討するとともに，つねに携帯するかばんに1回分の薬を入れて持ち歩くなどの工夫も検討するとよい（▶表6-8）。

▶表6-8　服薬率を保つための工夫

服薬開始前〜開始後1か月
1. 無症候であっても早期に治療開始することの重要性，服薬率の重要性，通院・服薬中断のリスクを説明する 2. 1日に内服する薬剤の実物を見せ，錠剤数・回数・食事制限を考慮して本人と一緒に薬剤を選択する 3. 予測される副作用の種類，出現時期，経過を説明する 4. 体調がおかしければいつでも電話で相談可能であることを教える

服薬後1か月以上してから
1. 受診ごとに何回飲み忘れ，あるいは時間のずれがどのぐらいあったかを聞く 　by医師，看護師，薬剤師 2. 副作用に関する問診 　QOLに影響するようなら他剤への変更を考える 3. 飲み忘れる原因を分析し，工夫を考える 　• 外出時薬を持って行くのを忘れる 　• 飲酒して帰宅すると，内服するのを忘れて寝てしまう 　• 内服したかどうかわからなくなる 　• 休日昼まで寝ていて朝から薬がのめない，など 4. どうしても薬が手に入らない場合（震災など）には通常通りの内服後，一定期間中断した方が1日おきに内服して長持ちさせるよりも薬剤耐性ウイルスを誘導しにくいことを伝える

（平成31年度厚生労働科学研究費補助金エイズ対策研究事業〔HIV感染症及びその合併症を克服する研究班〕：抗HIV治療ガイドライン，2020年版．p.29，2020による）

4　性行為に関する注意点

HIV の感染経路▶　HIV の感染経路は，HIV を含む血液・精液・腟分泌物との接触感染である。そのため，HIV 感染者との性行為や HIV を含む血液，または血液製剤の注射などにより水平感染する。

　現在，HIV 感染者のおもな感染経路は，性的接触であり，HIV 感染者には，非感染者を HIV に曝露しないことを理解してもらう必要がある。とくに，抗レトロウイルス療法をしている感染者に薬剤耐性ウイルスが生じた場合は，そのウイルスの伝播の危険性も生じる。

HIV の伝播予防▶　性行為により HIV が感染者から非感染者へと伝播するのを防ぐ唯一で確実な方法は，感染者が性行為をしないことである。しかし，性行為を回避できないのであれば，セックスパートナーに，患者みずから HIV 感染者であることを告げるよう支援する。また，HIV 伝播のリスクを大幅に軽減（ゼロにはならない）するためには，コンドームを正しく常時使用する必要があること，性行為の種類によって感染リスクが異なることを伝える必要がある（▶表6-9）。

　HIV 感染者どうしの性行為であっても，コンドームを正しく使用していなければ，ほかの性感染症の感染や，HIV の重複感染をおこす可能性があることも伝える。さらに，子宮頸がんは HIV 感染者では罹患率が高く，発病後の進行が早い例も報告されていることから，年に1，2回の定期的な子宮がん検診をすすめる。

▶表 6-9　曝露する感染源（行為）から HIV に感染する推定確率

曝露の種類		1万件の曝露に対するリスク
非経口的	輸血	9,250
	静脈内注射ドラッグ使用時の注射針の共有	63
	針刺し事故	23
性的	受け側の肛門性交	138
	挿入側の肛門性交	11
	受け側の腟性交	8
	挿入側の腟性交	4
	受け側の口を使用した性交	低い
	挿入側の口を使用した性交	低い
その他	かみつき	ごくわずか
	つばの吐きかけ	ごくわずか
	体液（精液や唾液を含む）の飛散	ごくわずか
	性的玩具の共有	ごくわずか

注）薬剤などによる抗レトロウイルス療法は HIV 感染者から他者への感染リスクを 96% 低減する。また，コンドームをつねに使用すると HIV 感染リスクを 80% 低減させる。コンドームと抗レトロウイルス療法の併用は性的曝露による感染リスクを 99.2% 低減する。逆に，（他の）性感染症の罹患や高いレベルの血中 HIV は感染リスクを増大させる可能性がある。

（Centers for Disease Control and Prevention: HIV Transmission Risk 2014.＜http://www.cdc.gov/hiv/policies/law/risk.html＞＜参照 2015-05-27＞による，著者訳，一部改変）

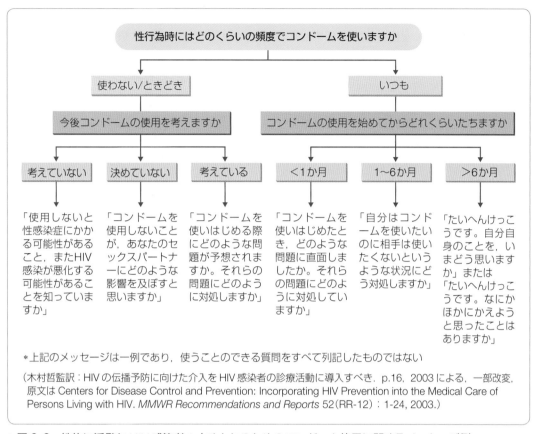

▶図6-8　性的に活発なHIV感染者1人ひとりのためのコンドーム使用に関するメッセージ例

　　　　性行為による感染のリスクに関しては，性行為の有無，パートナーの人数と性別，HIVの感染状態，性行為のタイプ，コンドーム使用の有無，性行為をしないことや適切なコンドームの使用をはばむ障害，などを明らかにする必要がある。

　　　　さらに，性行為をしないことに対する障害やコンドームを使うことについての個々の実行を査定し，できないことへの対処をともに考え，できていることを保証することが必要である（▶図6-8）。

感染者が妊娠可能 ▶
年齢の場合　　　妊娠可能な年齢の女性が感染している場合は，母子感染予防対策によって，児への感染の危険性は1%未満に抑制できているが，皆無ではないことを告げる必要がある。

　　　　カップルの判断で，児を希望する場合，性行為によるパートナーへの感染を回避する必要がある。そのため，女性がHIV感染者で男性が感染していない場合は，男性から採取した精子をそのまま注射器に入れて，女性の腟内に挿入するセルフシリンジ法を行うことが多い。ウイルス量が検出感度未満の場合は，コンドームを用いない性行為が可能とされているが，抗レトロウイルス療法を実施してウイルスを検出感度未満に保つと同時にパートナーへの感染リスクを

減らすために，曝露前予防投薬[1]を受けることも選択肢となる。

　女性が HIV に感染している場合，抗レトロウイルス療法において催奇形性が報告されている薬剤は使用しない必要がある。したがって，妊娠を希望していることを主治医に伝え，胎児に影響の少ない抗 HIV 薬に変更するなどの相談ができるように女性を支援する。

　男性が HIV 感染者で女性が感染していない場合は，男性が抗レトロウイルス療法を実施してウイルス量を抑制し，同時に女性も曝露前予防投薬を受けて感染リスクを減らし，排卵時期にコンドームを用いない性行為を行う方法と，男性から精液を採取して精子を洗浄して HIV 感染細胞を取り除き，人工授精か体外受精を行う方法がある。ただし，わが国では生殖医療の大部分が保険適用として認められていないため，自費となる場合がほとんどである。

③ HIV に感染した妊産褥婦に必要なケア

1 妊婦健診で HIV 感染が判明したときのケア

　妊婦健診で HIV 感染が判明した場合は，HIV 感染症と抗レトロウイルス療法，今後の療養の見通しについて理解し，さらには妊娠を継続するか否かを自己決定できるよう支援する必要がある。

妊娠継続の意思決定についての支援 ▶ 　HIV 感染の告知に伴い，HIV 感染症という病気と治療について説明し，妊娠を継続する場合は，母子感染を予防するために抗レトロウイルス療法を開始すること，帝王切開による出産であること，出産後の母児の経過についても説明する。さらに，人工妊娠中絶可能な時期(妊娠 21 週まで)についても伝える。妊娠継続するか否かの決定は夫婦でなされるため，夫婦に必要な情報を提供し，夫婦が決定できるように支援する必要がある。

パートナーに伝えることの支援 ▶ 　さらに，パートナーに HIV 感染を伝えることも支援する必要がある。パートナーに告白することで，児を含む家族の将来を検討することが可能となり，パートナーが感染していた場合は早期の対応が可能になる。また，HIV 感染者にとって，自分自身の状態を知っている人がまわりにいることは，長期にわたる療養生活の支えとなりうる。

2 母子感染の予防

　HIV 感染妊婦からの児への垂直感染の確率は，15〜30％であるといわれている。しかし現在は，妊娠初期に HIV 抗体検査を施行し，感染者への抗レトロウイルス療法の投与，陣痛発来前の計画的帝王切開術分娩，新生児へのジド

---

1) HIV 感染を防ぐために抗 HIV 薬を毎日内服する療法である。性行為によって HIV に感染する危険性が高い HIV 非感染者が対象であるが，わが国では保険適用されていない。

▶表6-10　HIV母子感染予防対策

1. HIV検査（妊娠初期）
2. 母児に対する抗ウイルス療法
   antiretroviral therapy（ART）
   妊娠中のART
   分娩時のAZT投与
   児へのAZT投与
3. 帝王切開による分娩
4. 止乳（人工栄養）

注）AZT：アジドチミジン
（厚生労働科学研究補助金エイズ対策研究事業〔HIV感染妊婦とその出生児の検査・解析および診療・支援体制の整備に関する総合的研究班〕：HIV母子感染予防対策マニュアル，第7版．p.21，2013による，一部改変）

ブジン zidovudine（アジドチミジン；AZT）の投与，人工哺乳の実施により，母子感染は，1%未満に抑えられている（▶表6-10）。

妊娠期▶　妊娠前からの抗レトロウイルス療法によってウイルス量がコントロールできていれば，妊娠中はそのまま継続する。一定以上のウイルス量が検出された場合，HIV薬剤耐性検査を必ず行い，有効な薬剤への変更を検討する。

抗ウイルス薬を内服しているHIV感染者が妊娠した場合，投与中の抗ウイルス薬のアドヒアランスや治療効果を評価し，ウイルス量がコントロールされている場合は，器官形成期であってもその薬剤を継続する。抗ウイルス薬を内服したことがないHIV感染者が妊娠した場合であっても，可能な限り早期に抗レトロウイルス療法を開始する。全妊娠経過中を通じてウイルス量を検出感度未満に維持する必要がある。

抗ウイルス薬投与開始直後は1〜2週間ごと，服薬が安定したら妊婦健診に合わせて，副作用の発現や薬の服用の状況を確認する。治療が成功している場合には，服用開始後4週目までにウイルス量が1/10以下に低下する。初回治療の場合は，16〜24週後に検出感度以下に低下する。ウイルス量が抑制できないときは，薬剤耐性の有無とアドヒアランスを評価する。

治療が開始された際には，服薬が順調に継続されることを目標とするため，生活状況を聞きとりながら，服薬のスケジュールを妊婦とともにたて，確実な服薬が可能かどうかシミュレーションを行う。服薬の状況を生活と合わせて，定期的に査定することが重要である。また，妊娠経過に伴い，児を迎え入れる準備を支援することも必要である。さらに，帝王切開術による分娩であることや母乳の分泌をとめることについても，妊娠中に説明し，それに伴って生じる心配ごとへの対応が必要である。

分娩期▶　陣痛発来前の計画的帝王切開による分娩が望ましいとされているが，経腟分娩を行う場合は，妊娠36週のときのウイルス量の結果から分娩方法や時期を決定する。分娩時期は，妊婦の妊娠分娩歴，内診所見や子宮収縮の頻度などの切迫早産徴候などを考慮しながら決定する。が，帝王切開を選択する場合は，妊娠37週ごろを目安とする。妊娠38週以降では，手術の予定日以前に自然破水や陣痛発来をきたしやすい。破水や陣痛発来はHIV母子感染の危険因子であるため，これらの危険性が少なく，児の未熟性が回避できる妊娠37週の帝

王切開が好ましいと考えられている。

　分娩方法については，ウイルス量が検出感度以下であれば，経腟分娩でも，帝王切開分娩とかわらないという報告もある。しかし，HIV 感染の診療経験を有する医療従事者の少ないわが国の現状では，突然始まる分娩に対して，昼夜を問わずにすみやかな対応を可能にする体制を保持することは困難である。そのため，ウイルス量が検出感度以下でも計画的帝王切開術による分娩が望まれる。妊娠 36 週のウイルス量が検出感度以上の場合は，分娩方法に関係なく AZT の点滴を行うが，ウイルス量が検出感度未満の場合は実施しない。なお，分娩前に投与していた抗 HIV 薬は，分娩中や帝王切開のスケジュールに合わせてできるだけ定期的に内服する。

産褥期▶　出産後，HIV 感染者である褥婦は，産後の生理的変化への適応や育児を行うにあたり，自分自身の HIV 治療に必要な抗 HIV 治療の継続が困難になる場合がある。そのため，褥婦の健康維持に必要な治療が継続できるように支援する必要がある。

　また，母乳中には多量の HIV が含まれるため，母乳を与えることで児に感染が及ぶ危険性が高いことを説明し，止乳を行う。褥婦が服用する抗ウイルス薬の種類によっては，わが国で母乳の分泌をとめるために使用されている薬剤の血中濃度を上昇させる可能性があるため，乳汁産生抑制のための薬の服用時は吐きけ・嘔吐，便秘などの消化器症状や頭痛・眩暈などの精神・神経症状に注意する。薬剤使用のほか，乳房を冷却するなど乳汁の分泌を抑える方法も利用する。また，乳汁が付着したものは血液と同じ扱いで処理する。あわせて，母乳を与えられない褥婦の思いを十分に聞く必要がある。

新生児▶　新生児に対しては，AZT 療法が開始される。AZT シロップの与薬を，生後 6〜12 時間まで開始し，1 回量 4 mg/kg を 12 時間ごと，生後 4〜6 週間まで継続する。児への投薬は正確に続けられなければならないことから，児の投薬の方法を母親だけでなく家族に教えるなど，夫・家族を巻き込んだ育児ができるように支援する。

　AZT 投与による新生児への影響として，貧血がよく知られている。そのため，AZT 療法終了後には，貧血の検査が実施され，AZT の影響が消失する生後 12 週までフォローが必要である。

　児の HIV 感染の有無を診断するためには，ウイルス学的検査をするが，①生後 48 時間以内，②生後 14 日，③生後 1 か月から 2 か月，④生後 3 か月から 6 か月の計 4 回以上実施し，そのうち，2 回陽性であった場合は，HIV 感染の可能性が疑われ，生後 48 時間の陽性は胎内感染を示唆する。

　生後 1 か月以降に行ったウイルス量の検査で 2 回以上陰性であった場合，HIV の感染はほぼ否定できる。その場合，HIV 非感染を確定するために，生後 18 か月にウイルス抗体検査を行う。この段階で，低ガンマグロブリン血症がなく，HIV IgG 抗体陰性で，かつ HIV 感染による症状・徴候がなく，ウイ

ルス学的検査も陰性の場合，感染は完全に否定できる。

ただし，妊娠中および新生児期に母子感染予防によって児が抗ウイルス薬に暴露された場合，短・長期的に影響を受ける可能性があると指摘されている。したがって，非感染が確定した場合でも少なくとも就学年齢までは，児の発育・発達，疾病の罹患状況について追跡観察することが望ましいとされる。

多職種連携▶ HIV 感染者の妊娠・出産・育児には，内科・産科・小児科の医療職の連携と協力が不可欠である。HIV 感染の妊産褥婦は，病気のことだけでなく，妊娠継続・中断の決定，抗ウイルス薬の選択と服薬，帝王切開や人工栄養の決定，パートナーや親を含む周囲への説明など，限られた時間の中で選択や決定をしなければならない。

そのような妊産褥婦に対しては，HIV 感染症の診療科，産婦人科，小児科の医師や看護職のほか，薬剤師，ソーシャルワーカー，カウンセラーなど多職種からなる医療チームによってサポートや連携が必要である。

D｜人工妊娠中絶と看護

人工妊娠中絶は，法律や倫理，宗教などの観点から，その是非について議論されることが多い。しかし，看護職者は，人工妊娠中絶を女性の健康問題としてリプロダクティブ・ヘルス/ライツの観点からとらえ，看護を提供する必要がある。

① 人工妊娠中絶の現状

1 人工妊娠中絶とは

人工妊娠中絶とは，妊娠を意図的に中断することである。「母体保護法」では「胎児が，母体外において，生命を保続することのできない時期に，人工的に，胎児及びその附属物を母体外に排出することをいう」と定義されている。

現在のわが国において，「母体外において，生命を保続することのできない時期」とは，妊娠 22 週未満である。また，妊娠中絶の理由として認められるのは，① 母体の健康を著しく害するおそれのあるとき，② 拒絶することができない間に姦淫されて妊娠したもの（▶347 ページ「母体保護法」第 14 条）である。これらの条件を満たし，本人および配偶者の同意を得たうえで人工妊娠中絶は実施される。なお，配偶者が知れないときや，意思を表示することができないとき，妊娠後に配偶者が亡くなったときは本人の同意だけで足りる。

このように，わが国における人工妊娠中絶は，「母体保護法」が規定する範

囲において実施が可能であり，この範囲外の人工妊娠中絶は，「刑法」の規定する堕胎罪によって処罰されることになる。また，人工妊娠中絶は，母体保護法指定医師[1]のみが実施可能であり，実施の状況を都道府県知事に届け出ることが義務づけられている。

2　近年の傾向

近年，わが国における人工妊娠中絶件数は減少しており，年齢階級ごとの実施率も低下している（▶75 ページ，図 2-12）。また，先進諸外国と比較してもきわだって多い状況にはない（▶図 6-9）。

届出数から確認できる実施件数は，2007 年から 2021 年の 14 年間で，256,672 件から 126,174 件へと約半分以下に，実施率も 9.3 から 5.1 へと低下した。しかし，実施率には地域格差があり，都道府県別にみた上位と下位では 2 倍以上の差がある（▶表 6-11）。

また，妊娠中絶の実施時期は，どの年齢階級も妊娠 12 週未満が 90％以上を占めている。しかし，19 歳以下では妊娠 12 週〜19 週，50 歳以上では妊娠 12 週〜15 週で中絶手術をする者の割合がほかの年齢階級より多くなっている（▶図 6-10）。

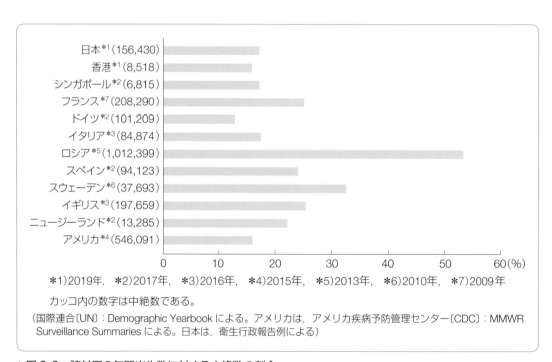

＊1）2019 年，　＊2）2017 年，　＊3）2016 年，　＊4）2015 年，　＊5）2013 年，　＊6）2010 年，　＊7）2009 年

カッコ内の数字は中絶数である。

（国際連合〔UN〕：Demographic Yearbook による。アメリカは，アメリカ疾病予防管理センター〔CDC〕：MMWR Surveillance Summaries による。日本は，衛生行政報告例による）

▶図 6-9　諸外国の年間出生数に対する中絶数の割合

1）「母体保護法」第 14 条に基づき，都道府県医師会が指名する医師。必要な講習を受け，2 年ごとに更新される。

▶表6-11　人工妊娠中絶件数・実施率（女子人口千対）の都道府県比較（2021年度）

上位の都道府県	件数	実施率	下位の都道府県	件数	実施率
宮崎	1,402	7.5	茨城	1,257	2.4
東京	22,341	7.0	奈良	718	2.9
鳥取	652	6.7	山梨	410	2.9
福岡	6,883	6.6	千葉	4,291	3.4
鹿児島	1,811	6.5	滋賀	975	3.5
大阪	11,599	6.4			

全国の件数は126,174件，実施率は5.1である。　　　　　　　　　　（「衛生行政報告例」による）

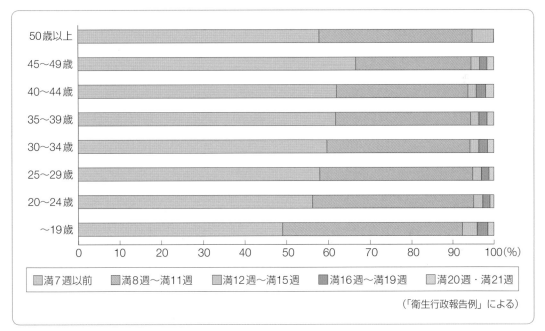

（「衛生行政報告例」による）

▶図6-10　年齢階級別人工妊娠中絶実施週数の割合（2021年度）

　　これらの状況について，10代または更年期にある女性の場合，妊娠に気づくことに遅れ，受診を躊躇することや妊娠中絶の意思決定が遅れることが妊娠中絶の実施時期の遅れにつながっていると考えられる。

3　人工妊娠中絶の理由

　　人工妊娠中絶は，予定外の妊娠 unplanned pregnancy の際に選択されることが多い。予定外の妊娠には意図しない妊娠 unintended pregnancy や望まない妊娠 unwanted pregnancy が含まれる。

　　予定外の妊娠がおこる原因について，わが国では利用できる避妊法が限られているために，男性の協力を必要とするコンドーム利用者が多いことや，確実

▶表6-12　最初の人工妊娠中絶術を受けることを決めた理由

理由（該当女性数70人）	割合（%）
相手と結婚していないので産めない	24.3
経済的な余裕がない	24.3
相手が出産に同意しなかった	7.1
自分の仕事・学業を中断したくない	8.6
これ以上，子どもは欲しくない	4.3
育児していく自信がない	7.1
相手との将来を描けない	5.7
身体が妊娠・出産に耐えられない	2.9
相手が特定できない	1.4
出生前診断の結果から決めた	0
相手が好きではない	0
この中にはない	12.9
不明	1.4

（日本家族計画協会：第8回男女の生活と意識に関する調査報告書——日本人の性意識・性行動．
日本家族計画協会，2017による）

な避妊法を実施していない者が多いことが関連している。また，先進諸国では緊急避妊薬を医師の診断なしに入手することができるが，わが国では緊急避妊薬がOTC化[1]されていないために，必ず医師による処方が必要である。そのため，緊急避妊薬のすみやかな使用が困難であり，予定外の妊娠との関連を推測できる。

妊娠中絶が選択される具体的な理由は，未婚であることや経済的な問題である場合が多い（▶表6-12）。しかし，計画的な意図した妊娠であっても，出生前診断による胎児異常の発見やその可能性の提示によって，妊娠の中断を希望する者もいる。

このようなケースは，とくに近年，非侵襲的出生前遺伝学的検査法（NIPT）の導入によって増加している。NIPTコンソーシアムでは，検査陽性者の妊娠中断率を78.6%と報告している。

そのほか，妊娠経過中に母体の健康状態が悪化することや，悪性疾患の発見によって，妊娠中絶が選択される場合もある。

---

1) OTC（over the counter）医薬品とは，薬剤師等による情報提供をふまえて，薬局等で購入できる市販の薬をさす。そのうち，従来は処方が必要な医療用医薬品をOTC医薬品に転用することを（スイッチ）OTC化という。

② 人工妊娠中絶術の概要とその影響

1 妊娠初期(妊娠12週未満)の人工妊娠中絶

　　WHO は薬剤(ミフェプリストン，ミソプロストール)による人工妊娠中絶を推奨しており，わが国でも 2023 年に使用がみとめられた。しかし，現在も全身麻酔下で搔爬法あるいは吸引法を用いた外科的方法が主であり，およそ 5 分から 10 分程度の短時間で実施される。あらかじめ，子宮頸管拡張器(ラミナリア，ラミセル®など)を用いて子宮頸管を拡張させておくことが多い。

2 妊娠中期(妊娠12週以降)の人工妊娠中絶

　　中絶手術は陣痛を誘発して分娩同様に実施される。ゲメプロスト(プレグランディン®腟坐剤)などを用いて分娩を誘発するため，数日間の入院が必要となる。また，実施後は「死産の届出による規定」に定められている死産届が必要になる。妊娠週数が進むほど，女性の身体的・心理的負担，および経済的負担は大きくなる。

3 人工妊娠中絶に関連する影響

　　妊娠初期の人工妊娠中絶術の合併症として，手術手技による子宮穿孔や大量出血，内容物遺残があげられる(▶表6-13)。また，アッシャーマン症候群をおこした場合，不妊症の原因となることがある。中期以降の妊娠中絶では，頸管裂傷・大量出血・重症感染症の発生に注意する必要がある。

　　人工妊娠中絶は，身体的な影響だけでなく心理・社会的にもさまざまな影響

▶表6-13　人工妊娠中絶術における合併症の発生頻度(対10万件)

合併症	妊娠12週未満	妊娠12週以上
総頻度	355.0	452.2
子宮穿孔	18.8	0.0
頸管裂傷	2.0	54.8
大量出血	16.9	205.6
重症感染症	3.0	10.7
血栓・塞栓症	0.0	0.0
アナフィラキシー	11.9	0.0
遺残(再手術必要)	292.5	—
子宮破裂	—	27.4
その他	9.9	150.7

(池田智明ほか：厚生労働科学研究費補助金 成育疾患克服等次世代育成基盤研究事業 人工妊娠中絶の地域格差に関する研究．平成 24〜26 年度総合研究報告書より作成)

を及ぼす。手術に対する不安や葛藤だけでなく，夫あるいはパートナー・家族との関係性の変化や不和などの問題が生じ，うつ状態や精神疾患の誘因となることもある。

③ 人工妊娠中絶時の看護

1 中絶を希望する女性の心理

医療施設を受診する女性の多くは，すでに妊娠中絶の意思決定をしているが，なかには迷う気持ちがあって揺れ動く心理状態の者もいる。妊娠の継続に夫やパートナー・家族から同意が得られなかった女性は，中絶に対する葛藤や怒りをいだくこともある。

2 中絶術前のケア

中絶を希望する女性に対しては，意思決定への支援がまず重要である。妊娠中絶の意思決定に困難を感じる者もおり，誰にも相談できずに孤立している場合もある。

妊娠を継続するか否か，十分に考えて意思決定できるように女性たちの理解者という立場で接することが重要であり，気持ちを表出できるかかわりとその受け止めが必要である。また，中絶手術の方法やリスク，処置内容，同意書（配偶者がいる場合）の準備などの説明をわかりやすく行う。

3 中絶手術中・手術後のケア

手術中のケア▶　中絶手術時には，不安や緊張を低減するよう接し，身体状態の観察と変化に

Column　安全な中絶の日 international safe abortion day

毎年9月28日は，1990年に南米で始まり世界に広まった「安全な中絶の日」である。WHOによれば，2010年～2014年の間に毎年世界中で5,600万件の妊娠中絶が実施され，そのうち2,500万件は安全でない妊娠中絶であった。安全でない中絶の半数以上はアジアで占められているが，死亡するリスクはアフリカが最も高い。妊産婦死亡の4.7%～13.2%は安全でない中絶に起因している可能性があり，発展途上国では毎年700万人の女性が危険な中絶の合併症治療のため入院する事態になっている。ほぼすべての中絶による死亡と障害は，性教育，効果的な避妊の使用，安

全で合法的な中絶の提供，および合併症のタイムリーなケアで防止できる。

WHOは安全な中絶方法として，外科的中絶において妊娠12～14週までは真空吸引法を推奨し，内科的中絶として内服薬の服用による薬理中絶 medical abortion（MA）を推奨している。わが国では母体保護法指定医により医療施設で手術が受けられるが，中絶方法としていまだ掻爬法も行われており，安全でない中絶が行われている国ともいえる。中絶医療は，受けやすさとともに質の高さも求められるだろう。

注意する。妊娠初期の中絶は、短時間であるが全身麻酔下で実施されるため、呼吸状態の観察が重要である。

手術後のケア▶ 手術の終了後は、麻酔の覚醒状態・疼痛・出血などの確認を行い、感染の予防などの退院後の生活や再診について説明を行う。再診時には身体の回復状態のほか、心理状態の変化にも注意する。多くの女性は安堵感のような肯定的反応を示すが、女性自身が意思決定した妊娠中絶であっても、後悔・憂うつ・怒りなどの反応を示すこともある。少数ではあるが、強い罪悪感・自己非難を続ける女性もおり、このような場合には、心理の専門家によるカウンセリングが必要であろう。

身体的・心理的回復の確認後、今後の避妊法について情報提供し、女性が自分に合った方法を選択できるよう支援する。妊娠は女性の身体にのみおこるできごとであり、その後の健康や人生に影響を及ぼすことにもなるため、女性自身が妊娠を主体的にコントロールする重要性を伝える。また、中絶の経験をスティグマとせず、前向きに生活できるよう支援する必要がある。

妊娠中絶は、出産の場でもある産婦人科医療のなかで実施されることが大半である。看護職者は出産を前提とした場に勤務し、妊婦を母親とみなしてかかわることが多い。そのため、妊娠中絶に対し否定的な価値観をもち、中絶を希望する女性に対して配慮のない対応や批判的な態度でかかわり、女性を傷つけて心理的な悪影響を与えることがある。看護職者個人の感情や価値観ではなく、リプロダクティブ・ヘルス/ライツの観点から、女性を支援していくことが求められる。

E｜喫煙と女性の健康

紙巻きタバコ(以下タバコ)の煙の中には、4,000種類以上の化学物質が含まれ、そのうち200種類以上は有害物質であり、健康へ及ぼすさまざまな害が明らかになっている。また、タバコは、直接吸っている本人だけでなく、その煙を間接的に吸うことになる周囲の人々の健康にも害を及ぼす。

タバコの煙が有害であり、健康に悪影響を及ぼすことを理解しているにもかかわらず、タバコをやめられない人も多い。喫煙者の7割がタバコをやめたいと思っているが、実際に禁煙に成功するのは、1割であるといわれている。

WHOはタバコによる健康被害をくいとめるため、1996年より対策枠組みの準備を進め、2003年に加盟国に向けて総合的なタバコ対策を求める決議を採択した。さらに、2005年に「たばこの規制に関する世界保健機関枠組み条約」、2007年には「受動喫煙防止のための政策勧告」を発令した。とくに女性の喫煙は次世代に影響するため、世界全体で取り組むべき問題とされている。

① 喫煙者の動向

喫煙の実態▶ わが国では，WHO の勧告に基づき，禁煙に向けた啓蒙活動に加え，喫煙をめぐる規定の整備やタバコの定価改定，増税などさまざまな取り組みをおこなってきた。日本たばこ産業株式会社の調査によると，2018 年の成人喫煙率は，男性 27.8％，女性 8.7％である（▶図 6-11）。国民健康・栄養調査での 2019 年の喫煙率は男性 27.1％，女性 7.6％である。男性は減少しつづけているが諸外国と比べるといまだ高率で，女性はほぼ横ばいの状況にある。

女性の喫煙▶ 成人女性の喫煙率は，職種によるかたよりがみられ，サービス業が平均して高く，看護師も上位に名を連ねている。医療職の喫煙は，専門職倫理を問われる問題であり，看護職 1 人ひとりが禁煙活動を行うことが急務である。日本看護協会は，2001 年に一般女性より看護職の喫煙率が 2 倍も高い（24.5％）という事実を真摯に受けとめ，禁煙対策を推進してきた。その結果，2014 年には，一般女性よりも低い値（7.2％）となっている。

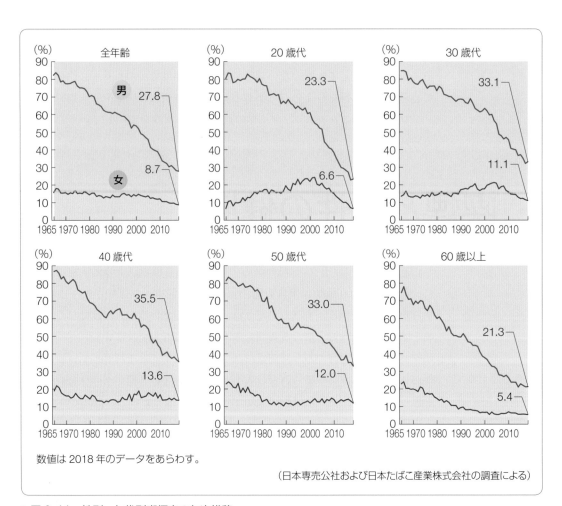

数値は 2018 年のデータをあらわす。

（日本専売公社および日本たばこ産業株式会社の調査による）

▶図 6-11　性別・年代別喫煙率の年次推移

未成年の喫煙は法律で禁じられているにもかかわらず，常習喫煙者の 40％は，10 歳代から吸いはじめている。喫煙は小学生からみられ，中学生で増加し，高校生で定着する。2004 年の全国調査[1]では，高校 3 年生男子の 42.0％，女子の 27.0％が喫煙を経験している。しかし，2019 年の健康日本 21（第二次）の中間報告では，男子 3.0％，女子 1.4％に減少しており，家族や友人の喫煙率の減少や，さまざまな対策による影響が考えられる。

一方，妊婦の喫煙率は 2000 年ごろまで上昇傾向を示し，2002 年は 10％であったものが，2019 年では 2.7％に下降した。しかし，2006 年〜2009 年の間に実施されたいくつかの妊婦喫煙率調査の報告では，妊娠が判明したときの喫煙率は 14.8〜22.7％と高く，同時期の若年女性の喫煙率を上まわっていた[2]。妊婦の喫煙は，妊娠初期から胎芽や児に影響するため，妊娠する以前の女性に対する禁煙支援が重要である。

女性の喫煙増加の背景 ▶ 従来，わが国の女性の喫煙は，「喫煙は女らしくない」とする伝統的な考え方により抑制されてきた。しかし近年，女性の社会進出に伴い，飲酒と喫煙が容認され，女性が容易に喫煙しやすくなっている。テレビや雑誌広告，ドラマや漫画による自立した女性と喫煙を結びつけるイメージや，タバコを吸うとやせられるなどの誤った情報が，喫煙を助長してきたといわれている。

多くの女性が興味から吸いはじめるが，ストレス解消などの理由により本数が増えていき，喫煙しないとイライラするなどのタバコ依存症へと進行する。

② 喫煙の健康への影響

1 女性の健康への影響

喫煙の被害は，男性よりも女性のほうが大きい。わが国では，平山らによって 1966〜1982 年にかけて喫煙の影響がはじめて調査された。そして，調査の結果では，女性が男性と同年齢から喫煙しはじめ，同量の本数を吸うようになれば，ほとんどの病気のリスクは，男性を上まわるだろうと警告した[3]。

また，1990 年から 10 年間追跡調査を行った厚生労働省による多目的コホート研究では，喫煙者の死亡率は，がん（男性：1.6 倍，女性：1.8 倍），循環器系疾患（男性：1.4 倍，女性 2.7 倍）と増加しており，タバコが危険因子となる疾患のリスクは女性において高い値を示した。

悪性新生物 ▶ 女性の悪性新生物死亡数を部位別にみると，肺（気管と気管支を含む）の悪性新生物は 1950 年には 330 人であった。これが 2005 年には 16,874 人と急増し，

1）「未成年者の喫煙および飲酒行動に関する全国調査」2004 による。
2）山下健：自己式回答法と尿中ニコチン測定を併用した妊婦の喫煙率調査．日本禁煙学会雑誌 7(5)：134-138，2012．
3）平山雄：女性とたばこ病．ペリネイタルケア 10(9)：9-12，1991．

禁煙対策が推進された 2008 年においても 18,239 人となり，いまなお増加傾向を示している。子宮頸がんについても，タバコが発がんまでの過程を促進することが明らかとなっている。

虚血性心疾患▶　虚血性心疾患の発生率も上昇する。とくに経口避妊薬との併用が，虚血性心疾患のリスクを高める。これは，経口避妊薬中のエストロゲンが血液の粘 稠度を高め，ニコチンが血管を収縮させることが原因である。

月経異常・閉経と▶
骨粗鬆症　喫煙者は，続発性無月経・生理周期不順・不正性器出血などの月経異常をおこしやすい。また，閉経が 1〜2 年早くなるため，骨粗鬆症のリスクが高くなる。喫煙が骨量低下をおこす機序は明らかでないが，低エストロゲン状態が骨粗鬆症を引きおこすと考えられている。

不妊症・▶
異所性妊娠　喫煙者は，一般的に非喫煙者と比べて 72％しか妊娠能力がなく，妊娠にいたるまでの年数が 3.4 倍かかるといわれている[1]。不妊治療でも，喫煙者の妊娠率は低い。これは，タバコ成分の卵巣への直接的影響とニコチンによる血流低下によると推測されている。加えて，喫煙女性が異所性妊娠をおこすリスクは，非喫煙者と比べて 1.3〜2.5 倍と報告されている。

美容への影響▶　喫煙は美容にもさまざまな悪影響を及ぼす。ニコチンは，歯を黄染するだけでなく，毛細血管の血流障害を引きおこすため歯肉は黒くなる。さらに歯周病をまねくため，喫煙者の歯は抜けやすくなる。末梢の循環障害により，皮膚温が低下し，肌にはりがなく血色がわるくなる。ビタミン C の吸収と代謝も遅くなるため，メラニン色素が沈着しやすく，黒ずみとしみが目だつ。加えて，タバコの煙は声を変性させ，しわがれ声となる。

ダイエット▶　喫煙は一時的に血糖値を上昇させるため，空腹感を抑える。しかし喫煙は，味覚をそこない，さらには胃炎や胃潰瘍の誘発要因でもあり，やせたとしてもそれは病的なものとなる可能性がある。

2　妊婦および胎児への影響

妊娠中の喫煙は，胎児への毒性が強く，低出生体重児や早産，流産，死産，前置胎盤，胎盤早期剥離，胎盤機能不全，胎児低酸素症の原因となる。

妊婦への影響▶　ニコチンは，喫煙により血管を収縮させ，子宮や胎盤への血流量を減少させる（▶図 6-12）。加えて，煙に含まれる一酸化炭素（CO）が，胎児ヘモグロビンと結合することで酸素運搬能を低下させ，胎児は低酸素状態にさらされる。さらに，煙に含まれる多くの有害物質が胎盤通過性をもっており，胎児がそれに曝露されてしまう。

これらの影響のため，喫煙妊婦は非喫煙妊婦に比べ，異常の発生率が高く，児への影響も大きいことが報告されている（▶表 6-14）。

1）Baird, D., Wilcox, A.: Cigarette smoking associated with delayed conception. *The Journal of the American Medical Association.* 253：2979-2983, 1985.

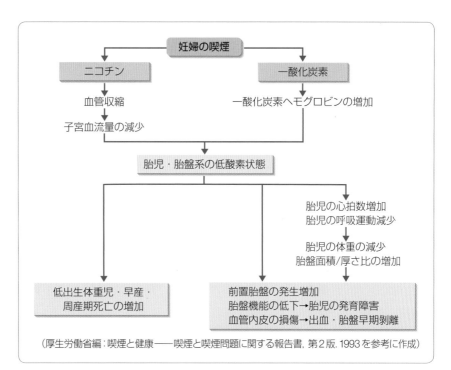

▶図6-12　妊婦の喫煙が妊娠・分娩に及ぼす影響

▶表6-14　妊婦の喫煙が妊娠に及ぼす影響

自然流産率	1.2〜2.0倍
早産率	1.2〜1.4倍
周産期死亡率	1.2〜1.3倍
前置胎盤発生率	1.3〜3.0倍
常位胎盤早期剝離発生率	1.4〜1.9倍

（「米国公衆衛生総監報告」2010による）

先天性奇形との▶
関連

　先天性奇形との関連では，口唇裂・口蓋裂との関連が最も明らかである。とくに，特定の遺伝子多型を有する胎児では，母体の喫煙による口唇裂や口蓋裂のリスクが4〜5倍である。これには，高濃度の一酸化炭素ヘモグロビンやニコチンの催奇形作用，タバコに含まれる有害成分などの関与が示唆されている。

3　新生児への影響

　喫煙する妊婦から出生した児について，さまざまな異常との関連が報告されている（▶表6-15）。

乳幼児突然死▶
症候群との関連

　乳幼児突然死症候群 sudden infant death syndrome（SIDS）について厚生省（現厚生労働省）SIDS研究班は，母親の喫煙は新生児の突然死と相関関係が強いと報告している。喫煙がSIDSを誘発する機序はまだ明らかでないが，多くの研究で喫煙褥婦の母乳中のニコチン濃度は非常に高く，児の尿中のニコチンも

▶表6-15　喫煙が児に及ぼす影響

体重	200 g 低い
低出生体重児出生率	2倍
奇形との関連	口唇裂・口蓋裂，小頭症，水頭症，二分脊椎，心室中隔欠損・心房中隔欠損
疾病との関連	白血病・腫瘍・脳内出血・呼吸器疾患 女児の将来の不妊，男児の精子数の減少
発達への影響	注意欠陥/多動障害児の発生率が2〜3倍に増加 記憶・聴覚低下 将来の肥満
母乳からの影響	イライラ・不眠・嘔吐・下痢・頻脈

多いことが報告されており，胎児が慢性的な低酸素状態におかれることで，中枢神経系の発達に障害が生じ，呼吸・循環機能に異常が生じると考えられている。

長期的な影響▶　喫煙は児の健康に長期的にも影響する重大な問題である。2000年に報告されたカナダにおける喫煙妊婦から出生した児の12年間にわたる追跡研究では，身長・体重は，4歳ぐらいまでには，ほかの子どもとの差がなくなるが，記憶や聴覚関連の知能は，継続して低下していたことが報告されている。また，喫煙による胎児期の低栄養状態と将来の肥満の関連では，喫煙妊婦から出生した児は，10歳で肥満になる率が2.9倍になると報告されている。

　さらに近年，喫煙と発達障害の関連について，注意欠如・多動性障害[1]attention deficit / hyperactivity disorder（ADHD）を発症する率が2〜3倍に増加するとの報告が相ついでおり，わが国の報告においてもADHD児の母親の喫煙率は一般の母親に比べ2.7倍であった。

4　受動喫煙の影響

　非喫煙者が，副流煙や喫煙者の吐き出す呼出煙を吸うことを受動喫煙とよぶ。副流煙中の有害物質は，本人の吸いこむ主流煙より圧倒的に多い。先の平山は，肺がんで死亡した女性の多くが喫煙者ではなく，夫がヘビースモーカーであるほど妻の肺がんリスクが高いことを報告し，受動喫煙の問題を指摘した[2]。

妊婦・胎児への▶　妊娠中に換気していない家屋や車中で夫や同居人が喫煙すると，その喫煙本影響　数の増加に伴い胎児への影響が高くなる。受動喫煙によって，胎児発育不全 fetal growth restriction（FGR）や低出生体重児の割合が20〜90%増加し，出生体重が20〜200 g減少することが報告されている。また，タバコ煙中の発がん物質の胎児への移行も確認されている。

---

1) DSM-5では，注意欠如・多動症とも記されている。
2) 平山雄：前掲書。

新生児への影響▶　母親が喫煙していなくても，新生児の周囲で喫煙者がいると，児も受動喫煙にさらされ，尿中からニコチンが検出される。生後18日の児で60％，生後3週～1歳では，53～77％にニコチンが検出されたという報告がある。

SIDSは父親が喫煙すると2.5倍，両親とも喫煙者であると約4倍にリスクが高まる。父母のどちらかが喫煙者であると，生後18か月以内に気管支炎や肺炎などで入院する危険性が，正常体重児で1.6倍，低出生体重児で4.5倍にもなると報告されている。また，肺の成長阻害や中耳炎の発症との関連も明らかとなっている。

③ 禁煙支援

1 禁煙できない原因

喫煙のどんな理由も言いわけでしかないことは，喫煙者自身がよく知っており，多くの喫煙者が何度も禁煙を試みては失敗を繰り返している。喫煙者は，喫煙へのうしろめたさや禁煙できないことへの自己嫌悪をもっており，また，禁断症状への恐怖から喫煙を続けている。

禁煙できない原因は，ニコチン依存症と「禁煙はむずかしい」という思い込みの2点であるといわれている。また女性は，男性より少ない本数で依存症になりやすく，なかなか禁煙できないといわれている。

ニコチン依存症▶　ニコチンは，ヘロインやコカイン同様，脳内に広く存在するドパミンの濃度を著しく高める。ドパミンは楽しさや喜びと関連するため，ドパミン量の増加による快感の増加を求めて喫煙を繰り返し，薬物依存となる。ニコチン依存の程度は，FTQ（Fagerstrom Tolerance Questionnaire）とその改訂版であるFTND（Fagerstrom Test for Nicotine Dependence）などの質問紙で調べられる。しかし，依存度の高低が，禁煙の容易さの程度を示すとは限らない。

ニコチン依存には，精神依存と肉体依存がある。

①精神依存　ニコチン摂取に強い欲求をいだいている状態である。ニコチンを摂取しないと不安になりイライラするため，ストレス解消と称して喫煙を繰り返す。禁煙についての動機づけが強いほど，生活調整のためのカウンセリングなどを行うことが禁煙につながる。

②身体依存　ニコチンの血中濃度が保たれないと離脱症状（ニコチンへの渇望，欲求不満や怒り，不安，集中困難，落ち着きのなさ，徐脈，食欲増進）が出現する状態である。起床してすぐにタバコを吸わずにはいられない人が，これにあたる。10歳代のころから喫煙していた者が多く，離脱症状の強い人は，禁煙が続かない。そのため，ニコチンガムやニコチンパッチなどの補助薬を使用する方法がとられる。

2 禁煙する女性への支援

　　喫煙者に対しては「タバコを吸うとほっとすることはニコチン依存症である」という事実を認め，自分の健康状態を冷静に判断し，禁煙が健康を取り戻す行動であることを認識してもらうことが必要である。

ストレスへの対処▶　女性は，喫煙を孤独や悲しみ，嘆き，怒り，欲求不満を解消する手段として用いているといわれている。したがって，タバコを吸わずにはいられない理由をよく理解することが重要である。日常生活の問題への具体的な対策と感情コントロールにより，喫煙以外の方法によるストレス解消を実践してもらうことが必要である。

失敗に対する対応▶　喫煙女性は，平均4回禁煙に失敗するといわれている。若い女性では，禁煙率が男性よりも高いという報告もあり，禁煙に成功している人も多い。女性は男性よりも禁煙の失敗に対する自責感や自信喪失が大きい。つい喫煙してしまった場合は，その現実を受け入れて次の対策に役だてるように促すことが必要である。

体重コントロール▶　女性が禁煙にふみ込めない理由として，体重増加がある。これは，禁煙の直接的影響ではなく，味覚が回復することによる食べすぎと運動不足によるものである。禁煙後の体重増加は平均2〜4kgであるが，女性にとっては大きな問題であるため，禁煙と同時に食事と運動による体重コントロールが必要となる。

減煙と低タール・▶低ニコチンタバコ　1日の喫煙本数を減らす減煙は，がまんすることがかえってタバコへの執着を強くするため，基本的に禁煙には結びつかない。ただし，ニコチンの離脱症状を軽くする禁煙準備としては，有用である。低ニコチン・低タールタバコも，害を減らしはしない。女性に人気のあるメンソールタバコは，ハッカが煙の刺激を少なくするため，かえって肺に煙を吸い込みやすくし，ニコチンの吸収が増すことになる。

妊婦への禁煙支援▶　妊娠を機に禁煙する女性は多い。タバコの害を説明し，知識を提供することで，禁煙への動機づけは高くなる。妊娠3〜4か月までに妊婦が禁煙した場合，低出生体重児の生まれる確率は，非喫煙者と同程度に下がる。ニコチンの消退には72時間かかること，ヘビースモーカーでなければ，喫煙渇望は15分程度でおさまることを説明し，歯みがき・洗顔・水分摂取などの行動や，サポートしてくれる友人・家族・医療関係者への電話など，吸いたくなってきたときの対策をすることで，禁煙を支援することができる。しかし，育児期に再開する女性もおり，再開を防ぐための継続的な支援が重要である。

④ 喫煙予防への取り組み

　　女性の喫煙は，友人や恋人，とくに母親や姉妹の喫煙に影響されている。父親よりも母親の影響が大きく，女性の喫煙は喫煙者の再生産につながっている。

喫煙が，みずからの健康だけでなく，子どもの健康と子どもの喫煙に対する認識に深くかかわる問題であることを理解してもらうことが必要である。

わが国の喫煙対策▶ 世界はいま，タバコのない社会を目ざしている。わが国のタバコ対策は，その遅れを指摘されてきた。政府は，未成年の喫煙対策として，未成年者喫煙防止法の罰金を2万円以下から50万円以下に引き上げ，販売時に年齢確認を行うことを盛り込んだ法改正を行った(2001年)。また，放送媒体でのタバコのCMは自主規制が進み，2005年の「タバコ規制に関する条約」に基づき全面禁止となった。さらに，未成年のおもなタバコの入手方法である自動販売機では，2008年に自主規制として成人識別認証taspo(タスポ)が導入されたが，一方で2009年には対面販売による購入が増加し，年齢確認を怠った販売店の法律違反が問題となった。

政府は2010年および2018年にタバコの税率を引き上げたが，わが国の価格は世界的にはまだ安価であり，批判の声もある。

健康日本21▶ 喫煙対策については，「健康日本21」およびその第二次計画により取り組まれている。2002年に「健康増進法」が成立して法的基盤が整い，タバコの害などの知識普及と公共施設における分煙が義務づけられた。しかし，分煙では受動喫煙の害をなくせないことから，WHOは2007年に加盟国に対して，公共の場における完全禁煙を含む受動喫煙防止の政策勧告を行った。

それを受けて，わが国では厚生労働省が2010年に，公共施設での全面禁煙を求める通知を出し，交通機関や学校，会社，デパートなどでの禁煙を促進したが，飲食店などでは分煙のままのところも多かった。しかし，受動喫煙対策の強化に向けて「健康増進法」が改正され，2020年4月から大規模な飲食店では原則禁煙となっている。

健やか親子21▶ 妊産褥婦に対しては，2001年の「健やか親子21」で，2010年に妊娠中や育児期間中の女性の喫煙率をゼロにする数値目標がたてられ，教育活動と禁煙指導が行われてきた。喫煙率は，最終評価では目標に達していないが着実に減少している。

禁煙の取り組みは2015年からの第二次計画でも継続される。看護職者は，人々のタバコへの認識変化を目標とし，次世代の健康をまもるための喫煙予防と禁煙支援に，積極的に取り組むことが必要である。

⑤ 新型タバコの健康への影響と規制の状況

近年，喫煙による健康被害の知識の普及や受動喫煙対策の強化から，紙巻きタバコの販売量が減少している。一方で，煙の出ない非燃焼・加熱式タバコ(以下では加熱式タバコとする)や電子タバコなどの新型タバコが普及しはじめている。

新型タバコの健康への影響に関する研究は進められているものの，販売から

数年であるため，研究による科学的知見が共有される状況にはいたっていない。また，改正された「健康増進法」では，加熱式タバコによる受動喫煙の影響に関して，科学的知見が十分でないとの見解から，専用の喫煙室では加熱式タバコを吸いながらの飲食が許されているなど，紙巻きタバコより弱い規制となっている。

1 新型タバコの種類

加熱式タバコ▶　加熱式タバコは，葉タバコを加熱することによりニコチン含有エアゾルを発生させて吸引する種類である。使用者への影響は基本的に紙巻きタバコと同じであるが，葉たばこを燃焼させないので，においや副流煙が生じないとされている。しかし，特殊なレーザー光を加熱式タバコ使用者の呼気に照射すると，大量のエアゾルを含むことが示されている[1]。

電子タバコ▶　電子タバコは，液体(ニコチンを含むもの，含まないもの)を加熱してエアゾルを発生させて吸引する種類である。わが国では「医薬品，医療機器等の品質，有効性及び安全性の確保等に関する法律」や「毒物及び劇物取締法」に基づいて，ニコチンを含むものは事実上規制されているため，基本的に紙巻きタバコのような有害物質を含まないとされている。しかし，国立保健医療科学院の調査によると，加熱することで化学変化がおき，ホルムアルデヒドのような有害物質を発生させることが報告されている[2]。

2 新型タバコの健康への影響

加熱式タバコは，タバコに比べて，タバコ煙中の有害物質中の粒子成分であるタールが削減されているが，依存性のあるニコチンやその他の有害物質を吸引する製品であることにかわりはない。そのため，日本呼吸器学会は新型タバコは推奨できないとの見解を示している[3]。

WHOは「電子たばこのエアゾルにさらされると，健康に悪影響がもたらされる可能性がある」と指摘している。また，新型タバコに関する規制について「新型タバコは，大半の国で規制のはざまとなり，医薬品としての規制を逃れ，タバコ製品に対する規制を回避している」とし，「健康上の利益，被害削減，禁煙に対する有用性などの主張は，科学的に証明されるまで排するべきである」とされている[2]。

---

1) 大和浩・姜英：加熱式たばこの受動喫煙対策への影響と今後の対策．公衆衛生 83(8)：602-607，2019．
2) 森亨：新型タバコ(電子タバコ，加熱式タバコ)に注意．複十字 374：27，2017．
3) 日本呼吸器学会：加熱式タバコや電子タバコに関する日本呼吸器学会の見解と提言〈https://www.jrs.or.jp/uploads/upioads/files/citizen/hikanetsu_kenkai_kaitei.pdf〉〈閲覧 2020-7-08〉

F 性暴力を受けた女性に対する看護

① 性暴力と社会

　WHO は，1993 年の「女性に対する暴力の撤廃宣言」において，女性に対する暴力を「性に基づく暴力」と明記し，公私を問わず，女性に対する身体的・性的・心理的危害または苦痛およびそのような行為の威嚇（いかく），行為の強制や自由の剥奪を含むと広く定義している。

　人は，安全で信頼関係が保たれている社会のなかで，尊重され，自由で，主体的に生きられてこそ，心身ともに健康である基盤を得ることができる。性暴力は犯罪行為かつ，重大な人権侵害であり，身体だけでなく，心にも深い傷を負わせ，人を信じる力や生きていることの意味すら失わせてしまう。

　この性暴力の問題は，特別な人達におこる特異な問題であると考えられてきた。しかし近年，さまざまな調査が行われ，性暴力の被害は，わが国においても少なくないことが明らかにされてきた。また性暴力を規制するために，「ストーカー行為等の規制等に関する法律」（ストーカー規制法，2000 年施行），「児童虐待の防止等に関する法律」（児童虐待防止法，2000 年施行），「配偶者からの暴力の防止及び被害者の保護等に関する法律」（ドメスティックバイオレンス防止法，DV 防止法，2001 年施行）がつぎつぎに施行された。

　看護職者は，女性のおかれている社会環境が，女性の健康に及ぼしている影響について正しく認識し，支援することが必要である。

② 性暴力被害の実態と社会の対応

　ここでは，強姦とドメスティックバイオレンスについて述べる。

1 強姦

強姦の実態 ▶　「犯罪白書」によると，2018 年の強制性交等[1]（強姦）の認知件数は 1,307 件で検挙件数（解決事件を除く）は 1,190 件であった。強姦は親告罪であったが，2017 年 7 月の法改正により非親告罪となった。しかし，加害者が見知らぬ人より身近な人が多いため，被害者が声を上げづらい状況にかわりはない。またこの場合，警察に訴えても刑事裁判で立件されず，民事裁判となることも多い。

---

1) 2023 年の刑法改正にて，「強制性交等罪」は「不同意性交等罪」に名称が変更された。

▶表6-16　強姦神話

- 強姦は，女性の挑発的しぐさや服装が原因でおこる。
- 強姦は，男性が性衝動のために理性を失うことでおこる。
- 女性は，強姦されることをひそかに望んでいる。
- 強姦は，若くて魅力的な女性にしかおこらない。
- 強姦は，暗い路地でしかおこらない。
- 女性がその気になって抵抗すれば強姦されることはない。

　そのため，実際の発生件数はこの数倍から数十倍あるといわれている。

　検挙件数における被疑者(相手)との関係は，「面識あり」が64.8％，「親族」が12.3％と身近な者が半数以上を占めている。内閣府が行った男女間における暴力に関する調査(2017年)においても，性暴力被害の相手は「知っている相手」が8割を占めているが，「恥ずかしくてだれにも言えない」「そのことについて思い出したくもない」などの理由から，約6割の女性が誰にも相談していなかった。2014年の犯罪被害実態(暗数)調査によると，性的被害事件(強姦・強姦未遂・強制わいせつ・痴漢)の被害届は18.5％であり，暴行・脅迫の21.6％に比べて低い値を示している。

強姦神話▶　強姦被害を受けた女性が被害を親告しない理由には，社会の性暴力に対する偏見，すなわち強姦神話の存在が大きく影響している(▶表6-16)。

　強姦神話は，著名な複数の研究者によって科学的に研究され，反論されているにもかかわらず，いまだ根強く信じられており，強姦被害者にも責任があるかのように非難される。また，家族や友人から発せられる「なんでそんな所に行ったのか」などの言葉が，被害者を傷つける言葉の暴力となることに気づかないことも多く，この状況が被害者女性に二次被害をもたらしている。

2　ドメスティックバイオレンス

DVとは▶　ドメスティックバイオレンス domestic violence(DV)とは，女性への暴力根絶から広まった用語である。一般的には，親密な関係にある男性から女性への暴力をさし，身体的暴力だけでなく，心理的・性的・経済的圧力などが複合されている。

　アメリカでは，家族メンバー間の暴力すべてにはDVを用い，親密なパートナー間の暴力にはIPV(intimate partner violence)という言葉を用いている。わが国では，法律で事実上婚姻関係にある配偶者間(同棲者，離婚者を含む)の暴力を対象としており，男性から女性への暴力だけでなく，女性から男性への暴力も対象としている。しかしDV被害は女性のほうが日常的に経験することが多いため，とくに女性に対する社会的支援が必要である。

DVの特徴▶　暴力のサイクル論によると，DVには緊張形成期・爆発期・開放期(ハネムーン期)の3つの段階があり，それらを繰り返しながら徐々に暴力が激しくなっていく。ハネムーン期には，親密でやさしい関係が生まれることもあり，やり直すことへの期待から関係は続けられるが，根本的な変化がないため，また緊張形成期に戻り，このサイクルが繰り返されると説明されている。

　しかし近年，暴力のサイクル論は，慢性的な DV にはあてはまらないことや，サバイバー（被害経験者）の経験と必ずしも一致しないなど，さまざまな問題が指摘されており，DV のおこるパターンに暴力をふるう者の性質を組み合わせた新たなモデルも考案されている。

　暴力をふるわれた女性は，自分の行動のなにが暴力のきっかけとなるかわからない状況と「おまえがわるい」という責任転嫁の言葉が女性に自責感をいだかせ，繰り返される暴力のサイクルの中で，女性はしだいに無力感・あきらめにより動けなくなる（学習性無力感）。長期間にわたり逃げられない状況でふるわれた暴力の引きおこす問題は深刻で，女性は，関係終了後も複雑な**心的外傷後ストレス障害** posttraumatic stress disorder（**PTSD**）をかかえることになる。

　DV の陰には，「子どもへの虐待」が存在するといわれている。直接暴力を受けるだけでなく，暴力の目撃者となることが，子どもの心身の健康と成長に深刻な影響をもたらす。また，暴力は胎児へも向けられ，妊娠期に腹部へ暴力をふるう胎児虐待が問題となっている（▶313 ページ）。

DV 被害の実態▶　内閣府は，1999 年より男女間における暴力に関する実態調査を行っている。2020 年の調査の結果（令和 2 年度版）の概要は以下のとおりである。

　①DV の内容　25.9％の女性が配偶者から暴力被害を受けた経験があり，10.3％は何度も受けていた。その被害内容は「身体的暴行」17.0％，「心理的攻撃」14.6％，「経済的圧迫」8.6％，「性的強要」8.6％であり，いずれも女性の被害経験の割合が多い（▶図 6-13）。また，配偶者から暴力被害を受けた女性

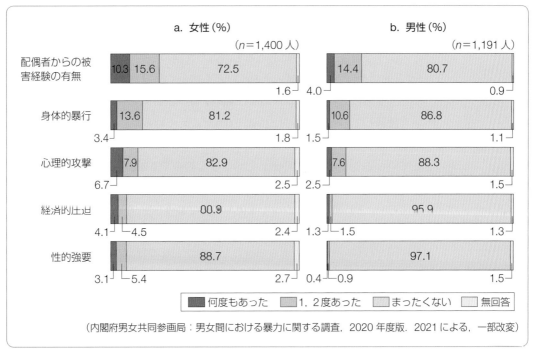

（内閣府男女共同参画局：男女間における暴力に関する調査，2020 年度版，2021 による，一部改変）

▶**図 6-13　配偶者からの被害経験**（男女別，2017 年）

のうち18.2％が命の危険を感じており，結婚したことのある女性全体のうちでも4.8％を占める。

　②DV被害後の別離　配偶者から暴力被害を受けたにもかかわらず，別れた者はわずか15.5％のみで，別れたいと思ったが別れなかった者が36.4％いた。その理由は，「子どもがいる(妊娠した)から，子どものことを考えたから」(68.9％)が最も多く，ついで，「経済的な不安」(41.0％)であった。

　③DV被害者の相談　過去5年以内に配偶者から暴力を受けた女性で誰かに相談した者は53.7％で，1999年の結果(48.0％)よりも増加している。相談先は，家族や親戚，友人・知人がおもで，警察や医療関係者に相談した者もいた。しかし，どこにも相談しなかった者が41.6％おり，その理由として「相談するほどのことではないと思ったから」「自分にもわるいところがあると思ったから」「相談してもむだだと思ったから」「がまんすればやっていけると思ったから」などがあげられていた。

　④DV防止法の認知度　法律の制定から20年以上経過しているが，いまだ周知活動が必要な状況である。2020年の調査結果では，「DV防止法を知っている」と回答した者は男女全体で87.7％であるが，「法律の内容も知っている」と答えた者はわずか20.0％であった。相談窓口については21.8％が知らないと回答している。

　⑤DVとなる行為の認識　男女ともに「刃物などを突きつけておどす」「身体を傷つける可能性のある物でなぐる」は約95％，「足で蹴る」「性的行為を強要する」は約90％が「どんな場合でも暴力にあたると思う」と回答している(▶図6-14)。一方，「暴力にあたる場合も，そうでない場合もあると思う」と約15〜45％の者が回答した項目もある。また，男性のほうが女性に比べてどのような場合でも暴力にあたると回答した割合が低い傾向にあった。さらに，「交友関係や行き先，電話・メールなどを細かく監視する」「家族や友人とのかかわりをもたせない」「ほかの異性との会話を許さない」は，暴力にあたらないと認識している人は男女ともに6.0％をこえている。

　これらの調査結果はDV被害が減少しておらず，DVの認識も大きくは変化していないことを示している。どのような場合でも暴力行為は人権侵害であり，被害者が脅威や苦痛を感じた時点で暴力であることを理解してもらうことが必要であり，DV対策のさらなる強化が必要である。

DV防止法▶　「配偶者からの暴力の防止及び被害者の保護等に関する法律」(DV防止法)は，わが国ではじめて配偶者からの暴力を「犯罪となる行為」と宣言した法律である。2001年の法律施行当時，暴力は身体的暴力に限定，退去命令は2週間の命令が1回のみ，子どもへの接近禁止がない，保護命令発令が警察関係者にしか通知されず配偶者暴力相談支援センターの活動に支障がある，などの問題点が多かったため，被害を受けた女性の安全・安寧の確保，自立の観点から批判された。そのため，数回の改正により保護内容が拡充されてきた(▶表6-17)。

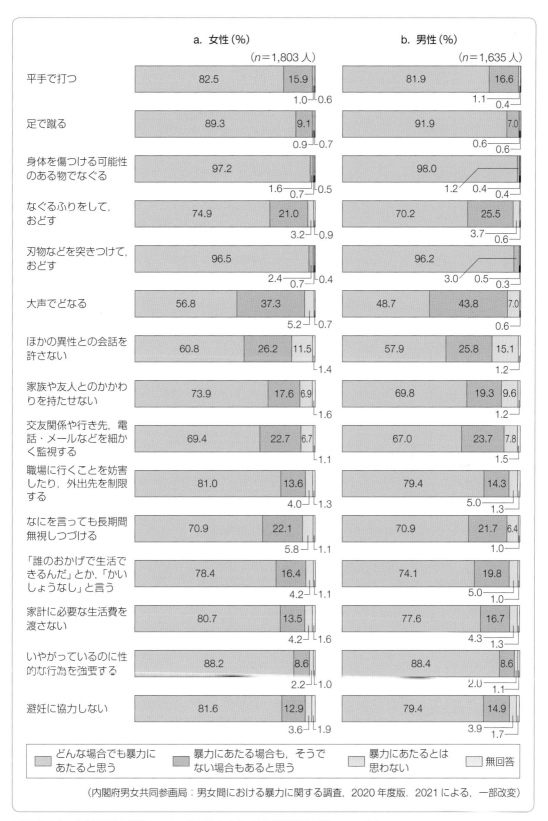

▶図6-14　夫婦間での行為についての暴力としての認識（男女別，2017年）

▶表6-17 配偶者からの暴力の防止及び被害者の保護等に関する法律(DV防止法)の概要

項目		概要
定義	暴力とは	● 身体的暴力,身心に有害な言動
	配偶者とは	● 事実上婚姻関係にある者(生活の本拠を共にする交際相手・離婚者を含む)
	被害者とは	● 配偶者から暴力を受けた者
責務		● 国および都道府県の責務
被害者保護	警察官	● 暴力阻止,被害者の保護,防止の義務
	医療職	● DV被害者と認めた者に対し,本人の意思を尊重したうえで配偶者暴力相談支援センターまたは警察への通報義務 ● DV被害者と認めた者に対する配偶者暴力相談支援センターへの情報提供の義務
	DV発見者	● 配偶者暴力相談支援センターまたは警察へ通報の努力義務
保護命令	加害者の退去命令	● 2か月,再申請可能
	加害者の接近禁止対象者	● 被害者 ● 被害者の子ども ● 被害者の親族
	追加事項	● 被害者の住宅付近の徘徊禁止 ● 生命・身体に対する脅迫を受けた被害者も保護命令を申請できる ● 被害者に対する電話・電子メール等の禁止 ● 面会の要求 ● 行動の監視を告げる ● 著しく粗野・乱暴な言動 ● 無言電話・連続しての電話・FAX・電子メール ● 夜間(22時〜6時)の電話・FAX・電子メール ● 汚物・動物の死体等著しく不快・嫌悪する物の送付 ● 名誉を害する事項を告げる性的羞恥心を害する事項を告げる又は性的羞恥心を害する文書・図の送付
基本計画	暴力防止及び被害者保護のための施策に対する基本計画	● 都道府県の義務 ● 市町村の努力義務
	配偶者暴力相談支援センター	● 都道府県の義務 ● 市町村に努力義務
保護命令通知	裁判所からの保護命令の発令に関する通知	● 被害者の住所または居住を管轄する警視総監または道府県警察本部長への通知 ● 配偶者暴力相談支援センターへの通知

デートDV▶ わが国では,DVは配偶者との関係で語られることが多い。しかし近年,DVの加害男性が若いときにデート相手に暴力をふるっていた場合が多いことが注目され,法的な婚姻関係にはない若者の親密な関係における暴力をデートDVとよぶようになっている。

デートDVの特徴は,拘束と性的暴力であるといわれている。たとえば,2012年の茨城県の高校生・大学生を対象とした調査では,32.8%が交際相手から暴力を受けた経験があり,内容として ① 傷つく言葉を使うなどの精神的

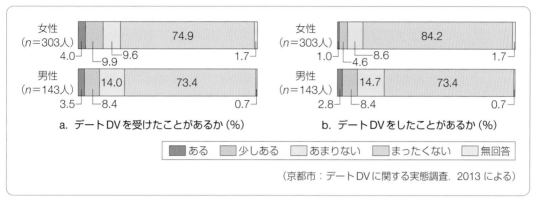

(京都市：デートDVに関する実態調査. 2013による)

▶図6-15　デートDVの被害・加害状況の例（京都市，2012年）

暴力，② 携帯メールのチェックなどの行動制限，③ 身体的暴力，④ 性的暴力，⑤ いつもお金を払わせるなどの経済的暴力，の順に多かった。

　また，知識の不足からDV被害の認識が低い場合もある。たとえば，京都市の大学生を対象とした2012年の調査では，「被害経験がない」と回答した女性のうち約10％が「友だちや家族と楽しそうにすると不きげんになる」「携帯電話をチェックする」などのDV被害を交際相手から受けたことがあった。「被害経験がある」と回答した女性はその経験を否定的に思う者が多いものの，「愛されているからこそされたと思った」などと肯定する者が約16％みられた。

　加害側についても，京都市の調査では女性5.6％，男性11.2％が加害体験をもっていた（▶図6-15）。また，「加害体験がない」と回答した男性のうち約6％が「むりやり抱きつき，キスしたことがある」と回答したなど，認識の低さをうかがわせる結果が報告されている。

　デートDVのあと，被害者は身体面・心理面へなんらかの影響を受けている。しかし，被害者の半数以上が誰にも相談していないことが報告されている。これまでの調査から，親密な関係における暴力の存在は明確であるが，多くの者はなにが暴力であるかを認識しておらず被害・加害の自覚が低い。DV被害を減らすためには，暴力はどのような理由であっても許されず，合意のない行為は暴力であることを若者へ教育することが必要である。

③ 性暴力を受けた女性への援助

　性暴力を受けた女性に対する援助の目的は，① 本人がセルフケアする力を取り戻す，② 本人の健康と安全をまもる，③ 本人が法的サービスを求めたときに役だつ証拠を提出できることにある。

　最も大事なことは，被害者の意思を尊重する対応を通し，安全を感じられるようにすることである。被害者は，精神的に深く傷ついており，人間不信に

陥っている。看護職者の被害者への不適切な反応(同情やあわれみ, 侮蔑(ぶべつ), 批判)や被害者の意思を確認しないで行う援助は, 二次被害を生む。

　二次被害を防ぐには, ① 看護職者自身の理解不足や偏見を改め, 自身の反応を自覚的にコントロールすること, ② どんな場合でも被害者の言うことを信じてサポートすること, ③ 処置や治療, 援助を実施する際には, そのつど同意を得ることが必要である。

1 強姦被害者への援助

　医療現場は性暴力被害の第一発見の場となる機会が多い。初期対応は被害者の今後の状態に大きく影響するため, 看護職者の果たす責任と役割は大きい。

強姦被害者に▶
おこる問題

(1) 身体面:全身的傷害(打撲・擦過傷・切り傷・刺し傷・咬傷(こうしょう)など), 性器損傷, 妊娠および性感染症の可能性

(2) 心理面:急性ストレス反応(嘔吐・食欲不振・頭痛・不眠・イライラなど), PTSD

(3) 社会面:友人・恋人・家族との不和など, 人間関係の悪化や孤立化

(4) 経済面:治療や検査の費用に健康保険が使用できないこと

強姦被害者への▶
対応

　医療機関が提供する支援は, ① 身体的外傷の検査と治療, ② 妊娠や性感染症の検査と治療, 妊娠予防のための投薬, ③ 警察に通報するための証拠採取であり, 強姦の有無を証明することではない。被害者から連絡があったときには以下の点に留意したうえで来院してもらう。

(1) 被害者が窓口で要件を言わずに対応者の名前を呼ぶだけですむようにしておく。

(2) プライバシーが保持できる来院時間や環境を設定する。

(3) シャワーは浴びず, 証拠の衣類や着がえを持参して来院するよう説明する。

受診時の対応▶
　受診時には支援内容について説明し, 選択権はあくまで本人にあって, どれを選択してもよく, 話を聞くだけで帰ってもよいことを伝える。支援に必要な最低限の情報を本人に聞く。警察官同行の場合は, 本人の同意を得たうえで, 警察で話した内容を警察官から得て, 本人に確認する。

　全身診察や検査・処置は1つずつ記録をとりながら行う。また, 途中で本人が続けることをこばんだら中止する。本人の希望に基づいて採取した検体や記録は, 法的証拠として整理し, 保存する。最後に, 当日実施した検査や処置の内容, 傷の状態と治る時期を伝える。カウンセリングなどの継続的支援を受けるかどうかは, 本人の意思によることを伝える。また, 本人が希望したときには, サポートが継続されるように活用できる情報を提示する。

2 DV被害を受けた女性への対応

　DV被害を受けた女性の半数近くは医療機関を訪れており, DVを第一に発見する機関としての役割は大きい。しかし, 女性が誰かに暴力被害を訴えるこ

▶表6-18　DVサイン

一般的指標	けがの状態	慢性的な身体的暴力によるもの
受傷から受診の時間の遅れ 報告された原因との違和感 受診頻度とけがの程度の増加 過保護なパートナーの存在 一貫性にかける会話 無表情，行動異常，イライラ感	左右同型，定型のけが 身体中心部（胸部・腹部・背中・性器）のけが 頭部や首，腕によく見られるあざ やけが 骨折・やけど	慢性頭痛・片頭痛，胃腸諸症状，胸痛，動悸，めまい，無感覚，痛み 女性生殖器疾患，骨盤の漠然とした痛み，性器のけが，妊娠中絶の回数が多い

とは大変むずかしく，看護職者は，日ごろからDVの徴候（DVサイン）に注意した観察を心がけておくことが必要である（▶表6-18）。

患者への対応▶ （1）話を聞くとき，患者は1人にし，付き添いの人には席を外してもらう。

（2）患者が話す内容の秘密はまもられることを告知する。

（3）患者が安心したら，けがの原因や状況を確認する。

　DVが確認されたら，本人の意思を確認し，配偶者暴力相談支援センターまたは警察官に通報し，本人を保護する。本人が加害者のもとに帰る場合もあり，通報がかえって本人の安全をおびやかすこともあるため，通報は必ず本人の意思を確認したうえで行わなければならない。

　どのような結論になっても，女性が1人ではないこと，女性がわるいのではないというメッセージを伝え，いつでも相談できる窓口と安全を保障し，女性がみずから動ける力をよび戻せるようにかかわることが重要である。そのためには，看護職者は，DVについての知識だけでなく対応についての教育を受けるとともに，医療機関内だけでなく，各関係機関・支援団体との連携がとれるように体制を整えておくことが必要である（▶図6-16）。

DV加害者への▶
対応の動向
　DV加害者に対してもさまざまな対応が行われるようになっている。

　一般的に，DVについての男性の認識は低い傾向にある。たとえば，名古屋市の調査によると，男性回答者の約15％が妻への身体的暴力の経験があり，暴力をふるったあともなにもせず，反省や謝罪の行為がなかった。また，先述した京都市のデートDVの調査では，暴力をふるわれるほうにも問題があると思う者が，男性では36.3％おり，女性よりも12.1％高かった。これらの背景には，男らしさというジェンダーの問題があるといわれている。

　また，DV加害者は，言葉や態度により相手をコントロールできなくなると身体的暴力をふるうようになるといわれている。暴力の根底には特別意識や相手への共感性の欠如など自己中心的な考えがあるといわれており，諸外国では，DV加害者に向けたカウンセリングの受講命令による学習プログラムが導入されている。さらにアメリカのイリノイ州では，1998年から26週間にわたるDV保護観察プログラムが採用され，再犯するとほかの者より厳しい制裁を受ける。わが国では諸外国のような公的制度はないが，民間でサポート活動が行われている。

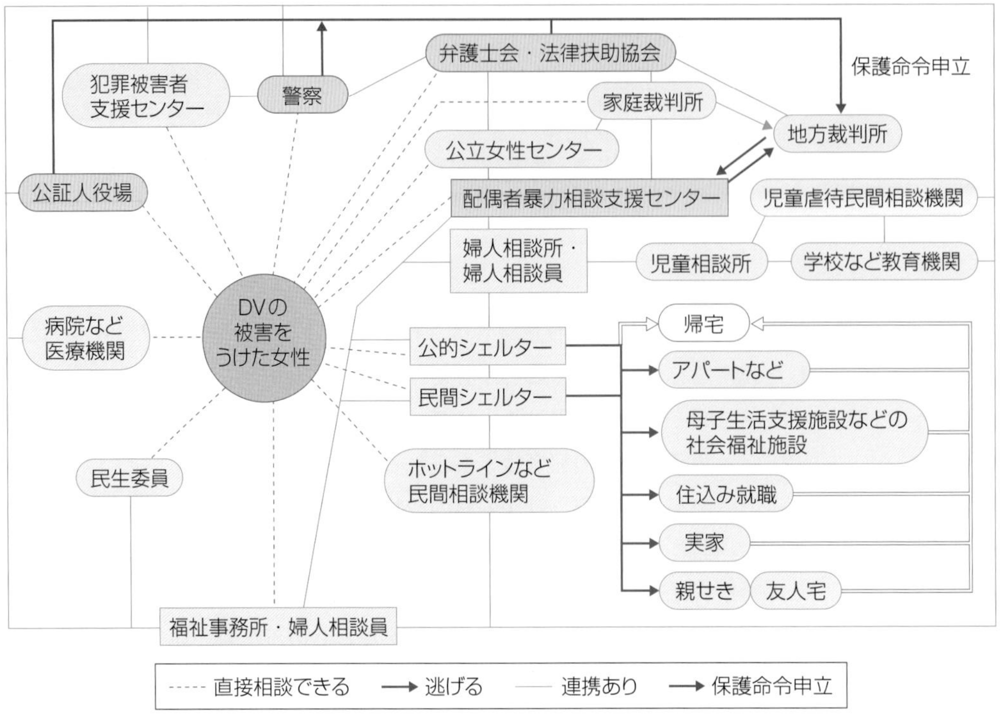

図6-16 DV被害者支援ネットワークの凡例等:

----- 直接相談できる　→ 逃げる　── 連携あり　→ 保護命令申立

（「夫〔恋人〕からの暴力」調査研究会：ドメスティック・バイオレンス〔有斐閣選書〕. p.140, 有斐閣, 2002 による. 一部改変）

▶図6-16　DV被害者支援ネットワーク

　　　DV加害者の特徴は暴力容認と責任転嫁であるため，看護職者による援助の基本は自己責任に基づく反省と謝罪を促すことである。加害者に対しては，自己を見つめ，暴力を認知することや男らしさの意識の変容を促し，非暴力へ行動変容を促す学習プログラムが実施される。しかし，加害男性は「できれば参加したくない，しかし自主参加した」という矛盾をかかえて参加するうえ，暴力のパターンを身につけた成人が自分をかえるのは容易ではない。

G 児童虐待と看護

子ども観の変遷と ▶
子どもの人権を
まもる法の整備

　　子どもの人権が法的にまもられるようになった歴史は浅く，1889年にイギリスで「児童虐待防止法」が制定され，子どもの保護を受ける権利が明文化されたことに始まる。20世紀に入ると，子どもの権利が国をこえて表明されるようになり，1989年に「児童の権利に関する条約」が国連で採択され，ようやく子どもも独立した一個の人格として尊重されなければならないという子ど

も観が世界的に合意を得るにいたった。

わが国でも江戸時代までは，口減らしのための堕胎や間引き，捨て子，人身売買が行われていた。明治になると堕胎は法律で禁止されたが，労働力として子どもを酷使することは広く行われていた。その後，戦前の 1937 年に「母子保護法」，戦後の 1947 年に「児童福祉法」などが制定された。しかし，諸外国に比べて子どもの権利をまもる法の整備が遅れていた面もある。「児童の権利に関する条約」を批准したのは 1994 年である。

また，2000 年になり，ようやく「児童虐待の防止等に関する法律」（児童虐待防止法）が制定された。さらに，2019 年 6 月の法改正では，親（親権者等）は子どもの「しつけ」上であっても体罰を加えてはならないことが法制化された（2020 年 4 月施行）。

① 児童虐待の実態

1 児童虐待とは

児童虐待防止法▶
における定義

「児童虐待防止法」において，児童虐待は，保護者がその監護する児童（18歳に満たない者）について行う以下に示す行為をいう。

①**身体的虐待**　なぐる，蹴る，投げ落とす，激しく揺さぶる，やけどを負わせる，溺れさせるなど。

②**性的虐待**　性的行為の強要，性器や性交を見せる，ポルノグラフィの被写体にするなど。

③**ネグレクト**　家に閉じ込める，食事を与えない，ひどく不潔にする，自動車の中に放置する，保護者以外の同居人による虐待を放置するなど。

④**心理的虐待**　言葉によるおどし・無視・きょうだい間での差別扱い・子どもの目の前でドメスティックバイオレンスを行うなど。

2 児童虐待の実態と虐待による死亡事例

児童虐待の実態▶
児童相談所が年間に受け付けた相談件数が毎年，厚生労働省から発表されている。児童虐待の件数は「児童虐待防止法」が制定された 2000 年からも増加しつづけ，2021 年度で 207,660 件の虐待が発生している（▶図 6-17）。

とくに，相談件数が 2017 年度から 2018 年度にかけて大幅に増加した背景として，① 子どもが同居する家庭における配偶者に対する暴力がある事案（面前 DV）について，警察からの通報が増加したこと（66,055 件〔2017 年〕→ 79,150 件〔2018 年〕）を含めて，② 心理的虐待に係る相談件数が大幅に増加したこと（72,197 件〔2017 年〕→ 88,389 件〔2018 年〕）が要因と考えられている。虐待を受けた子どもはいずれの年代も増加しつづけているが，0 歳から学齢前の幼児が最も多く，ついで学童が多い。

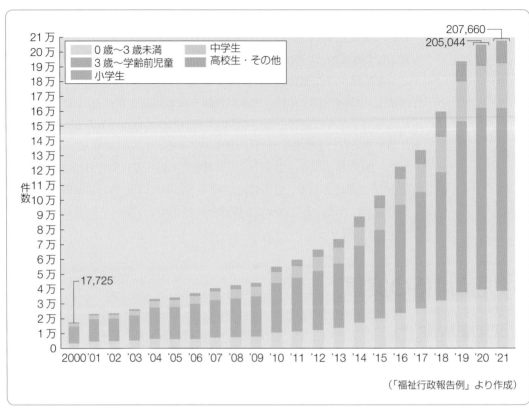

▶図6-17　虐待を受けた子どもの件数と年齢構成の年次推移

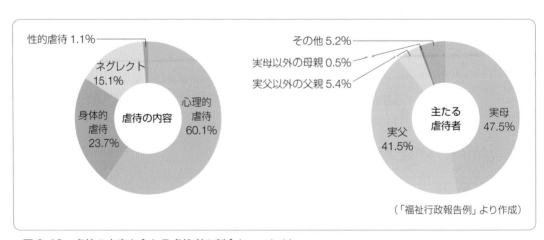

▶図6-18　虐待の内容と主たる虐待者の割合（2021年度）

　　　虐待の内容は，統計上，心理的虐待と身体的虐待，ネグレクトが多いが，複合的なケースがほとんどである（▶図6-18）。またネグレクトや性的虐待，心理的虐待は，潜在的なケースが多いとされている。

　　　主たる虐待者は，実母あるいは実父が圧倒的に多いが，実父から子どもへの暴力を母親が放置するなどの複合的なケースもある（▶図6-18）。

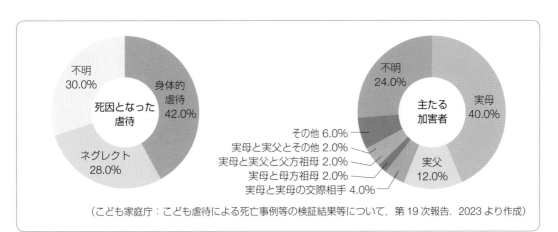

（こども家庭庁：こども虐待による死亡事例等の検証結果等について，第19次報告．2023より作成）

▶図6-19 心中以外の虐待死における死因となった虐待と主たる加害者（2021年度）

死亡事例▶ 厚生労働省によると，虐待による子どもの死亡事例は，2021年度で心中以外の虐待死が50例（50人），心中による虐待死が18例（24人）であった。また死亡時の年齢は，心中以外の虐待死では0歳が48.0%を占め，心中による虐待死では3歳未満が37.5%であった。

死亡事例における虐待の内容は，身体的虐待が多い。また，主たる加害者は，判明しているものでは実母が最も多く，心中以外の虐待死では，実母と実父（または養父・交際相手）の共謀を加えると約60.0%であった（▶図6-19）。また，その加害動機は，「子どもの世話・養育をする余裕がない」が最も多い。

また，死亡事例（虐待死）では妊娠期・周産期の問題がみられた。「妊婦健診未受診」が28.0%，「予期しない妊娠／計画していない妊娠」が32.0%，「母子健康手帳の未発行」が18.0%，「遺棄」が14.0%，「若年（10代）妊娠」が14.0%のケースにみられた。

その他，死亡した子ども側の問題としては，夜泣きや激しい泣きなど，子どものさまざまな情緒・行動上の問題がみられることもある。

以上のように，児童虐待には母性看護学の領域に関連したさまざまな側面がある。看護職者は妊産褥婦や，母親自身，子ども，家族のかかえる問題を早期にとらえ，最悪の事態を予防することが重要である。

② 児童虐待の対策

1 子どもをまもる地域ネットワークの整備

子どもをまもる▶ 2000年に制定された「児童虐待防止法」はその後見直しが行われ，2004年，
地域ネットワーク 2008年，2017年，2020年に改正法が施行された。2004年の改正では，虐待の通告先として児童相談所に市町村が加わった。また，虐待に関連する施設などを結び，子どもをまもる地域ネットワークとして要保護児童対策地域協議会

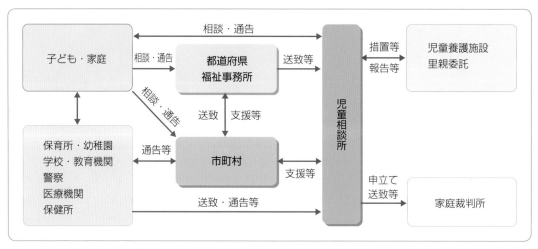

▶図6-20　子どもをまもる地域ネットワーク（要保護児童対策地域協議会）

が法制化され，設置が進んだ。

　子どもをまもる地域ネットワークにおいては，児童相談所の体制強化や里親制度の普及・促進などがはかられている。また，市町村の保健師が，家族の子育て支援や，家族と社会資源をつなぐ役割を担っている（▶図6-20）。さらに，児童虐待と配偶者（パートナー）に対する暴力が同一家庭内でおきているリスクに配慮した対応を開始した自治体もある。

2 医療機関と保健機関の連携の促進

保健機関等への▶
情報提供
　医療機関から保健機関への情報提供の促進のために，厚生労働省は2008年3月，妊娠・出産・育児期に養育支援をとくに必要とする者を「要養育支援者」とし，「要養育支援者情報提供票」を用いて，対象者の居住地（里帰り分娩の場合は里帰り先）の保健機関に情報提供を行うように通知を示した。そして，情報提供の際に対象者（子どもの場合にはその保護者）に対して，情報提供の概要を説明して同意を得ることとし，診療情報提供料（250点）を患者1人につき月1回に限り算定できるとした。

個人情報保護▶
　「児童虐待防止法」第6条では，児童虐待を受けたと思われる児童を発見した際にはすみやかに通告を行う義務があることを規定している。この際，対象者から同意を得る必要はない。一般に医療従事者は守秘義務をもち，患者の個人情報を保護する立場にあるが，①「刑法の秘密漏示罪の規定その他の守秘義務に関する法律の規定が，通告の義務の遵守を妨げない」（「児童虐待防止法」第6条），②要保護児童対策地域協議会は協議を行うため，関連機関等に対し，資料または情報の提供を求めることができる（「児童福祉法」第25条の3），などの法的根拠から，虐待の通告は守秘義務に反しない。

　つまり，児童虐待が疑われる場合には，関連機関が情報共有を行い，関連機関が一体となって事例の個人情報をまもる態度をもつことが重要である。なお，

「児童虐待防止法」第7条には「通告を受けた市町村，都道府県の設置する福祉事務所又は児童相談所の所長，所員その他の職員及び当該通告を仲介した児童委員は，その職務上知り得た事項であって当該通告をした者を特定させるものを漏らしてはならない」とあり，通告した者の匿名性<small>（とくめい）</small>はまもられている。

司法との連携▶ 2017年の法改正では，虐待を受けている児童等の保護者に対する指導への司法関与，家庭裁判所による一時保護の審査の導入などが盛り込まれた。

③ 児童虐待の予防

わが国の虐待対策は，2000年に「児童虐待防止法」が施行されて以来，発見と子どもの身がらの保護に傾注していた。その後，親への援助にも目が向けられるようになり，児童虐待防止法制定から10年を経て，ようやく虐待の発生予防が着目されるようになってきた。

早期からの▶
虐待予防 産後うつ病は出産後に発症する大うつ病で，のちに詳述するように，産後うつ病の早期発見や重症化予防は，児童虐待の予防につながると考えられている。そのリスク要因の多く（うつ病の既往，過去1年間における肉親の死などのネガティブライフイベント，パートナーからのサポートの不足など）は妊娠期から把握できるものである。また，児童虐待では，実母による乳幼児期の虐待が多い。さらに，虐待による死亡事例ではきわめて早期（0日・0か月児）の事例もみられ，そのような事例おいては母親に妊娠期の問題がみられることも多い。

これらのことより，児童虐待のリスク把握は，妊娠期から可能であることが注目されるようになった。2015年度より始まった健やか親子21（第二次）では，妊娠期からの児童虐待防止対策が，とくに重点的に取り組む必要のある重点課題の1つとして設定された（▶92ページ）。

さらに，次世代における虐待を予防するためには，幼児期・学童期からの保健教育において互いの人権を尊重することや，小さい者をいつくしむ気持ちをはぐくみ，親性<small>（おやせい）</small>の育成を目ざしていくことが求められている。

1 妊娠期からの児童虐待予防

● 胎児虐待

海外では1980年代から，妊婦や配偶者などが妊婦の腹部へ暴力をふるう事例が，**胎児虐待**として報告されていた。胎児虐待は，母親および父親（または交際相手）が妊娠を否認あるいは拒否・否定している場合や，妊娠に対する葛藤が強い場合に生じ，以下の4通りに分類できる。

(1) ふだんから過活動傾向のある人が，妊娠中も同じ生活を継続，または継続しようとする（連日の残業，飲み会，夜遊び，過度な運動，性生活など）

(2) ふだん以上に不摂生な生活を送る（拒食や偏食，暴飲暴食，自己誘発嘔

吐・下剤の濫用，喫煙，アルコールや薬物の濫用など)

(3) 事故の多発(転倒，転落，腹部強打など)

(4) 妊婦のための母子保健事業を無視する，または活用しない(妊婦健診未受診，母子健康手帳の未発行，医師や助産師が立ち合わない自宅分娩など)

わが国においても，日本医師会や日本産科婦人科学会は2011年，妊婦健診の未受診や母子健康手帳の未発行の状況を「胎児虐待」として位置づけるなど，胎児虐待の認識は広まりつつある。

● 特定妊婦

特定妊婦とは，出産後の養育において支援を行うことがとくに必要とみとめられる妊婦をさす。2008年に改正された「児童福祉法」第6条の3により，要養育支援者として規定された。

特定妊婦の意義▶　通常，医療機関で行う診療には，受診者個人の診療録(カルテ)が必要である。したがって，従来は子どもの出生前に児童虐待の事例として医療機関が児童相談所に相談をしたり通告をしたりすることは非常に困難であった。また，一般に出産後の母子の入院期間は数日間と短いため，子どもをまもるネットワークの準備が不十分なうちに退院となって，児童虐待を防げないケースがあった。

要養育支援者としての特定妊婦の規定は，妊婦が支援を必要としていることを明確に示したものである。そして，これにより医療機関は産科の診療内で児童虐待への予防的対応が可能となったといえる。

● 地域ネットワークを活用した児童虐待予防

地域や医療機関における，虐待の早期アセスメントの機会には，妊娠届の窓口や母子健康手帳交付時，母親(両親)学級時，妊婦検診時などがある。したがって，市町村の窓口や医療機関には，保健師またはトレーニングを受けた職員を配置して，これらの機会に，望まない妊娠や，うつ病の既往，パートナーからのサポートが貧しいことなど，虐待や産後うつ病のリスク要因や，さらに胎児虐待の存在についてアセスメントを行うことが推奨される。

また，特定妊婦であることが判明した場合には，すみやかに支援を開始する。要養育支援者情報提供票などを使用し，保健師による訪問指導を行うなど，医療機関と保健機関が連携を密にして，当該妊婦や家族のアセスメントを行い，必要に応じて児童相談所に相談・通告を行い，要保護児童対策地域協議会の事例として，関連機関で情報を共有する(▶図6-21)。

このように，各事例の必要性に合わせて，子どもの出生前から地域ネットワークを活用することにより，親を支援するとともに，子どもをまもることが可能となり，新生児・乳児の虐待が減少することが期待できる。

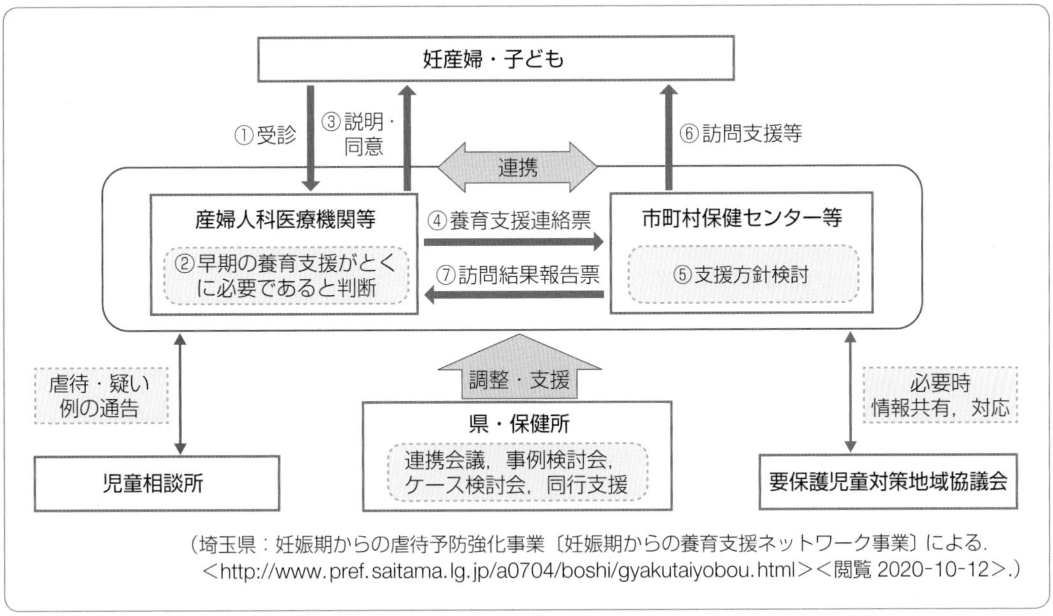

（埼玉県：妊娠期からの虐待予防強化事業〔妊娠期からの養育支援ネットワーク事業〕による.
＜http://www.pref.saitama.lg.jp/a0704/boshi/gyakutaiyobou.html＞＜閲覧 2020-10-12＞.）

▶図6-21　妊娠期からの虐待予防のための医療機関・保健機関・自治体の連携

2　出産後早期からの予防・早期発見・早期ケア

**虐待のリスク▶
アセスメント**　　分娩をめぐる時期は，医療機関において妊産褥婦および新生児の安全を確保しながら家族の関係性や新生児に対する言動を直接観察できる時期である。この時期は虐待のリスクアセスメントを行う好機であり，それによって妊産褥婦自身の被虐待体験や，パートナーからのDV，ほかの子どもに対する虐待などが明らかになることがある。

　　新生児に先天的な疾患や障害（障がい）などの脆弱性がある場合，母子分離の期間が長かったり，母親がとまどいや不安，うつ症状をいだいたり，子どもの反応性が弱かったりするために，母親から子どもへのボンディング障害（わが子に対する情緒的絆の障害）が生じるリスクが高まることに留意する。

**入院中から退院に▶
向けての支援**　　入院中に虐待のハイリスクを発見した場合，まずは医療機関内の虐待対応委員会などで情報共有をする。次に，母親や子どもの退院前に，児童相談所に通告したり，市町村保健師に連絡をとったりして，子どもの安全をまもる体制をつくることが肝要である（▶312ページ，図6-20）。

**産後うつ病と虐待▶
の予防**　　産後の1か月は女性の生涯のなかで，精神障害が最も顕在化する時期である。なかでも産後うつ病は，①出産した女性の10〜20%という高率でみられる，②軽症で見逃される場合も多い，③うつ症状の表現型としてネグレクトや身体的虐待，自殺が生じるリスクがある，④子どもの側の愛着形成や情緒発達にも影響を及ぼす，⑤みずから受診・相談行動をおこすことが少ないなど，児童虐待の予防の面からも重要な課題である。

　産後うつ病を減少させることは「健やか親子21」の目標にも掲げられ，2014年の最終評価では目標を達成したと評価された。その後，「健やか親子21（第2次）」で漸増の可能性が報告されていたが，2018年9月に，わが国の産後の1年間に自殺した女性の数が，2015〜2016年の2年間で102名に上っていたという研究報告が発表され，国民の注目を集めた。この発表をきっかけに，産後うつ病の早期発見および，早期ケアによる重症化予防の重要性が，再び評価されている。

　医療機関においても産後1か月健診などの機会に，虐待のリスクアセスメントとあわせて，産後うつ病のスクリーニングを行うことが望ましい。実際，日本産婦人科医会が2014年度に公表したマニュアル[1]には，赤ちゃんへの気持ち質問票，育児支援チェックリスト，エジンバラ産後うつ病自己評価票（EPDS）が掲載された。

　精神医学的治療が必要な者はエジンバラ産後うつ病自己評価票でスクリーニングされた者のうち約1割の者である。残りの9割の者には，医療機関と保健機関の看護師などが連携して，情緒的支援や情報支援を行っていくことが奏効する。

3　子育て支援——積極的な親育てプログラムによる虐待予防

家庭訪問による▶
支援

　産後うつ病の重症化予防や児童虐待の発生予防に，保健師や看護師またはトレーニングを受けた非専門職が母親のところへ出向く家庭訪問プログラムが効果を上げている。2007年より「こんにちは赤ちゃん事業」と銘打って，4か月未満児のいる家庭を対象に乳児家庭全戸訪問事業が開始され，現在にいたっている。

　また，育児不安の高い母親などに「母と子の関係を考える会 mother and child group（MCG）」を開催している保健センターもある。そのほか，母親教室・両親教室は従来から医療機関と地域の両方で開催されてきたが，このなかで産後うつ病をはじめとする産後のメンタルヘルスや揺さぶられ症候群についての知識・情報を提供していく試みも行われている。さらに最近では，スマートフォンなどのICTデバイスを用いた，母親のいらいら感や落ち込みなどにアプローチする認知行動療法や，マインドフルネスを応用したプログラムなどの開発も進んできている。

1）日本産婦人科医会：妊娠等について悩まれている方のための相談援助事業連携マニュアル——妊産婦のメンタルヘルスケア体制の構築をめざして，改訂版．2014.

H 国際化社会と看護

① 母子保健の国際化

1 国際化の現状と背景

わが国の在留外国人の推移をみると，2021（令和3）年末において276万635人で，総人口に占める人口割合は全国で2.20％である。これは，2020（令和2）年末の2.30％と比べて0.1％の減少となっている（▶図6-22）。国籍・地域別にみると，中国が全体の26.0％を占め，以下，ベトナム15.7％，韓国14.8％，フィリピン10.0％，ブラジル7.4％と続いている（▶図6-23）。

この背景には，輸送手段や情報通信技術の進歩によって，人，もの，情報の国境をこえた大規模な移動が容易になったことがある。さらに，少子高齢化に伴う国内での労働力不足を補う対策として，外国人労働者の受け入れが拡大しており，外国人を雇用する職場や企業もめずらしくない。

2010年に包括的経済連携に関する基本方針が閣議決定され，主要な貿易相手国・地域との包括的経済連携強化が進められている。2017年には新たな外国人技能実習制度が開始され，介護領域を含めた対象職種の拡大や技能実習期間の延長などが認められ，受け入れ枠の拡大が進められることとなった。医療分野においては，インドネシアやフィリピン，ベトナムと締結している経済連

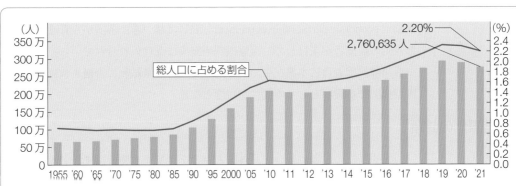

注1）本数値は，各年12月末現在の統計である。
注2）1985年末までは，外国人登録者数，1990年末から2011年末までは，外国人登録者数のうち中長期在留者に該当しうる在留資格を持って在留する者および特別永住者の数，2012年末以降は，中長期在留者に特別永住者を加えた在留外国人の数である。
注3）「わが国の総人口に占める割合」は，総務省統計局「国勢調査」および「人口推計」による，各年10月1日現在の人口をもとに算出した。

（法務省：2022年版「出入国在留管理」日本語版．p. 24，2022〈https://www.moj.go.jp/isa/content/001385111.pdf〉〈閲覧2023-11-1〉による）

▶図6-22　在留外国人数とわが国の総人口に占める割合の推移

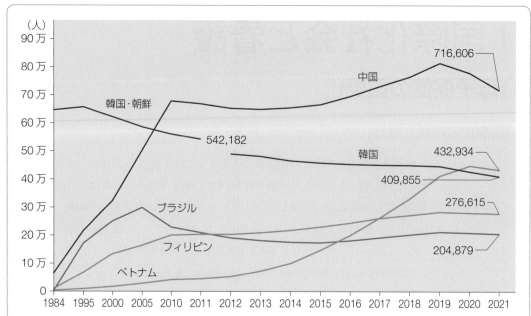

（人）

注1）　2011年末までは外国人登録者数のうち中長期在留者に該当しうる在留資格を持って在留する者および特
　　　別永住者の数，2012年末以降は中長期在留者に特別永住者を加えた在留外国人の数である。
注2）　2011年末までの「中国」は台湾を含んだ数であり，2012年末以降の「中国」は台湾のうち，すでに国籍・
　　　地域欄に「台湾」の記載のある在留カードおよび特別永住者証明書の交付を受けた人を除いた数である。
注3）　2011年末の統計までは，韓国と朝鮮を合わせて「韓国・朝鮮」として計上していたが，2012年末の統計
　　　からは，「韓国」と「朝鮮」を分けて計上している。

（法務省：2022年版「出入国在留管理」日本語版．p. 25，2022〈https://www.moj.go.jp/isa/content/001385111.
　pdf〉〈閲覧 2023-11-1〉による）

▶図6-23　おもな国籍・地域別在留外国人数の年次推移

携協定 economic partnership agreement（EPA）に基づき，各国から看護師・介護
福祉士の候補者が来日して，医療機関や施設に受け入れられている。
　　看護師候補者は日本滞在中の3年間で看護師国家試験に合格すれば，日本の
医療機関で看護師としての就労が可能となる。

2　国際化の問題

　　いまや医療の現場において，外国人患者をケアする機会はまれではなく，外
国人の同僚と一緒に仕事をすることも現実となっている。しかし，在日外国人
に対する関心は高いとはいえず，解決すべきさまざまな問題がある。
　　一般的に外国人が日本で生活する際には，言語や文化，人種，宗教などの違
いから，困難を伴うできごとがおこりやすい。外国人は医療に関しても必要な
情報を得ることがむずかしく，情報を得たとしても，それを正しく理解するた
めには手だすけを要することが多い。たとえば，わが国独自の国民皆健康保険
制度は，外国人には理解しにくいことが知られている。また，同じ薬でも国や
言語によって名称が異なり，適切な薬の入手がむずかしい。

　また，経済的困難や知識不足などからおこる，外国人患者による医療費の未納の問題も今後解決すべき課題の1つである。医療費の未納を恐れて外国人患者の受診を断るなどはもってのほかであるが，一方で医療職者ができる限りの治療を行いたいと思うあまり，患者の経済状態などの状況を知らないままにその場限りの対応を行うと，結果的に医療機関の経営を圧迫してしまう場合もある。このような問題を回避するために，外国人が利用できる福祉制度などについての知識を知っておくことも重要である。

3　国際的視点の意義

　2015年に国際連合は，**持続可能な開発目標** sustainable development goals (SDGs)を提唱し，2030年に向けた17のグローバル目標を世界に示した。その1つとして「あらゆる年齢のすべての人々の健康的な生活を確保し，福祉を促進する」という目標があげられている。日本人であろうが外国人であろうが，「誰一人取り残さない leave no one behind」ことが誓われているのである。

　看護職者が質の高い看護を行うには国際的な感覚が不可欠である。国際看護師協会(ICN)の倫理綱領の前文に「看護ケアは，年齢，皮膚の色，信条，文化，障害や疾病，ジェンダー，性的指向，国籍，政治，人種，社会的地位を尊重する」と明記されているように，看護の対象は「人間」であり「日本人」ではない。大切なことは，互いの考え方や文化，習慣を認め合いながら，対象者にとって最善の治療・看護ケアをともに考えていくことである。そして，訴訟問題のような不幸な事態に巻き込まれないためにも，日本人看護師と対象者の文化・習慣，考え方の違いや，どのような場合にトラブルをまねく可能性があるのかを知り，各医療機関で受け入れ体制を整えておくことが重要である。

　わが国で医療を受ける外国人が増加するに伴って，これまでわが国の医療に足りないと指摘されてきたインフォームドコンセントや人権尊重の考え方があらためて浮きぼりになってきた。したがって，医療の国際化は，わが国の医療や看護を見直す絶好の機会としてとらえるとよいのではないだろうか。

② 在日外国人の母子保健

1　外国人の妊産婦をケアする機会の増加

　1980年代以降，日本人の国際結婚は急増し，2021年(令和3年)には3.3%(約30組に1組)の日本人が外国人と結婚している。それに伴って外国籍母親による出生数も増加し，人口動態統計によると2022年の父母の一方が外国籍の者による年間の出生数は16,874人である。母の国籍で最も多いのは中国で，ついでフィリピン，ブラジルの順となっている。

　在日外国人の母子保健について，李は長年にわたる研究から，在日外国人の

▶表6-19　在日外国人の母子保健に関する用語

在留管理制度	日本では「出入国管理及び難民認定法（入管法）」によって，外国人の在留資格が決められる。2012（平成24）年7月に施行された新しい在留管理制度により，日本に中長期間在留する外国人は在留資格を申請する必要がある。
永住者	一般永住者と特別永住者を合わせた総称。「日本国との平和条約に基づき日本国籍を離脱した者等の出入国管理に関する特例法」（1991年11月1日施行）により，戦前から日本に居住している韓国・朝鮮人，台湾人およびその子孫は「特別永住者」と定められた。「特別永住者」の大半は日本で出生・成育しており，1910年代からの世代を重ねた生活者であり，現在5世代目が暮らす。1990年以降，「日本人の配偶者等」の在留資格で来日した日系ブラジル人は，2000年に入り，定住化傾向を示し「一般永住者」の在留資格を取得する者が急増している。
ニューカマー「新しい外国人」	すでに日本に何世代かにわたって定住している，在日韓国・朝鮮人など旧植民地出身者と対照して使われている。1980年代後半（とくに1990年の入国管理法の改定以降）に急増した，おもに南米・東南アジア出身者である。定住化が進み実態に合わなくなりつつもある。
在留資格	在留資格は入管法別表第一（教育・芸術・経営・短期滞在・留学等），入管法別表第二（永住者，日本の配偶者等，定住者等）に分けられる。「永住者」のほとんどは従来の在日韓国・朝鮮人であるが，「日本人の配偶者等」には，ブラジルを中心とする南米出身の日系人と，日本人と婚姻関係にある者とがある。
国籍法改定と出生児の国籍	1984年に国籍法が改定され，1985年以降の出生児の国籍についての取り扱いが父系血統主義から父母両系主義にかわった。すなわち，それまで国籍法は父系血統主義であったため，母親が日本人でも父親が外国人であれば「日本国民」とはされず「外国人」として扱われてきた。改定後は，父母のどちらか一方が日本国籍を取得していれば，出生児は生まれながらにして「日本国民」「日本人」となることになった。

（李節子：在日外国人の母子保健医療の現状と課題——外国人の人口動態統計の分析から．小児科臨床 58：1145-1161，2005 を参考に作成）

母子保健対象者を，① 従来の在日韓国・朝鮮，中国人などの「永住者」，② この数年に来日した新しい外国人「ニューカマー」，③ いわゆる「欧米人」，④ 超過滞在・資格外就労者などの「オーバーステイ」の4グループに分類した。**表6-19**に外国人の母子保健に関する用語を示す。また，わが国における外国人（父・母とも外国人）の出生傾向は，母親の国籍（出身地）によって著しく異なり，在日韓国・朝鮮人の出生数は1955年以降一貫して減少しつづけているのに対して，おもにアジアや南米出身の外国人（ニューカマー）女性の出生数は1990年以降急増し，2000年以降は横ばい傾向となっている。このように，在日外国人の母子保健については，外国人であるという共通性はある一方で，在日の形態や生活基盤がまったく異なり，一括して議論をすることはできない。したがって，わが国の国際化の現状をふまえた包括的な視点や，対象者の背景に応じて個別に対応することが重要である。

2　外国人母子へのケア

文化的多様性を▶
考慮したケア

　外国人妊婦および母子へのケアにおいては，対象者がもつさまざまな文化的・社会的背景を考慮したうえで，個人に最も適したケアを提供することが望ましい。そして，対象者の出身国および文化的な価値観や慣習などを知ることは有用であるが，なによりも重要なことは自国のやり方や考え方にこだわらず，

　文化的な多様性を互いに認め合うことが大切である。

　たとえばローリスクのブラジル人初産婦が，分娩方法の第一選択として帝王切開を希望したとしよう。日本では異常のみられない初産婦に帝王切開をすすめるということは一般的ではないため，担当になった看護職者はとまどい，理解に苦しむかもしれない。

　しかし，「ブラジルでは多くの妊婦が帝王切開を選択し，病院で出産する妊婦の 40.2% が帝王切開を理由に病院を選んでいる。また，ほとんどの妊婦が長時間に及ぶ陣痛の苦しさを避けるために都心部の出産施設を選択し，手術による出産を希望する」という報告もある[1]。

　このような日本との違いを看護職者が認識できたならば，なぜそのローリスクのブラジル人初産婦が，分娩方法の第一選択として帝王切開術を希望したのかが容易に理解できるであろう。**表 6-20，6-21** に出産時のケアと新生児のケ

▶表 6-20　出産時のケアに関する文化的多様性

分娩時のサポート	●出産は女性がかかわる仕事であるという価値観が存在するところでは，分娩中のサポートや新生児の世話は，通常女性の親戚や友人が行う。父親はかかわらないという文化的価値観もある。
謙遜	●謙遜やつつましさ modesty を重んじる文化，たとえば一部の東南アジアの地域住民やユダヤ教徒，イスラム教徒の女性は，内診や分娩時に着用する薄手のパジャマに対して抵抗感を示すことがある。 ●アジア系・アラブ系・ヒスパニック系の人たちのなかには，男性の医療専門職者によるケア提供に抵抗を示すことがある。イスラム教徒の女性の場合，分娩中に男性が同席する際にヘッドカバーの着用を要請することが多い。
陣痛の対処	●陣痛の知覚，痛みに対する反応，疼痛コントロール方法などは，文化的背景によりさまざまである。たとえば，一般的にアジア系の女性は出産中，静かに過ごす傾向があるが，アラブ系やヒスパニック系の女性はそうではない。彼女たちは「神に私が苦しんでいることを教えている」と考える。また，メキシコ系の女性は，分娩進行を遅らせ胎児へ悪影響を及ぼす可能性があるということから，無痛分娩を嫌う傾向がある。 ●ヒスパニック系の女性は，安静にすることは羊水を減少させ，それは胎児を子宮にしがみつかせ，その結果分娩進行を遅らせるという考えをもつ。そのため，歩行やよく動きまわることを好む傾向がある。 ●陣痛をやわらげる代替療法として，薬草の使用，指圧，マッサージ，瞑想，水療法，分娩用ボールの使用，体位変換などがある。 ●出産中に，特定のお茶（ハーブティーなど）を好んで飲用する文化がある。
帝王切開についての考え方	●帝王切開による分娩に抵抗を示す文化的価値観が多く存在する。また，分娩方法に関する意思決定には，夫や，宗教的・地域的なリーダーがかかわる場合が多い。
胎盤の取り扱い	●日本でも昔は胎盤を胞衣壺（えなつぼ）に入れて持ち帰っていたが，文化によっては胎盤を持ち帰ることを希望する場合がある。たとえばモン族やバリ族は，胎盤と臍帯を特定の場所に埋めることにより，子どもと家族に幸福をもたらすと信じている。 ●のちに医薬品として使用する目的で，臍帯を乾燥保存する文化もある。

（Anderson, N. L. R., et al.: Culturally based health and illness beliefs and practices across the life span. *Journal of Transcultural Nursing, 21*〔Supplemental 1〕: 152-235, 2010 を参考に作成）

1) 川崎梢・平田伸子：在日ブラジル人理解のための母子保健関連情報．九州大学医療技術短期大学部紀要 28：81-89，2001．

▶表6-21　新生児のケアの文化的多様性

出産の考え方	• 出産に対する考え方は大きく2つに分けられる。1つは出産を偉大な達成として祝福すべきものとする考え方で，もう1つは出産をけがれたものとみなし宗教的な浄化儀式を必要とするという考え方である。
授乳	• 新生児の授乳方法に関しては，文化的差異が大きい。たとえばアメリカでは母乳栄養を好む女性が多いのに対して，開発途上国からの移民の多くは近代的だという理由から人工栄養を好む場合が多い。 • ヒスパニック系やアラブ系の女性のなかには，初乳は乳児に悪影響を及ぼすと信じている人がおり，そのため十分な母乳が分泌されるまでは人工栄養を好む場合がある。
沐浴	• 第一沐浴（産湯）を誰がいつ行うかということなど，沐浴方法に関しては文化的多様性がある。
睡眠	• ベトナム人の女性は，出産直後から新生児と一緒のベッドで寝ることを好む。
おくるみ	• ヒスパニック系や東南アジア出身の女性の中には，新生児を産着などでしっかりとくるむことにより，「わるい空気」から子どもを保護することができると考える女性もいる。
割礼	• 陰茎包皮を環状に切りとる慣習である。古来，諸民族間に広く行われ，ユダヤ教徒では生後8日目の男児に施し，イスラム教徒では生後10日から70日の間，パレスチナ人では生後7日目に施す。ヒスパニック系やアジア系の人たちには，この慣習はない。
新生児の世話	• アジアやインドの一部の地域では，新生児の世話を母親が行うことは不適切であると考えており，そのため祖母や女性の親戚が世話をする。
啼泣	• 子どもが泣いたらすぐに抱き上げるべきという考え方と，しばらく泣かせておいたほうがいいという考え方がある。
宗教的美化の儀式	• 邪悪なものから児をまもるという意味合いから，たとえばアメリカのナバホ族は女児にターコイズのピアスを着用させ，パンジャブ人は児の手首・足首・腰に黒糸を巻きつける習慣がある。
愛情表現	• アジアや中東出身の女性が児に対してとる行動は，西欧出身の女性からみると不適切である場合がある。アジア出身の女性は児との距離を保ち，児をほめることをしないことが一般的である。

(Anderson, N. L. R., et al.: Culturally based health and illness beliefs and practices across the life span. *Journal of Transcultural Nursing, 21*〔Supplemental 1〕: 152-235, 2010 を参考に作成)

アに関する文化的多様性の例を示した。

医療情報へのアクセスとコミュニケーション▶　在日外国人の母子に対して，日本人と同等の水準の母子保健医療サービスを提供するためには，十分なコミュニケーションが必要不可欠である。地域や対象者個人のニーズに合わせて，さまざまなコミュニケーション手段を有効活用するとよい。また，通訳だけでなく，外国人母親の気持ちや考えを代弁してくれる家族や親類，身近にいる母親と同じ出身国の先輩母親，ピアサポーターなどに同席してもらうと，誤解や齟齬に気づきやすく，それらを未然に防止できる。対象者の安全確保のために重要な情報を提供したときには，なにをどのように理解しているのかまで確認することが必要である。外国人患者受入れ医療機関認証制度による認証を取得しているなど，外国人患者の受入れ体制が整備された医療機関の受診をすすめてもよい。

　①**外国語併記の母子健康手帳**　母子保健事業団から，日本語と外国語を併記した母子健康手帳が作成されており，現在，英語・ハングル・中国語・タイ語・タガログ語・ポルトガル語・インドネシア語・スペイン語・ベトナム語・

ネパール語の 10 か国語に対応している。ただし自治体によって，無料配布，有料配布，閲覧のみ，コピーサービスのみと対応はさまざまである。

②**医療通訳** AMDA国際医療情報センターによると，医療機関，とくに医療ソーシャルワーカーからの電話通訳や通訳派遣の依頼が増加している。医療通訳が介在することにより，単に言語によるコミュニケーションが可能になるだけでなく，保健医療関係者が外国人の文化や習慣を理解することにより，いままでは了解が困難であった外国人の行動を理解できるようになるというメリットもある。有料の通訳以外に，最近では通訳ボランティアも活躍している。また，緊急時や夜間などで対面による通訳がむずかしい場合には，電話やインターネットを介した遠隔通訳を利用するとよい。

③**多言語資料** 医療機関によっては独自に多言語資料を作成しているところもある。日常診療において使用頻度の高い資料(問診表・説明書・同意書・医療費の請求書など)を外国語に翻訳しておくと，その資料を相手に見せながら説明できるので，口頭の説明だけよりも理解が促されることが期待できる。厚生労働省のホームページから，「外国人向け多言語説明資料」（英語・中国語・スペイン語・ポルトガル語の4か国語に対応）を自由にダウンロードできるようになっている。多言語資料がない場合には，翻訳機を利用するとよい。

④**インターネット** 相談窓口や電話相談と異なり，時間を問わずに利用できるうえ，対人サービスを介さずに利用できることから，日本語の不得意な外国人も利用しやすい。近年，低料金でインターネットを利用できる店舗が普及したことから，多くの外国人に利用されている。

⑤**視聴覚教材** さまざまなレベルにおいて外国語による案内書を用意し，在日外国人の目にとまるように工夫する必要がある。外国人の目につきやすい飲食店にチラシをはってもらうことなどが情報提供に有用である。

⑥**出身国者どうしのネットワーク** 具体的な情報をもち合わせていない場合や，言語の壁がある場合には，同国人のネットワークを利用することが効果的である。外国人の母親が相互にエンパワメントをできるような支援グループの運営や場の提供などをするとよい。また将来的には，外国籍住民を労働力として行政サービスに活用していくということも考えられる。

3 在日外国人の母子保健の課題

すべての女性はリプロダクティブヘルス／ライツの理念のもと，安全に妊娠・出産することができ，健康に子どもを育てられるよう適切なヘルスケアサービスを受ける権利を有している。しかし現実的には，在日外国人の母子すべてに対して，必要とされるヘルスケアサービスが日本人と同様に提供されているとは限らない。不法滞在で日本に国籍がなかったり，言葉の問題があったりするなどの理由によって，母親が妊娠していても母子健康手帳を支給されず，妊婦健康診査を受けていなかったり，子どもが乳幼児健診や予防接種を受けて

いなかったりする場合があることは，解決すべき問題の一例である。

外国人女性が行政機関に望む項目として，① 英語のできるスタッフの配置（とくに救急病院を含めた医療機関リストの作成），② 無料で受けられる母子保健サービスの情報を流すこと，などがあげられている。また，医療機関に望む項目としては，① 診察や分娩に関するアウトライン（大要）の説明書の作成，② 受付などに関する事務的記入用紙の英語表記，③ 母子保健サービス行政の案内の徹底，④ 医師患者間の信頼関係を増すためのバースプランの受け入れ，などがあげられている[1]。

これらのように，在日外国人に対する母子保健医療はいまだ多くの課題をかかえている。李は2010年に今後母子保健医療の課題として，① 対象者の多様性に対応した柔軟なサポート体制の見直し，② 支援者側の異文化コミュニ

Column 在日外国人の看護の実際

外国人妊産婦があなたの病院に訪れた場合，看護師はどのように考え，どのように対応すべきだろうか。以下の事例を通して考えてみよう。

Sさんは夫の転勤に伴って8か月前に来日した27歳の中国人の初産婦である。妊娠を疑い市販の妊娠検査薬で検査したところ，陽性反応を示したため，中国人の夫に付き添われて産科外来を受診した。

Sさんは来日から半年以上経過しており，ある程度はわが国の社会環境に慣れていると推察されるが，その程度についてはSさんとのやりとりを通して確認することが大切である。

看護師としてSさんに対応する場合のポイントを以下にあげる。

①看護の対象を1人の人間としてつねに尊重する。

国籍にかかわらず，はじめての妊娠には，多くの女性が不安やとまどいを感じる。ましてや，Sさんは異国での受診やふだんは親しみのない医療環境にあってこれらの感情を強くもっている可能性がある。

このようなときには，看護師から笑顔で接され，あたたかい声かけなどの対応で迎えられると安心するものである。Sさんが「この人は私を尊重し，理解しようとしている」と思えるよう，看護師は国籍にとらわれず，人権尊重の姿勢を忘れない対応をとることが必要である。

②十分なコミュニケーションのための工夫を行う。

在日外国人に対して日本人と同等の水準の看護ケアを提供するためには，十分なコミュニケーションをとることが重要であり，そのためにさまざまな工夫を行う。

事例の場合，① 可能であれば夫にもSさんと一緒に診察室に入ってもらい通訳をしてもらう，② 中国語の対訳表を準備しておき相手に見せながら説明する，などの工夫は，Sさんの理解を促すことが期待できる。さらには，夫がそばにいたり，中国語で準備されたものがあったりすることが，「この病院は中国人である私を受け入れてくれる」という安心感にもつながる。

③日本の考え方や方法にこだわらない。

相手の考え方や文化・習慣などを尊重し，多様性を認め合ったうえで，話し合いのなかから最適なケア方法を見つけていくことも重要である。

事例の場合，初産婦のSさんには，母国とは異なるわが国の母子保健制度や標準的な医療サービスについて説明する必要がある。たとえば，外来診察や分娩に関するアウトラインの説明書を準備しておくと，Sさんは安心して妊娠を継続できるかもしれない。また，バースプランを活用すれば，Sさんの考え方や好みの方法を知ることができる。

---

1) 渡辺洋子ほか：在日外国人が日本の母子保健・医療に望むもの，母性衛生 36(2)：337-342，1995.

ケーション能力の向上とグローバルな人権感覚の育成，③ 専門的知識と高度な技術をもつ医療通訳士の養成と派遣，④ 多言語母子保健医療福祉情報の有効性のある配布と活用，⑤ 地域在住外国籍住民，NPO／NGO，保健医療福祉機関などの機能的連携・協力体制の確立，⑥ 地方自治体と国の役割分担・財政的保証をあげている[1]。そして言葉の壁だけでなく，心の壁，制度の壁を乗りこえていこうとする真摯な気持ちと努力が重要であると述べている。

　現状の在日外国人への母子保健サービスの質は，自治体や医療施設によってさまざまであるが，在日外国人の母子すべてが適切なヘルスケアサービスを受けられ，安全に妊娠・出産することができ，そして健康に子どもを育てられるようなシステムづくりが今後の課題である。

③ 海外での日本人の妊娠・出産・育児

　国際化は，海外から日本への移動といういわゆるインバウンドだけではなく，日本から海外への移動を意味するアウトバウンドというかたちでも進んでいる。2022（令和 4 ）年の海外在留の日本人は 130 万 8,515 人で，2021（令和 3 ）年と比べて 2.7％の減少となっている。地域別にみると，北米が全体の 37.7％を占め，アジア 28.4％，西欧 16.3％の順と続いている[2]。

1 海外での妊娠・出産に関する看護

　海外での妊娠・出産については，渡航先の国の文化や医療制度の違いから，在日外国人と同様に困難を伴うできごとがおこりやすい。妊婦健診を例にあげると，妊婦健診の回数や，検査内容の違い，母子健康手帳が交付されないことなどから，妊婦は不安をいだいたりとまどったりすることも少なくない。

　出産については，日本人の多くが自然分娩を好むのに対し，北米や西欧では多くの女性が無痛分娩を希望するということ，出産後の入院期間が日本では 5〜6 日間であるのに対し，海外ではより短い期間で退院する場合が多いことなど，日本とは大きな違いがあることが報告されている。このような文化的・制度的な違いに言語の違いによるコミュニケーション不足が加わることによって，妊婦は大きなストレスをかかえたまま出産にのぞむことが危惧される。

　したがって，看護職者が女性やその家族から海外渡航前に相談を受けた場合には，日本国内にいるうちに渡航先の国での妊娠・出産に関する情報提供を行い，女性が納得のいく意思決定ができるように支援することが重要となる。海外での妊娠・出産についての書籍やウェブサイトは役だつ情報源である。ただ

1) 李節子：日本における母子保健──グローバル化の現状と課題．母性衛生 51(1)：47-53, 2010.
2) 外務省：海外在留邦人数調査統計 令和 4 年．2022〈https://www.mofa.go.jp/mofaj/files/100436737.pdf〉〈閲覧 2023-11-1〉

し，情報が不正確なものもあるので注意する。日本語と外国語を併記した母子健康手帳も利便性が高いため，渡航前に準備するとよい。また，必要時には妊娠経過を記した英文の紹介状を作成する。渡航のタイミングや航空機搭乗に関する注意事項を提供し，渡航するまでの期間の健康管理方法などをアドバイスできるとよい。さらに，妊娠・出産に続く子育ては長期に及ぶものであり，家族のサポートが不可欠であることから，女性とその家族を対象とした指導が有効である。

2 海外での不妊治療に関する看護

海外での不妊治療については，国内で不妊治療を受けている最中に海外に渡航せざるをえない場合と，新たな不妊治療法を求めて積極的に海外に渡航する場合を考えなければならない。

前者の場合，国内と同様の不妊治療を継続することがむずかしくなるために，治療の中断もやむをえないという状況が考えられる。したがって，渡航後の治療方針について夫婦間で十分話し合うことをすすめ，看護職者は適宜必要な情報提供を行いながら夫婦の意思決定を支えることが重要である。

後者の場合，わが国では認められていない不妊治療（卵子提供や代理懐胎など）を求めて海外渡航する可能性を念頭におかなければならない。つまり，不妊治療の最終手段として海外渡航を選択する場合もあることから，女性や夫婦の心理面を十分にアセスメントしたうえで適切なケアを提供する。

ゼミナール
復習と課題

❶ 性感染症の罹患率が男女で異なるのはなぜか。

❷ 人工妊娠中絶の身体的影響と心理・社会的影響を考え，中絶を受ける女性にはどのようなことを説明するべきか。

❸ HIVに感染した女性への看護をライフステージの観点からまとめなさい。

❹ 禁煙を阻害する因子と，禁煙後の健康回復過程について述べなさい。

❺ 喫煙者であれば，禁煙を実行しなさい。

❻ 性暴力の女性に対する健康への影響と看護の要点を述べなさい。

❼ 妊産褥婦に対する児童虐待の予防的対応について述べなさい。

❽ 外国人母子への有効なケアについて，具体的なケアを5つあげなさい。

参考文献 第1章

1) 青木康子編：母性保健をめぐる指導・教育・相談(その1). ライフ・サイエンス・センター, 1998.

2) 天野恵子：女性に多いとされる疾患と日本における現状. CURRENT THERAPY 21(1)：8-11, 2002.

3) 石丸径一郎：性的マイノリティとトラウマ(特集ジェンダーとトラウマ). トラウマティック・ストレス 6(2)：129-136, 2008.

4) 井上輝子・江原由美子編：女性のデータブック——性・からだから政治参加まで, 第4版. 有斐閣, 2005.

5) ウッズ, N. F. 編, 稲岡文昭ほか訳：ヒューマン・セクシュアリティ(ヘルスケア篇). 日本看護協会出版会, 1993.

6) エヴァンズ, R. I. 著, 岡堂哲雄・中園正身訳：エリクソンは語る——アイデンティティの心理学. 新曜社, 1981.

7) 大日向雅美：母性の研究——その形成と変容の過程：伝統的母性観への反証. 川島書店, 1988.

8) 岡本祐子編著：女性の生涯発達とアイデンティティ——個としての発達・かかわりの中での成熟. 北大路書房, 1999.

9) 岡本祐子・松下美知子編：新・女性のためのライフサイクル心理学. 福村出版, 2002.

10) オレム, D. E. 著, 小野寺杜紀訳：オレム看護論——看護実践における基本概念, 第4版. 医学書院, 2005.

11) 河合隼雄：ユング心理学入門, 新装版. 培風館, 2010.

12) クラウス, M. H.・ケネル, J. H. 著, 竹内徹ほか訳：親と子のきずな. 医学書院, 1985.

13) グリーン, L. W.・クロイター, K. W. 著, 神馬征峰訳：実践ヘルスプロモーション(PRECEDE-PROCEED モデルによる企画と評価). 医学書院, 2005.

14) 島井哲志編：健康心理学(現代心理学シリーズ15). 培風館, 1997.

15) 新道幸恵・和田サヨ子：母性の心理社会的側面と看護ケア. 医学書院, 1990.

16) 杉下知子編著：家族看護学入門. メヂカルフレンド社, 2000.

17) 高野陽ほか編：母子保健マニュアル, 改訂7版. 南山堂, 2010.

18) 武谷雄二編：リプロダクティブヘルス(新女性医学大系11). 中山書店, 2001.

19) 玉谷直実：女性の心の成熟. 創元社, 1985.

20) 中塚幹也・平松祐司：性同一性障害と思春期. 産婦人科治療 99(6)：589-593, 2009.

21) 日本看護協会リスクマネジメント検討委員会編：医療事故発生時の対応——看護管理者のためのリスクマネジメントガイドライン. 日本看護協会, 2002.

22) 日本看護協会リスクマネジメント検討委員会編：組織でとりくむ医療事故防止——看護管理者のためのリスクマネジメントガイドライン. 日本看護協会出版会, 2000.

23) 日本性科学会監修：セックス・カウンセリング「入門」, 改訂第2版. 金原出版, 2005.

24) 野口京子：健康心理学, 新版. 金子書房, 2006.

25) 花沢成一：母性心理学. 医学書院, 1992.

26) 平山宗宏：「健やか親子21」は21世紀の母子保健ビジョン. 母子保健情報 42：154-164, 2000.

27) 福井次矢ほか編：臨床倫理学入門. 医学書院, 2003.

28) 舟島なをみ・望月美知代：看護のための人間発達学, 第5版. 医学書院, 2017.

29) フライ, S. T. 著, 片田範子・山本あい子訳：看護実践の倫理——倫理的意思決定のためのガイド, 第3版. 日本看護協会出版会, 2010.

30) ペンダー, N. J. 著, 小西恵美子監訳：ペンダーヘルスプロモーション看護論. 日本看護協会出版会, 1997.

31) ボウルビィ, J. 著, 黒田実郎ほか訳：愛着行動(母子関係の理論1), 新版. 岩崎学術出版社, 1991.

32) 前原澄子・野口美和子監修：母子・小児の健康と看護(1)——健康な次代の育成のために(図説新臨床看護学第1巻). 同朋舎出版, 1996.

33) 松村惠子：母性意識の構造と発達. 真興交易医書出版部, 1999.

34) 森岡清美・望月崇：新しい家族社会学, 4訂版. 培風館, 1997.

35) 山崎あけみ：女性の健康に関するケアリングを学ぶ手がかりとなるプロセス. 看護研究 33(1)：71-81, 2000.

36) 山本あい子ほか：「女性の健康」に関する研究領域を明確にするための企画調査．平成14年度科学研究費補助金(基盤研究 C)研究成果報告書，pp.39-42，2003.

37) 湯浅資之ほか：ヘルスプロモーションの基礎的諸概念に関する考察．日本公衆衛生雑誌 53(1)：3-7，2006.

38) 吉沢豊予子・鈴木幸子編著：女性看護学．メヂカルフレンド社，2008.

39) ルービン，R. 著，新道幸恵・後藤桂子訳：ルヴァ・ルービン母性論──母性の主観的体験．医学書院，1997.

40) 渡辺久子：子どもの社会性の発達．母子保健情報 46：80-84，2002.

41) 渡辺久子：母子臨床と世代間伝達．金剛出版，2000.

42) Friedman, M. M.: *Family nursing-Research, Theory, & Practice*, 5th ed. PrenticeHall, 2002.

43) Jonsen, A. R. et al. 著，赤林朗ほか監訳：臨床倫理学──臨床医学における倫理的決定のための実践的なアプローチ，第5版．新興医学出版社，2006.

44) Lowdermilk, D. L. et al.: *Maternity Nursing*, 8th ed. Mosby, 2010.

45) Marriner-Tomey, A. et al. 編著，都留伸子監訳：看護理論家とその業績，第3版．医学書院，2004.

46) Mercer, R. T. et al.: *TRANSITIONS IN A WOMEN'S LIFE──Major Life Events in DevelopmentalContext*. Springer, 1989.

47) Mercer, R. T. and Walker, L. O.: A Review of Nursing Interventions to Foster Becoming a Mother. *Journal of Obstetric, Gynecologic and Neonatal Nursing*, 35(5)：568-582, 2006.

第3章

1) 青野篤子ほか著：ジェンダーの心理学──「男女の思いこみ」を科学する，改訂版．ミネルヴァ書房，2004.

2) 上野千鶴子：平成31年度東京大学入学式祝辞．2019．＜https://www.u-tokyo.ac.jp/ja/about/president/b_message31_03.html＞＜閲覧2020-9-1＞．

3) 岡堂哲雄編：家族心理学入門，補訂版．培風館，1999.

4) 岡本祐子・松下美知子編：新・女性のためのライフサイクル心理学．福村出版，2002.

5) 中野綾美ほか：家族へのケアを考える(第4回家族周期論の看護への導入)．月刊ナースデータ 16(12)：47-52，1995.

6) ハンソン，S. M. H. ほか著，村田恵子ほか監訳：家族看護学──理論・実践・研究．医学書院，2001.

7) 平木典子ほか：家族の心理──家族への理解を深めるために，第2版．サイエンス社，2019.

8) 前原邦子：母性看護学の概要．看護と情報 15：8-12，2008.

9) 森岡清美・望月崇：新しい家族社会学，4訂版．培風館，1997.

第4章

1) 大平光子：母親役割獲得プロセスにおける看護介入に関する研究．千葉大学大学院博士論文，2000.

2) オレム，D. E. 著，小野寺杜紀訳：看護論──看護実践における基本概念，第4版．医学書院，2005.

3) 高野陽ほか編：母子保健マニュアル，改訂7版．南山堂，2010.

4) 野口京子：健康心理学，新版．金子書房，2006.

5) フライ，S. T. 著，片田範子・山本あい子訳：看護実践の倫理──倫理的意思決定のためのガイド，第3版．日本看護協会出版会，2010.

6) 前原澄子・野口美和子監修：母子・小児の健康と看護(1)──健康な次代の育成のために(図説新臨床看護学第1巻)．同朋舎出版，1996.

7) 吉沢豊予子・鈴木幸子編著：女性看護学．メヂカルフレンド社，2008.

8) ルービン，R. 著，新道幸恵・後藤桂子訳：ルヴァ・ルービン母性論──母性の主観的体験．医学書院，1997.

9) 渡辺三枝子：カウンセリング心理学，新版．ナカニシヤ出版，2002.

10) Lowdermilk, D. L. et al.: *Maternity Nursing*, 8th ed. Mosby, 2010.

11) Wright, L. M. and Leahey, M.: *Nurses and Families──A Guide to Family Assessmentand Intervention*, 5th ed. F. A. Davis, 2009.

第5章

1) 荒木乳根子ほか：中高年夫婦のセクシュアリティ 特にセックスレスについて——2000年調査と2012年調査の比較から．日本性科学会雑誌 31：27-36，2013．
2) 石見佳子：閉経女性の骨代謝における食事と運動の役割．ビタミン 90(9)：415-425，2016．
3) 岡本祐子編：成人期の危機と心理臨床——壮年期に灯る危機信号とその援助．ゆまに書房，2005．
4) 岡本祐子編著：女性の生涯発達とアイデンティティ——個としての発達・かかわりの中での成熟．北大路書房，1999．
5) 落合良行・楠見孝編：自己への問い直し——青年期(講座生涯発達心理学第4巻)．金子書房，1995．
6) 川越慎之助・広井正彦編：小児・思春期婦人科疾患とその管理——性的成熟過程における疾患をどう扱うか(図説産婦人科 view 7)．メジカルビュー社，1994．
7) 工藤美子：思春期の母性への疑問．看護 52(4)：176-180，2000．
8) 厚生労働科学研究(子ども家庭総合研究事業)思春期やせ症と思春期の不健康やせの実態把握及び対策に関する研究班編著：思春期やせ症——小児診療に関わる人のためのガイドライン．文光堂，2008．
9) 河野美代子ほか：特集若年者の ante-pregnant care．周産期医学 32(2)：137-248，2002．
10) 清水凡生編：総合思春期学．診断と治療社，2001．
11) 田尻后子ほか：尿失禁を体験した中高年女性の意識調査．理学療法科学 34(4)：511-515，2019．
12) 中條洋ほか：特集若者にはびこる性感染症．公衆衛生 66(5)：313-349，2002．
13) 西村和美・荒木田美香子：尿失禁が他者との交流に及ぼす影響と対処行動．日本看護研究学会 38(4)：61-72，2015．
14) 日本産科婦人科学会・日本産婦人科医会編・監修：産婦人科診療ガイドライン 婦人科外来編 2020．日本産科婦人科学会事務局，2020．
15) 日本女性医学学会編：女性医学ガイドブック更年期医療編 2019年版．金原出版，2019．
16) 日本性教育協会編：「若者の性」白書——第8回青少年の性行動全国調査報告．小学館，2019．
17) 日本老年学会・日本老年医学会：「高齢者に関する定義検討ワーキンググループ」報告書．2017．
18) 橋口知輝・武藤崇：更年期症状に対する認知・行動療法の展望．心理臨床科学 7(1)：49-58，2017．
19) 林邦彦：日本ナースヘルス研究と女性のライフコース疫学．日本女性医学学会雑誌 26(2)：135-139，2019．
20) 本間之夫ほか：排尿に関する疫学的研究．日本排尿機能学会誌 1(42)：266-277，2003．
21) 町浦美智子：10代妊婦の主観的体験——妊婦としての生活の受け入れ．思春期学 17(2)：240-245，1999．
22) 町浦美智子：社会的な視点から見た十代妊娠——十代妊婦への面接調査から．母性衛生 41(1)：24-31，2000．
23) 松田貴雄・後藤美奈：女性アスリートのカラダ．日本栄養士会雑誌 60(3)：157-164，2017．
24) 満屋裕明ほか：特集 2001HIV 感染症対策ストラテジー．綜合臨牀 50(10)：2657-2810，2001．
25) ユネスコ編，浅井春夫ほか訳：国際セクシュアリティ教育ガイダンス——教育・福祉・医療・保健現場で活かすために．明石書店，2017．
26) 横地美那ほか：更年期症状で婦人科を受診している女性の体験．日本助産学会誌 29(1)：59-68，2015．
27) 渡辺久子ほか：思春期やせ症と「不健康やせ」の第二次全国頻度調査——平成17年度厚生労働科学研究(子ども家庭総合研究事業)思春期やせ症と思春期の不健康やせの実態把握及び対策に関する研究報告書．pp.38-41，2005．
28) Hickling, M. 著，三輪妙子訳：メグさんの性教育読本．ビデオ・ドック，1999．

第6章

1) 青木陽一：妊娠，生殖機能，そして婦人科悪性腫瘍に対する喫煙の有害性．綜合臨牀 57(8)：2176-2180，2008.

2) 味沢道明：加害者への取り組み──DV加害者支援と期待される保健師の役割．生活教育 46(11)：18-22，2002.

3) 足立淑子：心も体もきれいになる女性の禁煙プログラム．女子栄養大学出版部，1998.

4) 熱田敬子：「お母さん」支援としての中絶ケアの問題性──人工妊娠中絶の医療・看護の患者経験から．保健医療社会学論集 28(1)：34-43，2017.

5) 安藤舞季子：性暴力被害者のアセスメントと基本的対応．看護学雑誌 65(11)：1025-1030，2001.

6) 飯塚陽子・山内京子：在日外国人の母子保健および育児支援に関する近年の動向分析．看護学統合研究 6(1)：22-29，2004.

7) 池田和子：感染看護 どうする？！ HIV感染者／AIDS患者へのケア．Expert Nurse 17(2)：22-24，2001.

8) 石原美和：慢性感染症患者の看護──HIV感染症患者の看護．Quality Nursing 6(12)：1019-1026，2000.

9) 板垣喜代子：性暴力被害者の理解と医療従事者の援助．看護学雑誌 64(12)：1126-1133，2000.

10) 伊藤将子：HIVに感染するとどうなるのか．クリニカルスタディ 23(13)：1236-1238，2002.

11) 伊藤美保ほか：在日外国人の母子保健における通訳の役割．小児保健研究 63(2)：249-255，2004.

12) 茨城県：第3次茨城県DV対策基本計画．pp.38-41，2012＜http://www.kids.pref.ibaraki.jp/~kids/kosodate/nursing/nursing05_2/3_taisakukihonkeikaku.pdf＞＜閲覧2020-08-20＞.

13) 王宝禮：喫煙による小児に対する薬理学的影響．小児科 49(10)：1291-1298，2008.

14) 大井田隆ほか：わが国における妊婦の喫煙状況．日本公衆衛生雑誌 54(2)：115-122，2007.

15) 大金美和ほか：②妊娠と同時にHIVが判明したケースの支援から．助産雑誌 57(12)：1053-1058，2003.

16) 岡慎一：HIV治療の現在．月刊ナーシング 25(1)：6-15，2005.

17) 岡堂哲雄編：家族心理学入門，補訂版．培風館，1999.

18) 小川久貴子ほか：在日外国人母子保健研究の分析──1986年から1996年の文献調査結果から．小児保健研究 58(1)：71-87，1999.

19) 尾崎礼子：DV被害者支援ハンドブック，改訂新版．朱鷺書房，2015.

20) 夫(恋人)からの暴力調査研究会：ドメスティック・バイオレンス，新版．有斐閣，2002.

21) 外務省：包括的経済連携に関する基本方針．2010＜http://www.meti.go.jp/topic/data/tpp20101109.pdf＞＜閲覧2020-9-1＞.

22) 加治正行：妊娠に対する喫煙の影響．小児科 29(2)：1325-1333，2008.

23) 家庭問題情報センター：DV加害への対策(イリノイ州ケイン群での試み)．家庭問題情報誌「ふぁみりお」28：1-8，2002. ＜http://www1.odn.ne.jp/fpic/familio/familio_2_28_topic.htm＞＜閲覧2020-9-1＞.

24) 狩野鈴子ほか：在日外国人の育児の現状について(第2報)──母子健康手帳の利用状況．島根県立看護短期大学紀要 10：53-59，2004.

25) 川崎梢・平田伸子：在日ブラジル人理解のための母子保健関連情報．九州大学医療技術短期大学部紀要 28：81-89，2001.

26) 木原雅也：低年齢化した若者の性行動とSTD対策．ペリネイタルケア 21(6)：480-484，2002.

27) 京都市男女共同参画センターウイング京都：デートDVに関する実態調査．2012．＜http://www.wings-kyoto.jp/topics/docs/houkokuDV2011.pdf＞＜閲覧2020-9-1＞.

28) 厚生労働科学研究費補助金HIV感染者の妊娠・出産・予後に関する疫学的・コホート的調査研究と情報の普及啓発法の開発ならびに診療体制の整備と均てん化に関する研究班：HIV母子感染予防対策マニュアル，第8版．2019. ＜http://hivboshi.org/manual/manual/manual8.pdf＞＜閲覧2020-9-1＞.

29) 厚生労働科学研究費補助金HIV感染妊娠に関する全国疫学調査と診療ガイドラインの策

定ならびに診療体制の確立班：HIV 感染妊娠に関する診療ガイドライン，初版．2018．
　　＜http://hivboshi.org/manual/guideline/2018_guideline.pdf＞＜閲覧 2020-9-1＞．

30) 厚生労働行政推進調査事業費補助金 HIV 感染症及びその合併症の課題を克服する研究
　　班：抗 HIV 治療ガイドライン（2020 年 3 月）．2020．＜https://www.haart-support.jp/pdf/
　　guideline2020.pdf＞＜閲覧 2020-9-1＞．

31) 厚生労働省：平成 30 年度衛生行政報告例．2019．

32) 厚生労働省喫煙の健康影響に関する検討会編：喫煙と健康 喫煙の健康影響に関する検討
　　会報告書．2016．

33) 小林米幸・近藤麻理：看護職に国際的視点はなぜ必要なのか．週刊医学界新聞 2917 号，
　　2011．

34) 近藤麻理：知って考えて実践する国際看護，第 2 版．医学書院，2018．

35) 健康・体力づくり事業財団：最新たばこ情報．＜http://www.health-net.or.jp/tobacco/
　　front.html＞＜閲覧 2020-9-1＞．

36) 佐々木空美・長松康子：自治体ホームページにおける外国人向け医療情報の提供状況．
　　聖路加看護学会誌 12(1)：25-32，2008．

37) 三条典男：産婦人科領域と喫煙の諸問題．治療 82(2)：289-296，2000．

38) 「健やか親子 21（第二次）」ホームページ．＜http://sukoyaka21.jp/＞＜閲覧 2020-9-1＞．

39) 鈴木考太ほか：妊娠初期の喫煙は，小学生肥満のリスクである——甲州市母子保健長期
　　縦断研究から．日本公衆衛生学会総会抄録集 66：455，2007．

40) 関口敦子：子宮穿孔．周産期医学 49(5)：725-728，2019．

41) 宗田聡・藤木豊：女性の喫煙問題．治療 82(7)：1968-1972，2000．

42) 角田由紀子：看護に生かす DV・児童虐待防止法．看護学雑誌 65(11)：1013-1015，2001．

43) 富永祐民：妊婦，女性に対する禁煙対策．ペリネイタルケア 10(9)：57-61，1991．

44) 中井章人・関口敦子：我が国における人工妊娠中絶の方法・安全性の地域格差．厚生労
　　働科学研究費補助金成育疾患克服等次世代育成基盤研究事業人工妊娠中絶の地域格差に
　　関する研究 平成 24 年度～26 年度総合報告書，pp.11-131，2016．

45) 中田かおり：HIV 母子感染予防のための AZT 療法を中心とした周産期管理．助産師 60
　　(2)：38-42，2006．

46) 仲野暢子：タバコと女性．プライマリ・ケア 19(2)：115-118，1996．

47) 中村正：ドメスティック・バイオレンスのバタラー（加害者）への対応．生活教育 46
　　(11)：7-12，2002．

48) 中村正：ドメスティック・バイオレンス——古くて新しい家庭の問題，メンタルヘルス
　　と家族（こころの健康シリーズⅢ）．日本精神衛生会，2007＜http://www.jamh.gr.jp/ko-
　　koro/series/series3-6-2.htm＞＜閲覧 2020-9-1＞．

49) 日本 DV 防止・情報センター編著：知っていますか？ドメスティック・バイオレンス一
　　問一答，第 4 版．解放出版，2008．

50) 日本エイズ学会：HIV 感染症「治療の手引き」，第 23 版．2019．＜http://hivjp.org/
　　guidebook/hiv_23.pdf＞＜閲覧 2020-9-1＞．

51) 日本家族計画協会：男女の生活と意識に関する調査報告書 日本人の性意識・性行動，第
　　8 回．日本家族計画協会，2017．

52) 日本看護協会：「看護職のたばこ実態調査」報告書——2013 年．日本看護協会，2014．

53) 日本産科婦人科学会：産婦人科診療ガイドライン 産科編 2017．pp.142-143，2017．

54) 沼崎一郎：なぜ男は暴力を選ぶのか——ドメスティック・バイオレンス理解の初歩．か
　　もがわ出版，2002．

55) 長谷川京子：DV 防止法と被害者支援・加害者支援．生活教育 46(11)：42-47，2002．

56) 原田恵理子：ネットワーク試論．ペリネイタルケア 21(2)：116-121，2002．

57) 原ひろこ・小谷直道：対談，配偶者暴力防止法と女性への暴力に関わる問題．月刊福
　　祉 86(8)：12-20，2003．

58) 兵庫県教育委員会：わたしもあなたも大切に——知ってほしい「デート DV」．2010
　　＜http://www.hyogo-c.ed.jp/~jinken-bo/dvbousi-pamph/index.html＞＜閲覧 2020-9-1＞．

59) 福島峰子：アッシャーマン症候群の原因・診断と治療法．日本産科婦人科学会雑誌 46
　　(7)：N127-N130，1994．

60) 福山由美：HIV／AIDS 治療のいま．クリニカルスタディ 23(13)：1239-1242，2002．

61) 堀田正央：外国人母子支援のための母子保健関連サービス向上に関する研究．埼玉学園

大学紀要 8：129-137，2008．

62）松崎道幸：喫煙と健康，たばこを吸わない世代作りのために．治療 82(2)：323-327，2000．

63）松田静治ほか：特集 STD の現状と対策．治療 84(3)：245-309，2002．

64）箕浦茂樹ほか：HIV 感染妊娠女性に対する看護と支援．周産期医学 36(5)：587-592，2006．

65）宮崎恭一：たばこで他殺，たばこで自殺．女子栄養大学出版部，2001．

66）むすぶ会編：伝えてくれてありがとう（むすぶ会講座まとめ 2）．性暴力被害と医療を結ぶ会，1998．

67）村上直樹：小児科でできる喫煙防止教育と禁煙支援．治療 82(2)：284-288，2000．

68）安原昭博：注意欠陥／多動性障害（ADHD）を含めた児の精神運動発達へのタバコの影響．小児科臨床 61(3)：389-395，2008．

69）山口のり子：愛する，愛される（デート DV をなくす・若者のためのレッスン 7）．梨の木舎，2004．

70）山下健：自記式回答法と尿中ニコチン測定を併用した妊婦の喫煙率調査．日本禁煙学会雑誌 7(5)：134-138，2012．

71）李節子：在日外国人の母子保健医療の現状と課題——外国人の人口動態統計の分析から．小児科臨床 58：1145-1161，2005．

72）李節子：在日外国人の母子保健総論．小児科診療 6(31)：909-917，2013．

73）李節子：日本における母子保健——グローバル化の現状と課題．母性衛生 51(1)：47-53，2010．

74）渡辺洋子ほか：在日外国人が日本の母子保健・医療に望むもの．母性衛生 36(2)：337-342，1995．

75）Anderson, N. L. R. et al.: Culturally based health and illness beliefs and practices across the life span. *Journal of Transcultural Nursing*, 21 (Supplement 1)：152-235, 2010.

76）Bird, D. and Wilcox, A.: Cigarette smoking associated with delayed conception. *The Journal of the American Medical Association*, 253：2979-2983, 1985.

77）CDC: Abortion surveillance-United States 2016. *Morbidity and Mortality Weekly Report, Surveillance Summaries*, 68(1), 2019.

78）CDC: Office on Smoking and Health(OSH). ＜https://www.cdc.gov/tobacco/about/osh/index.htm＞＜閲覧 2020-9-1＞．

79）Cnattingius, S. et al.: Maternal smoking and feto-infant mortality; Biological pathways and public health significance. *Acta Paediatrica*, 85：140-142, 1996.

80）Coste, J. et al.: Increased risk of ectopic pregnancy with maternal cigarette smoking. *American Journal of Public Health*, 81：199-2011, 1991.

81）Hara, M. et al.: Smoking and risk of premature death among middle-aged Japanese: ten-year follow-up of the Japan Public Health Center-based prospective study on cancer and cardiovasculardiseases (JPHC Study) cohort I. *Japanese Journal of Cancer Research*, 93：6-14, 2002.

82）John, E. M. et al.: Prenatal exposure to parental smoking and childhood cancer. *American Journal of Epidemiology*, 133：123-132, 1991.

83）Konishi, S. and Tamaki, E.: Pregnancy intention and contraceptive use among married and unmarried women in Japan. *Japanese Journal of Health & Human Ecology*, 82(3)：110-124, 2016.

84）Malloy, M. H. et al.: The association of maternal smoking with age and cause of infant death. *American Journal of Epidemiology*, 128：46-55, 1988.

85）NIPT コンソーシアム：検査陽性者の妊娠転機．＜http://nipt.jp/nipt_04.html＞＜閲覧 2020-1-23＞．

86）Seidman, D. S. and Mashiach, S.: Involuntary smoking and pregnancy. *European Journal of Obstetrics & Gynecology and Reproductive Biology*, 41：105-116, 1991.

87）Shaw, G. M. et al.: Orofacial clefts, parental cigarette smoking and transforming Growthfactor-alpha gene variants. *The American Journal of Human Genetics*, 58：551-561. 1996.

88）Storgaard, L. et al.: Does smoking in during pregnancy affect son's sperm counts? *Epidemiology*, 14(3)：278-286, 2003.

89) UN: Population and Vital Statistics Report, Demographic Yearbook. 2018. ＜https://unstats.un.org/unsd/demographic-social/products/dyb/dyb_2018/＞＜閲覧 2020-9-1＞.

90) Weinberg, C. R. et al.: Reduced fecundability in women with prenatal exposure to cigarette smoking. *American Journal of Epidemiology*, 129：1072-1078, 1989.

91) WHO: Medical management of abortion, 2018. ＜https://www.who.int/reproductivehealth/publications/medical-management-abortion/en/＞＜閲覧 2020-1-17＞.

92) WHO: Safe abortion technical and policy guidance for health systems. 2nd ed., 2012.

93) WHO, HRP: Preventing unsafe abortion Evidence brief, 2019. ＜https://apps.who.int/iris/bitstream/handle/10665/329887/WHO-RHR-19.21-eng.pdf?ua=1＞＜閲覧 2020-9-1＞.

94) WHO, 松崎道幸訳：受動喫煙防止のための政策勧告. 日本禁煙学会, 2007＜http://www.nosmoke55.jp/data/0706who_shs_matuzaki.html＞＜閲覧 2020-9-1＞.

付録 関係法規の抄録

母子保健法（昭和40年8月18日法律第141号）—抄— ●●●●●●●●●●●●●●●●●●●●

第1章　総則

〔目的〕

第1条　この法律は，母性並びに乳児及び幼児の健康の保持及び増進を図るため，母子保健に関する原理を明らかにするとともに，母性並びに乳児及び幼児に対する保健指導，健康診査，医療その他の措置を講じ，もつて国民保健の向上に寄与することを目的とする。

〔母性の尊重〕

第2条　母性は，すべての児童がすこやかに生まれ，かつ，育てられる基盤であることにかんがみ，尊重され，かつ，保護されなければならない。

〔乳幼児の健康の保持増進〕

第3条　乳児及び幼児は，心身ともに健全な人として成長してゆくために，その健康が保持され，かつ，増進されなければならない。

〔母性及び保護者の努力〕

第4条　母性は，みずからすすんで，妊娠，出産又は育児についての正しい理解を深め，その健康の保持及び増進に努めなければならない。

2　乳児又は幼児の保護者は，みずからすすんで，育児についての正しい理解を深め，乳児又は幼児の健康の保持及び増進に努めなければならない。

〔国及び地方公共団体の責務〕

第5条　国及び地方公共団体は，母性並びに乳児及び幼児の健康の保持及び増進に努めなければならない。

2　国及び地方公共団体は，母性並びに乳児及び幼児の健康の保持及び増進に関する施策を講ずるに当たつては，当該施策が乳児及び幼児に対する虐待の予防及び早期発見に資するものであることに留意するとともに，その施策を通じて，前3条に規定する母子保健の理念が具現されるように配慮しなければならない。

〔用語の定義〕

第6条　この法律において「妊産婦」とは，妊娠中又は出産後1年以内の女子をいう。

2　この法律において「乳児」とは，1歳に満たない者をいう。

3　この法律において「幼児」とは，満1歳から小学校就学の始期に達するまでの者をいう。

4　この法律において「保護者」とは，親権を行う者，未成年後見人その他の者で，乳児又は幼児を現に監護する者をいう。

5　この法律において「新生児」とは，出生後28日を経過しない乳児をいう。

6　この法律において「未熟児」とは，身体の発育が未熟のまま出生した乳児であつて，正常児が出生時に有する諸機能を得るに至るまでのものをいう。

〔都道府県児童福祉審議会等の権限〕

第7条　児童福祉法（昭和22年法律第164号）第8条第2項に規定する都道府県児童福祉審議会（同条第1項ただし書に規定する都道府県にあつては，地方社会福祉審議会。以下この条において同じ。）及び同条第4項に規定する市町村児童福祉審議会は，母子保健に関する事項につき，調査審議するほか，同条第2項に規定する都道府県児童福祉審議会は都道府県知事の，同条第4項に規定する市町村児童福祉審議会は市町村長の諮問にそれぞれ答え，又は関係行政機関に意見を具申することができる。

〔都道府県の援助等〕

第8条　都道府県は，この法律の規定により市町村が行う母子保健に関する事業の実施に関し，市町村相互間の連絡調整を行い，及び市町村の求めに応じ，その設置する保健所による技術的事項についての指導，助言その他当該市町村に対する必要な技術的援助を行うものとする。

〔実施の委託〕

第8条の2　市町村は，この法律に基づく母子保健に関する事業の一部について，病院若しくは診療所又は医師，助産師その他適当と認められる者に対し，その実施を委託することができる。

〔連携及び調和の確保〕

第8条の3　都道府県及び市町村は，この法律に基づく母子保健に関する事業の実施に当たつては，学校保健安全法（昭和33年法律第56号），児童福祉法その他の法令に基づく母性及び児童の保健及び福祉に関する事業との連携及び調和の確保に努めなければならない。

第2章　母子保健の向上に関する措置

〔知識の普及〕

第9条　都道府県及び市町村は，母性又は乳児若しくは幼児の健康の保持及び増進のため，妊娠，出産又は育児に関し，相談に応じ，個別的又は集団的に，必要な指導及び助言を行い，並びに地域住民の活動を支援すること等により，母子保健に関する知識の普及に努めなければならない。

〔保健指導〕

第10条　市町村は，妊産婦若しくはその配偶者又は乳児若しくは幼児の保護者に対して，妊娠，出産又は育児に関し，必要な保健指導を行い，又は医師，歯科医師，助産師若しくは保健師について保健指導を受けることを勧奨しなければならない。

〔新生児の訪問指導〕

第11条　市町村長は，前条の場合において，当該乳児が新生児であつて，育児上必要があると認めるときは，医師，保健師，助産師又はその他の職員をして当該新生児の保護者を訪問させ，必要な指導を行わせるものとする。ただし，当該新生児につき，第19条の規定による指導が行われるときは，この限りでない。

2　前項の規定による新生児に対する訪問指導は，当該新生児が新生児でなくなつた後においても，継続することができる。

〔健康診査〕

第12条　市町村は，次に掲げる者に対し，厚生労働省令の定めるところにより，健康診査を行わなければならない。

一　満1歳6か月を超え満2歳に達しない幼児

二　満3歳を超え満4歳に達しない幼児

2　前項の厚生労働省令は，健康増進法（平成14年法律第103号）第9条第1項に規定する健康診査等指針（第16条第4項において単に「健康診査等指針」という。）と調和が保たれたものでなければ

ならない。

第13条　前条の健康診査のほか，市町村は，必要に応じ，妊産婦又は乳児若しくは幼児に対して，健康診査を行い，又は健康診査を受けることを勧奨しなければならない。

2　厚生労働大臣は，前項の規定による妊婦に対する健康診査についての望ましい基準を定めるものとする。

〔栄養の摂取に関する援助〕

第14条　市町村は，妊産婦又は乳児若しくは幼児に対して，栄養の摂取につき必要な援助をするように努めるものとする。

〔妊娠の届出〕

第15条　妊娠した者は，厚生労働省令で定める事項につき，速やかに，市町村長に妊娠の届出をするようにしなければならない。

〔母子健康手帳〕

第16条　市町村は，妊娠の届出をした者に対して，母子健康手帳を交付しなければならない。

2　妊産婦は，医師，歯科医師，助産師又は保健師について，健康診査又は保健指導を受けたときは，その都度，母子健康手帳に必要な事項の記載を受けなければならない。乳児又は幼児の健康診査又は保健指導を受けた当該乳児又は幼児の保護者についても，同様とする。

3　母子健康手帳の様式は，厚生労働省令で定める。

4　前項の厚生労働省令は，健康診査等指針と調和が保たれたものでなければならない。

〔妊産婦の訪問指導等〕

第17条　第13条第1項の規定による健康診査を行つた市町村の長は，その結果に基づき，当該妊産婦の健康状態に応じ，保健指導を要する者については，医師，助産師，保健師又はその他の職員をして，その妊産婦を訪問させて必要な指導を行わせ，妊娠又は出産に支障を及ぼすおそれがある疾病にかかつている疑いのある者については，医師又は歯科医師の診療を受けることを勧奨するものとする。

2　市町村は，妊産婦が前項の勧奨に基づいて妊娠又は出産に支障を及ぼすおそれがある疾病につき医師又は歯科医師の診療を受けるために必要な援助を与えるように努めなければならない。

〔産後ケア事業〕

第17条の2　市町村は，出産後1年を経過しない女子及び乳児の心身の状態に応じた保健指導，療養に伴う世話又は育児に関する指導，相談その他の援助(以下この項において「産後ケア」という。)を必要とする出産後1年を経過しない女子及び乳児につき，次の各号のいずれかに掲げる事業(以下この条において「産後ケア事業」という。)を行うよう努めなければならない。

　一　病院，診療所，助産所その他厚生労働省令で定める施設であつて，産後ケアを行うもの(次号において「産後ケアセンター」という。)に産後ケアを必要とする出産後1年を経過しない女子及び乳児を短期間入所させ，産後ケアを行う事業

　二　産後ケアセンターその他の厚生労働省令で定める施設に産後ケアを必要とする出産後1年を経過しない女子及び乳児を通わせ，産後ケアを行う事業

　三　産後ケアを必要とする出産後1年を経過しない女子及び乳児の居宅を訪問し，産後ケアを行う事業

2　市町村は，産後ケア事業を行うに当たつては，産後ケア事業の人員，設備及び運営に関する基準として厚生労働省令で定める基準に従つて行わなければならない。

3　市町村は，産後ケア事業の実施に当たつては，妊娠中から出産後に至る支援を切れ目なく行う観点から，第22条第1項に規定する母子健康包括支援センターその他の関係機関との必要な連絡調整並びにこの法律に基づく母子保健に関する他の事業並びに児童福祉法その他の法令に基づく母性及び乳児の保健及び福祉に関する事業との連携を図ることにより，妊産婦及び乳児に対する支援の一体的な実施その他の措置を講ずるよう努めなければならない。

〔低体重児の届出〕

第18条　体重が2,500グラム未満の乳児が出生したときは，その保護者は，速やかに，その旨をその乳児の現在地の市町村に届け出なければならない。

〔未熟児の訪問指導〕

第19条　市町村長は，その区域内に現在地を有する未熟児について，養育上必要があると認めるときは，医師，保健師，助産師又はその他の職員をして，その未熟児の保護者を訪問させ，必要な指導を行わせるものとする。

2　第11条第2項の規定は，前項の規定による訪問指導に準用する。

第19条の2　市町村は，妊産婦若しくは乳児若しくは幼児であつて，かつて当該市町村以外の市町村(以下この項において「他の市町村」という。)に居住していた者又は当該妊産婦の配偶者若しくは当該乳児若しくは幼児の保護者に対し，第10条の保健指導，第11条，第17条第1項若しくは前条の訪問指導，第12条第1項若しくは第13条第1項の健康診査又は第22条第2項第二号から第五号までに掲げる事業を行うために必要があると認めるときは，当該他の市町村に対し，厚生労働省令で定めるところにより，当該妊産婦又は乳児若しくは幼児に対する第12条第1項又は第13条第1項の健康診査に関する情報の提供を求めることができる。

2　市町村は，前項の規定による情報の提供の求めについては，電子情報処理組織を使用する方法その他の情報通信の技術を利用する方法であつて厚生労働省令で定めるものにより行うよう努めなければならない。

〔養育医療〕

第20条　市町村は，養育のため病院又は診療所に入院することを必要とする未熟児に対し，その養育に必要な医療(以下「養育医療」という。)の給付を行い，又はこれに代えて養育医療に要する費用を支給することができる。

2　前項の規定による費用の支給は，養育医療の給付が困難であると認められる場合に限り，行なうことができる。

3　養育医療の給付の範囲は，次のとおりとする。

　一　診察

　二　薬剤又は治療材料の支給

　三　医学的処置，手術及びその他の治療

　四　病院又は診療所への入院及びその療養に伴う世話その他の看護

　五　移送

4　養育医療の給付は，都道府県知事が次項の規定により指定する病院若しくは診療所又は薬局(以

下「指定養育医療機関」という。）に委託して行うものとする。

5　都道府県知事は，病院若しくは診療所又は薬局の開設者の同意を得て，第1項の規定による養育医療を担当させる機関を指定する。

6　第1項の規定により支給する費用の額は，次項の規定により準用する児童福祉法第19条の12の規定により指定養育医療機関が請求することができる診療報酬の例により算定した額のうち，本人及びその扶養義務者（民法（明治29年法律第89号）に定める扶養義務者をいう。第21条の4第1項において同じ。）が負担することができないと認められる額とする。

7　児童福祉法第19条の12，第19条の20及び第21条の3の規定は養育医療の給付について，同法第20条第7項及び第8項並びに第21条の規定は指定養育医療機関について，それぞれ準用する。この場合において，同法第19条の12中「診療方針」とあるのは「診療方針及び診療報酬」と，同法第19条の20（第2項を除く。）中「小児慢性特定疾病医療費の」とあるのは「診療報酬の」と，同条第1項中「第19条の3第10項」とあるのは「母子保健法第20条第7項において読み替えて準用する第19条の12」と，同条第4項中「都道府県」とあるのは「市町村」と，同法第21条の3第2項中「都道府県の」とあるのは「市町村の」と読み替えるものとする。

〔医療施設の整備〕

第20条の2　国及び地方公共団体は，妊産婦並びに乳児及び幼児の心身の特性に応じた高度の医療が適切に提供されるよう，必要な医療施設の整備に努めなければならない。

〔調査研究の推進〕

第20条の3　国は，乳児及び幼児の障害の予防のための研究その他母性並びに乳児及び幼児の健康の保持及び増進のため必要な調査研究の推進に努めなければならない。

〔費用の支弁〕

第21条　市町村が行う第12条第1項の規定による健康診査に要する費用及び第20条の規定による措置に要する費用は，当該市町村の支弁とする。

〔都道府県の負担〕

第21条の2　都道府県は，政令の定めるところにより，前条の規定により市町村が支弁する費用のうち，第20条の規定による措置に要する費用については，その4分の1を負担するものとする。

〔国の負担〕

第21条の3　国は，政令の定めるところにより，第21条の規定により市町村が支弁する費用のうち，第20条の規定による措置に要する費用については，その2分の1を負担するものとする。

〔費用の徴収〕

第21条の4　第20条の規定による養育医療の給付に要する費用を支弁した市町村長は，当該措置を受けた者又はその扶養義務者から，その負担能力に応じて，当該措置に要する費用の全部又は一部を徴収することができる。

2　前項の規定による費用の徴収は，徴収されるべき者の居住地又は財産所在地の市町村に嘱託することができる。

3　第1項の規定により徴収される費用を，指定の期限内に納付しない者があるときは，地方税の滞納処分の例により処分することができる。この場合における徴収金の先取特権の順位は，国税及び地方税に次ぐものとする。

第3章　母子健康包括支援センター

第22条　市町村は，必要に応じ，母子健康包括支援センターを設置するように努めなければならない。

2　母子健康包括支援センターは，第一号から第四号までに掲げる事業を行い，又はこれらの事業に併せて第五号に掲げる事業を行うことにより，母性並びに乳児及び幼児の健康の保持及び増進に関する包括的な支援を行うことを目的とする施設とする。

一　母性並びに乳児及び幼児の健康の保持及び増進に関する支援に必要な実情の把握を行うこと。

二　母子保健に関する各種の相談に応ずること。

三　母性並びに乳児及び幼児に対する保健指導を行うこと。

四　母性及び児童の保健医療又は福祉に関する機関との連絡調整その他母性並びに乳児及び幼児の健康の保持及び増進に関し，厚生労働省令で定める支援を行うこと。

五　健康診査，助産その他の母子保健に関する事

業を行うこと(前各号に掲げる事業を除く。)。

3 市町村は,母子健康包括支援センターにおいて,第9条の相談,指導及び助言並びに第10条の保健指導を行うに当たつては,児童福祉法第21条の11第1項の情報の収集及び提供,相談並びに助言並びに同条第二項のあつせん,調整及び要請と一体的に行うように努めなければならない。

母子保健法施行規則(昭和40年12月28日厚生省令第55号)—抄—········

〔健康診査〕

第2条 母子保健法(昭和40年法律第141号。以下「法」という。)第12条の規定による満1歳6か月を超え満2歳に達しない幼児に対する健康診査は,次の各号に掲げる項目について行うものとする。

一 身体発育状況

二 栄養状態

三 脊柱及び胸郭の疾病及び異常の有無

四 皮膚の疾病の有無

五 歯及び口腔の疾病及び異常の有無

六 四肢運動障害の有無

七 精神発達の状況

八 言語障害の有無

九 予防接種の実施状況

十 育児上問題となる事項

十一 その他の疾病及び異常の有無

2 法第12条の規定による満3歳を超え満4歳に達しない幼児に対する健康診査は,次の各号に掲げる項目について行うものとする。

一 身体発育状況

二 栄養状態

三 脊柱及び胸郭の疾病及び異常の有無

四 皮膚の疾病の有無

五 眼の疾病及び異常の有無

六 耳,鼻及び咽頭の疾病及び異常の有無

七 歯及び口腔の疾病及び異常の有無

八 四肢運動障害の有無

九 精神発達の状況

十 言語障害の有無

十一 予防接種の実施状況

十二 育児上問題となる事項

十三 その他の疾病及び異常の有無

〔妊娠の届出〕

第3条 法第15条の厚生労働省令で定める事項は,次のとおりとする。

一 届出年月日

二 氏名,年齢,個人番号(行政手続における特定の個人を識別するための番号の利用等に関する法律(平成25年法律第27号)第2条第5項に規定する個人番号をいう。)及び職業

三 居住地

四 妊娠月数

五 医師又は助産師の診断又は保健指導を受けたときは,その氏名

六 性病及び結核に関する健康診断の有無

〔母子健康手帳の様式〕

第7条 母子健康手帳には,様式第3号に定める面のほか,次の各号に掲げる事項を示した面を設けるものとする。

一 日常生活上の注意,健康診査の受診勧奨,栄養の摂取方法,歯科衛生等妊産婦の健康管理に当たり必要な情報

二 育児上の注意,疾病予防,栄養の摂取方法等新生児の養育に当たり必要な情報

三 育児上の注意,疾病予防,栄養の摂取方法,歯科衛生等乳幼児の養育に当たり必要な情報

四 予防接種の種類,接種時期,接種に当たつての注意等予防接種に関する情報

五 母子保健に関する制度の概要,児童憲章等母子保健の向上に資する情報

六 母子健康手帳の再交付に関する手続等母子健康手帳を使用するに当たつての留意事項

児童福祉法（昭和22年12月12日法律第164号）—抄— ••••••••••••••••••••

第1章　総則

第2節　定義
第6条の3　この法律で，児童自立生活援助事業とは，次に掲げる者に対しこれらの者が共同生活を営むべき住居における相談その他の日常生活上の援助及び生活指導並びに就業の支援（以下「児童自立生活援助」という。）を行い，あわせて児童自立生活援助の実施を解除された者に対し相談その他の援助を行う事業をいう。

一　義務教育を終了した児童又は児童以外の満20歳に満たない者であつて，措置解除者等（第27条第1項第三号に規定する措置（政令で定めるものに限る。）を解除された者その他政令で定める者をいう。次号において同じ。）であるもの（以下「満20歳未満義務教育終了児童等」という。）

二　学校教育法第50条に規定する高等学校の生徒，同法第83条に規定する大学の学生その他の厚生労働省令で定める者であつて，満20歳に達した日から満22歳に達する日の属する年度の末日までの間にあるもの（満20歳に達する日の前日において児童自立生活援助が行われていた満20歳未満義務教育終了児童等であつたものに限る。）のうち，措置解除者等であるもの（以下「満20歳以上義務教育終了児童等」という。）

〈略〉

4　この法律で，乳児家庭全戸訪問事業とは，一の市町村の区域内における原則として全ての乳児のいる家庭を訪問することにより，厚生労働省令で定めるところにより，子育てに関する情報の提供並びに乳児及びその保護者の心身の状況及び養育環境の把握を行うほか，養育についての相談に応じ，助言その他の援助を行う事業をいう。

5　この法律で，養育支援訪問事業とは，厚生労働省令で定めるところにより，乳児家庭全戸訪問事業の実施その他により把握した保護者の養育を支援することが特に必要と認められる児童（第8項に規定する要保護児童に該当するものを除く。以下「要支援児童」という。）若しくは保護者に監護

させることが不適当であると認められる児童及びその保護者又は出産後の養育について出産前において支援を行うことが特に必要と認められる妊婦（以下「特定妊婦」という。）（以下「要支援児童等」という。）に対し，その養育が適切に行われるよう，当該要支援児童等の居宅において，養育に関する相談，指導，助言その他必要な支援を行う事業をいう。

〈略〉

8　この法律で，小規模住居型児童養育事業とは，第27条第1項第三号の措置に係る児童について，厚生労働省令で定めるところにより，保護者のない児童又は保護者に監護させることが不適当であると認められる児童（以下「要保護児童」という。）の養育に関し相当の経験を有する者その他の厚生労働省令で定める者（次条に規定する里親を除く。）の住居において養育を行う事業をいう。

〈略〉

第2章　福祉の保障

第1節　療育の指導，小児慢性特定疾病医療費の支給等
第1款　療育の指導
第19条　保健所長は，身体に障害のある児童につき，診査を行ない，又は相談に応じ，必要な療育の指導を行なわなければならない。

2　保健所長は，疾病により長期にわたり療養を必要とする児童につき，診査を行い，又は相談に応じ，必要な療育の指導を行うことができる。

3　保健所長は，身体障害者福祉法（昭和24年法律第283号）第15条第4項の規定により身体障害者手帳の交付を受けた児童（身体に障害のある15歳未満の児童については，身体障害者手帳の交付を受けたその保護者とする。以下同じ。）につき，同法第16条第2項第一号又は第二号に掲げる事由があると認めるときは，その旨を都道府県知事に報告しなければならない。

第2款　小児慢性特定疾病医療費の支給
第1目　小児慢性特定疾病医療費の支給
第19条の2　都道府県は，次条第3項に規定する医療費支給認定（以下この条において「医療費支

給認定」という。)に係る小児慢性特定疾病児童等が，次条第6項に規定する医療費支給認定の有効期間内において，指定小児慢性特定疾病医療機関(同条第5項の規定により定められたものに限る。)から当該医療費支給認定に係る小児慢性特定疾病医療支援(以下「指定小児慢性特定疾病医療支援」という。)を受けたときは，厚生労働省令で定めるところにより，当該小児慢性特定疾病児童等に係る同条第7項に規定する医療費支給認定保護者(次項において「医療費支給認定保護者」という。)に対し，当該指定小児慢性特定疾病医療支援に要した費用について，小児慢性特定疾病医療費を支給する。

〈略〉

第21条の5 厚生労働大臣は，良質かつ適切な小児慢性特定疾病医療支援の実施その他の疾病児童等の健全な育成に係る施策の推進を図るための基本的な方針を定めるものとする。

第2節 居宅生活の支援

第5款 障害児通所支援及び障害福祉サービスの措置

第21条の6 市町村は，障害児通所支援又は障害者の日常生活及び社会生活を総合的に支援するための法律第5条第1項に規定する障害福祉サービス(以下「障害福祉サービス」という。)を必要とする障害児の保護者が，やむを得ない事由により障害児通所給付費若しくは特例障害児通所給付費又は同法に規定する介護給付費若しくは特例介護給付費(第56条の6第1項において「介護給付費等」という。)の支給を受けることが著しく困難であると認めるときは，当該障害児につき，政令で定める基準に従い，障害児通所支援若しくは障害福祉サービスを提供し，又は当該市町村以外の者に障害児通所支援若しくは障害福祉サービスの提供を委託することができる。

第6款 子育て支援事業

第21条の8 市町村は，次条に規定する子育て支援事業に係る福祉サービスその他地域の実情に応じたきめ細かな福祉サービスが積極的に提供され，保護者が，その児童及び保護者の心身の状況，これらの者の置かれている環境その他の状況に応じて，当該児童を養育するために最も適切な支援が総合的に受けられるように，福祉サービスを提供

する者又はこれに参画する者の活動の連携及び調整を図るようにすることその他の地域の実情に応じた体制の整備に努めなければならない。

第21条の9 市町村は，児童の健全な育成に資するため，その区域内において，放課後児童健全育成事業，子育て短期支援事業，乳児家庭全戸訪問事業，養育支援訪問事業，地域子育て支援拠点事業，一時預かり事業，病児保育事業及び子育て援助活動支援事業並びに次に掲げる事業であって主務省令で定めるもの(以下「子育て支援事業」という。)が着実に実施されるよう，必要な措置の実施に努めなければならない。

一 児童及びその保護者又はその他の者の居宅において保護者の児童の養育を支援する事業

二 保育所その他の施設において保護者の児童の養育を支援する事業

三 地域の児童の養育に関する各般の問題につき，保護者からの相談に応じ，必要な情報の提供及び助言を行う事業

〈略〉

第21条の10の2 市町村は，児童の健全な育成に資するため，乳児家庭全戸訪問事業及び養育支援訪問事業を行うよう努めるとともに，乳児家庭全戸訪問事業により要支援児童等(特定妊婦を除く。)を把握したとき又は当該市町村の長が第26条第1項第3号の規定による送致若しくは同項第8号の規定による通知若しくは児童虐待の防止等に関する法律(平成12年法律第82号)第8条第2項第2号の規定による送致若しくは同項第4号の規定による通知を受けたときは，養育支援訪問事業の実施その他の必要な支援を行うものとする。

2 市町村は，母子保健法(昭和40年法律第141号)第10条，第11条第1項若しくは第2項(同法第19条第2項において準用する場合を含む。)，第17条第1項又は第19条第1項の指導に併せて，乳児家庭全戸訪問事業を行うことができる。

3 市町村は，乳児家庭全戸訪問事業又は養育支援訪問事業の事務の全部又は一部を当該市町村以外の厚生労働省令で定める者に委託することができる。

4 前項の規定により行われる乳児家庭全戸訪問事業又は養育支援訪問事業の事務に従事する者又は従事していた者は，その事務に関して知り得た秘

密を漏らしてはならない。

第21条の10の3　市町村は，乳児家庭全戸訪問事業又は養育支援訪問事業の実施に当たつては，母子保健法に基づく母子保健に関する事業との連携及び調和の確保に努めなければならない。

第21条の10の4　都道府県知事は，母子保健法に基づく母子保健に関する事業又は事務の実施に際して要支援児童等と思われる者を把握したときは，これを当該者の現在地の市町村長に通知するものとする。

第21条の10の5　病院，診療所，児童福祉施設，学校その他児童又は妊産婦の医療，福祉又は教育に関する機関及び医師，歯科医師，保健師，助産師，看護師，児童福祉施設の職員，学校の教職員その他児童又は妊産婦の医療，福祉又は教育に関連する職務に従事する者は，要支援児童等と思われる者を把握したときは，当該者の情報をその現在地の市町村に提供するよう努めなければならない。

2　刑法の秘密漏示罪の規定その他の守秘義務に関する法律の規定は，前項の規定による情報の提供をすることを妨げるものと解釈してはならない。

第21条の11　市町村は，子育て支援事業に関し必要な情報の収集及び提供を行うとともに，保護者から求めがあつたときは，当該保護者の希望，その児童の養育の状況，当該児童に必要な支援の内容その他の事情を勘案し，当該保護者が最も適切な子育て支援事業の利用ができるよう，相談に応じ，必要な助言を行うものとする。

2　市町村は，前項の助言を受けた保護者から求めがあつた場合には，必要に応じて，子育て支援事業の利用についてあつせん又は調整を行うとともに，子育て支援事業を行う者に対し，当該保護者の利用の要請を行うものとする。

3　市町村は，第1項の情報の収集及び提供，相談並びに助言並びに前項のあつせん，調整及び要請の事務を当該市町村以外の者に委託することができる。

4　子育て支援事業を行う者は，前3項の規定により行われる情報の収集，あつせん，調整及び要請に対し，できる限り協力しなければならない。

第21条の12　前条第3項の規定により行われる情報の提供，相談及び助言並びにあつせん，調整及び要請の事務(次条及び第21条の14第1項において「調整等の事務」という。)に従事する者又は従事していた者は，その事務に関して知り得た秘密を漏らしてはならない。

〈略〉

第3節　助産施設，母子生活支援施設及び保育所への入所等

第22条　都道府県，市及び福祉事務所を設置する町村(以下「都道府県等」という。)は，それぞれその設置する福祉事務所の所管区域内における妊産婦が，保健上必要があるにもかかわらず，経済的理由により，入院助産を受けることができない場合において，その妊産婦から申込みがあつたときは，その妊産婦に対し助産施設において助産を行わなければならない。ただし，付近に助産施設がない等やむを得ない事由があるときは，この限りでない。

2　前項に規定する妊産婦であつて助産施設における助産の実施(以下「助産の実施」という。)を希望する者は，厚生労働省令の定めるところにより，入所を希望する助産施設その他厚生労働省令の定める事項を記載した申込書を都道府県等に提出しなければならない。この場合において，助産施設は，厚生労働省令の定めるところにより，当該妊産婦の依頼を受けて，当該申込書の提出を代わつて行うことができる。

〈略〉

第6節　要保護児童の保護措置等

第25条　要保護児童を発見した者は，これを市町村，都道府県の設置する福祉事務所若しくは児童相談所又は児童委員を介して市町村，都道府県の設置する福祉事務所若しくは児童相談所に通告しなければならない。ただし，罪を犯した満14歳以上の児童については，この限りでない。この場合においては，これを家庭裁判所に通告しなければならない。

2　刑法の秘密漏示罪の規定その他の守秘義務に関する法律の規定は，前項の規定による通告をすることを妨げるものと解釈してはならない。

第25条の2　地方公共団体は，単独で又は共同して，要保護児童(第31条第4項に規定する延長者及び第33条第10項に規定する保護延長者(次項において「延長者等」という。)を含む。次項にお

いて同じ。)の適切な保護又は要支援児童若しくは特定妊婦への適切な支援を図るため，関係機関，関係団体及び児童の福祉に関連する職務に従事する者その他の関係者(以下「関係機関等」という。)により構成される要保護児童対策地域協議会(以下「協議会」という。)を置くように努めなければならない。

2　協議会は，要保護児童若しくは要支援児童及びその保護者(延長者等の親権を行う者，未成年後見人その他の者で，延長者等を現に監護する者を含む。)又は特定妊婦(以下この項及び第5項において「支援対象児童等」という。)に関する情報その他要保護児童の適切な保護又は要支援児童若しくは特定妊婦への適切な支援を図るために必要な情報の交換を行うとともに，支援対象児童等に対する支援の内容に関する協議を行うものとする。

〈略〉

5　要保護児童対策調整機関は，協議会に関する事務を総括するとともに，支援対象児童等に対する支援が適切に実施されるよう，厚生労働省令で定めるところにより，支援対象児童等に対する支援の実施状況を的確に把握し，必要に応じて，児童相談所，養育支援訪問事業を行う者，母子保健法第22条第1項に規定する母子健康包括支援センターその他の関係機関等との連絡調整を行うものとする。

〈略〉

第25条の3　協議会は，前条第2項に規定する情報の交換及び協議を行うため必要があると認める

ときは，関係機関等に対し，資料又は情報の提供，意見の開陳その他必要な協力を求めることができる。

〈略〉

第25条の8　都道府県の設置する福祉事務所の長は，第25条第1項の規定による通告又は前条第2項第二号若しくは次条第1項第四号の規定による送致を受けた児童及び相談に応じた児童，その保護者又は妊産婦について，必要があると認めたときは，次の各号のいずれかの措置を採らなければならない。

一　第27条の措置を要すると認める者並びに医学的，心理学的，教育学的，社会学的及び精神保健上の判定を要すると認める者は，これを児童相談所に送致すること。

二　児童又はその保護者をその福祉事務所の知的障害者福祉司又は社会福祉主事に指導させること。

三　保育の利用等(助産の実施，母子保護の実施又は保育の利用若しくは第24条第5項の規定による措置をいう。以下同じ。)が適当であると認める者は，これをそれぞれその保育の利用等に係る都道府県又は市町村の長に報告し，又は通知すること。

四　児童自立生活援助の実施が適当であると認める児童は，これをその実施に係る都道府県知事に報告すること。

五　第21条の6の規定による措置が適当であると認める者は，これをその措置に係る市町村の長に報告し，又は通知すること。

労働基準法(昭和22年4月7日法律第49号)―抄―

第6章の2　妊産婦等

〔坑内業務の就業制限〕

第64条の2　使用者は，次の各号に掲げる女性を当該各号に定める業務に就かせてはならない。

一　妊娠中の女性及び坑内で行われる業務に従事しない旨を使用者に申し出た産後1年を経過しない女性　坑内で行われるすべての業務

二　前号に掲げる女性以外の満18歳以上の女性　坑内で行われる業務のうち人力により行われる掘削の業務その他の女性に有害な業務として

厚生労働省令で定めるもの

〔危険有害業務の就業制限〕

第64条の3　使用者は，妊娠中の女性及び産後1年を経過しない女性(以下「妊産婦」という。)を，重量物を取り扱う業務，有害ガスを発散する場所における業務その他妊産婦の妊娠，出産，哺育等に有害な業務に就かせてはならない。

2　前項の規定は，同項に規定する業務のうち女性の妊娠又は出産に係る機能に有害である業務につき，厚生労働省令で，妊産婦以外の女性に関して，準用することができる。

3　前2項に規定する業務の範囲及びこれらの規定によりこれらの業務に就かせてはならない者の範囲は，厚生労働省令で定める。

〔産前産後〕

第65条　使用者は，6週間（多胎妊娠の場合にあつては，14週間）以内に出産する予定の女性が休業を請求した場合においては，その者を就業させてはならない。

2　使用者は，産後8週間を経過しない女性を就業させてはならない。ただし，産後6週間を経過した女性が請求した場合において，その者について医師が支障がないと認めた業務に就かせることは，差し支えない。

3　使用者は，妊娠中の女性が請求した場合においては，他の軽易な業務に転換させなければならない。

第66条　使用者は，妊産婦が請求した場合においては，第32条の2第1項，第32条の4第1項及び第32条の5第1項の規定にかかわらず，1週間について第32条第1項の労働時間，1日につ

いて同条第2項の労働時間を超えて労働させてはならない。

2　使用者は，妊産婦が請求した場合においては，第33条第1項及び第3項並びに第36条第1項の規定にかかわらず，時間外労働をさせてはならず，又は休日に労働させてはならない。

3　使用者は，妊産婦が請求した場合においては，深夜業をさせてはならない。

〔育児時間〕

第67条　生後満1年に達しない生児を育てる女性は，第34条の休憩時間のほか，1日2回各々少なくとも30分，その生児を育てるための時間を請求することができる。

2　使用者は，前項の育児時間中は，その女性を使用してはならない。

〔生理日の就業が著しく困難な女性に対する措置〕

第68条　使用者は，生理日の就業が著しく困難な女性が休暇を請求したときは，その者を生理日に就業させてはならない。

雇用の分野における男女の均等な機会及び待遇の確保等に関する法律（昭和47年7月1日法律第113号）—抄—

〔婚姻，妊娠，出産等を理由とする不利益取扱いの禁止等〕

第9条　事業主は，女性労働者が婚姻し，妊娠し，又は出産したことを退職理由として予定する定めをしてはならない。

2　事業主は，女性労働者が婚姻したことを理由として，解雇してはならない。

3　事業主は，その雇用する女性労働者が妊娠したこと，出産したこと，労働基準法（昭和22年法律第49号）第65条第1項の規定による休業を請求し，又は同項若しくは同条第2項の規定による休業をしたことその他の妊娠又は出産に関する事由であつて厚生労働省令で定めるものを理由として，当該女性労働者に対して解雇その他不利益な取扱いをしてはならない。

4　妊娠中の女性労働者及び出産後1年を経過しな

い女性労働者に対してなされた解雇は，無効とする。ただし，事業主が当該解雇が前項に規定する事由を理由とする解雇でないことを証明したときは，この限りでない。

〔妊娠中及び出産後の健康管理に関する措置〕

第12条　事業主は，厚生労働省令で定めるところにより，その雇用する女性労働者が母子保健法（昭和40年法律第141号）の規定による保健指導又は健康診査を受けるために必要な時間を確保することができるようにしなければならない。

第13条　事業主は，その雇用する女性労働者が前条の保健指導又は健康診査に基づく指導事項を守ることができるようにするため，勤務時間の変更，勤務の軽減等必要な措置を講じなければならない。

〈略〉

育児休業，介護休業等育児又は家族介護を行う労働者の福祉に関する法律（平成3年5月15日法律第76号）—抄—

第2章　育児休業

〔育児休業の申出〕

第5条　労働者は，その養育する1歳に満たない子について，その事業主に申し出ることにより，育児休業をすることができる。ただし，期間を定めて雇用される者にあっては，次の各号のいずれにも該当するものに限り，当該申出をすることができる。

一　当該事業主に引き続き雇用された期間が1年以上である者

二　その養育する子が1歳6か月に達する日までに，その労働契約（労働契約が更新される場合にあっては，更新後のもの）が満了することが明らかでない者

〈略〉

3　労働者は，その養育する1歳から1歳6か月に達するまでの子について，次の各号のいずれにも該当する場合に限り，その事業主に申し出ることにより，育児休業をすることができる。ただし，期間を定めて雇用される者であってその配偶者が当該子が1歳に達する日（以下「1歳到達日」という。）において育児休業をしているものにあっては，第1項各号のいずれにも該当するものに限り，当該申出をすることができる。

一　当該申出に係る子について，当該労働者又はその配偶者が，当該子の1歳到達日において育児休業をしている場合

二　当該子の1歳到達日後の期間について休業することが雇用の継続のために特に必要と認められる場合として厚生労働省令で定める場合に該当する場合

〈略〉

〔同一の子について配偶者が育児休業をする場合の特例〕

第9条の2　労働者の養育する子について，当該労働者の配偶者が当該子の1歳到達日以前のいずれかの日において当該子を養育するために育児休業をしている場合における第2章から第5章まで，第24条第1項及び第12章の規定の適用について

は，第5条第1項中「1歳に満たない子」とあるのは「1歳に満たない子（第9条の2第1項の規定により読み替えて適用するこの項の規定により育児休業をする場合にあっては，1歳2か月に満たない子）」と，同条第3項ただし書中「1歳に達する日（以下「1歳到達日」という。）」とあるのは「1歳に達する日（以下「1歳到達日」という。）（当該配偶者が第9条の2第1項の規定により読み替えて適用する第1項の規定によりした申出に係る第9条第1項（第9条の2第1項の規定により読み替えて適用する場合を含む。）に規定する育児休業終了予定日とされた日が当該子の1歳到達日後である場合にあっては，当該育児休業終了予定日とされた日）」と，同項第一号中「又はその配偶者が，当該子の1歳到達日」とあるのは「が当該子の1歳到達日（当該労働者が第9条の2第1項の規定により読み替えて適用する第1項の規定によりした申出に係る第9条第1項（第9条の2第1項の規定により読み替えて適用する場合を含む。）に規定する育児休業終了予定日とされた日が当該子の1歳到達日後である場合にあっては，当該育児休業終了予定日とされた日）において育児休業をしている場合又は当該労働者の配偶者が当該子の1歳到達日（当該配偶者が第9条の2第1項の規定により読み替えて適用する第1項の規定によりした申出に係る第9条第1項（第9条の2第1項の規定により読み替えて適用する場合を含む。）に規定する育児休業終了予定日とされた日が当該子の1歳到達日後である場合にあっては，当該育児休業終了予定日とされた日）」と，同条第6項中「1歳到達日」とあるのは「1歳到達日（当該子を養育する労働者又はその配偶者が第9条の2第1項の規定により読み替えて適用する第1項の規定によりした申出に係る第9条第1項（第9条の2第1項の規定により読み替えて適用する場合を含む。）に規定する育児休業終了予定日とされた日が当該子の1歳到達日後である場合にあっては，当該育児休業終了予定日とされた日（当該労働者に係る育児休業終了予定日とされた日と当該配偶者に係る育児休業終了予定日とされた日が

異なるときは，そのいずれかの日))」と，前条第
1項中「変更後の育児休業終了予定日とされた日。
次項」とあるのは「変更後の育児休業終了予定日
とされた日。次項(次条第1項の規定により読み
替えて適用する場合を含む。)において同じ。)(当
該育児休業終了予定日とされた日が当該育児休業
開始予定日とされた日から起算して育児休業等可
能日数(当該育児休業に係る子の出生した日から
当該子の1歳到達日までの日数をいう。)から育児
休業等取得日数(当該子の出生した日以後当該労
働者が労働基準法第65条第1項又は第2項の規
定により休業した日数と当該子について育児休業
をした日数を合算した日数をいう。)を差し引いた
日数を経過する日より後の日であるときは，当該
経過する日。次項(次条第1項の規定により読み
替えて適用する場合を含む。)」と，同条第2項第
二号中「第5条第3項」とあるのは「次条第1項
の規定により読み替えて適用する第5条第1項の
規定による申出により育児休業をしている場合に
あっては1歳2か月，同条第3項(次条第1項の
規定により読み替えて適用する場合を含む。)」と，
第24条第1項第一号中「1歳(」とあるのは「1
歳(当該労働者が第9条の2第1項の規定により
読み替えて適用する第5条第1項の規定による申
出をすることができる場合にあっては1歳2か
月，」とするほか，必要な技術的読替えは，厚生
労働省令で定める。

〈略〉

〔不利益取扱いの禁止〕

第10条　事業主は，労働者が育児休業申出をし，
又は育児休業をしたことを理由として，当該労働
者に対して解雇その他不利益な取扱いをしてはな
らない。

第4章　子の看護休暇

〔子の看護休暇の申出〕

第16条の2　小学校就学の始期に達するまでの子
を養育する労働者は，その事業主に申し出ること
により，一の年度において5労働日(その養育す
る小学校就学の始期に達するまでの子が2人以上
の場合にあっては，10労働日)を限度として，負
傷し，若しくは疾病にかかった当該子の世話又は
疾病の予防を図るために必要なものとして厚生労

働省令で定める当該子の世話を行うための休暇
(以下この章において「子の看護休暇」という。)
を取得することができる。

〈略〉

〔準用〕

第16条の7　第10条の規定は，第16条の5第1
項の規定による申出及び介護休暇について準用す
る。

第6章　所定外労働の制限

第16条の8　事業主は，3歳に満たない子を養育
する労働者であって，当該事業主と当該労働者が
雇用される事業所の労働者の過半数で組織する労
働組合があるときはその労働組合，その事業所の
労働者の過半数で組織する労働組合がないときは
その労働者の過半数を代表する者との書面による
協定で，次に掲げる労働者のうちこの項本文の規
定による請求をできないものとして定められた労
働者に該当しない労働者が当該子を養育するため
に請求した場合においては，所定労働時間を超え
て労働させてはならない。ただし，事業の正常な
運営を妨げる場合は，この限りでない。

一　当該事業主に引き続き雇用された期間が1年
に満たない労働者

二　前号に掲げるもののほか，当該請求をできな
いこととすることについて合理的な理由がある
と認められる労働者として厚生労働省令で定め
るもの

〈略〉

第7章　時間外労働の制限

第17条　事業主は，労働基準法第36条第1項本
文の規定により同項に規定する労働時間(以下こ
の条において単に「労働時間」という。)を延長す
ることができる場合において，小学校就学の始期
に達するまでの子を養育する労働者であって次の
各号のいずれにも該当しないものが当該子を養育
するために請求したときは，制限時間(1月につ
いて24時間，1年について150時間をいう。次
項及び第18条の2において同じ。)を超えて労働
時間を延長してはならない。ただし，事業の正常
な運営を妨げる場合は，この限りでない。

〈略〉

第8章　深夜業の制限

第19条　事業主は，小学校就学の始期に達するまでの子を養育する労働者であって次の各号のいずれにも該当しないものが当該子を養育するために請求した場合においては，午後10時から午前5時までの間(以下この条及び第20条の2において「深夜」という。)において労働させてはならない。ただし，事業の正常な運営を妨げる場合は，この限りでない。

〈略〉

〔再雇用特別措置等〕

第27条　事業主は，妊娠，出産若しくは育児又は介護を理由として退職した者(以下「育児等退職者」という。)について，必要に応じ，再雇用特別措置(育児等退職者であって，その退職の際に，その就業が可能となったときに当該退職に係る事業の事業主に再び雇用されることの希望を有する旨の申出をしていたものについて，当該事業主が，労働者の募集又は採用に当たって特別の配慮をする措置をいう。第30条において同じ。)その他これに準ずる措置を実施するよう努めなければならない。

母体保護法(昭和23年7月13日法律第156号)─抄─••••••••••••••••

第1章　総則

〔この法律の目的〕

第1条　この法律は，不妊手術及び人工妊娠中絶に関する事項を定めること等により，母性の生命健康を保護することを目的とする。

〔定義〕

第2条　この法律で不妊手術とは，生殖腺を除去することなしに，生殖を不能にする手術で厚生労働省令をもって定めるものをいう。

2　この法律で人工妊娠中絶とは，胎児が，母体外において，生命を保続することのできない時期に，人工的に，胎児及びその附属物を母体外に排出することをいう。

第2章　不妊手術

第3条　医師は，次の各号の1に該当する者に対して，本人の同意及び配偶者(届出をしていないが，事実上婚姻関係と同様な事情にある者を含む。以下同じ。)があるときはその同意を得て，不妊手術を行うことができる。ただし，未成年者については，この限りでない。

　一　妊娠又は分娩が，母体の生命に危険を及ぼすおそれのあるもの

　二　現に数人の子を有し，かつ，分娩ごとに，母体の健康度を著しく低下するおそれのあるもの

2　前項各号に掲げる場合には，その配偶者についても同項の規定による不妊手術を行うことができる。

3　第1項の同意は，配偶者が知れないとき又はその意思を表示することができないときは本人の同意だけで足りる。

第3章　母性保護

〔医師の認定による人工妊娠中絶〕

第14条　都道府県の区域を単位として設立された公益社団法人たる医師会の指定する医師(以下「指定医師」という。)は，次の各号の1に該当する者に対して，本人及び配偶者の同意を得て，人工妊娠中絶を行うことができる。

　一　妊娠の継続又は分娩が身体的又は経済的理由により母体の健康を著しく害するおそれのあるもの

　二　暴行若しくは脅迫によつて又は抵抗若しくは拒絶することができない間に姦淫されて妊娠したもの

2　前項の同意は，配偶者が知れないとき若しくはその意思を表示することができないとき又は妊娠後に配偶者がなくなつたときには本人の同意だけで足りる。

〔受胎調節の実地指導〕

第15条　女子に対して厚生労働大臣が指定する避妊用の器具を使用する受胎調節の実地指導は，医師のほかは，都道府県知事の指定を受けた者でな

ければ業として行つてはならない。ただし，子宮腔内に避妊用の器具を挿入する行為は，医師でなければ業として行つてはならない。

2 前項の都道府県知事の指定を受けることができる者は，厚生労働大臣の定める基準に従つて都道府県知事の認定する講習を終了した助産師，保健師又は看護師とする。

3 前2項に定めるものの外，都道府県知事の指定又は認定に関して必要な事項は，政令でこれを定める。

第6章　届出，禁止その他

〔届出〕

第25条 医師又は指定医師は，第3条第1項又は第14条第1項の規定によつて不妊手術又は人工妊娠中絶を行つた場合は，その月中の手術の結果を取りまとめて翌月10日までに，理由を記して，都道府県知事に届け出なければならない。

〔通知〕

第26条 不妊手術を受けた者は，婚姻しようとするときは，その相手方に対して，不妊手術を受けた旨を通知しなければならない。

〔秘密の保持〕

第27条 不妊手術又は人工妊娠中絶の施行の事務に従事した者は，職務上知り得た人の秘密を，漏らしてはならない。その職を退いた後においても同様とする。

〔禁止〕

第28条 何人も，この法律の規定による場合の外，故なく，生殖を不能にすることを目的として手術又はレントゲン照射を行つてはならない。

戸籍法(昭和22年12月22日法律第224号)—抄—

第2節　出生

第49条 出生の届出は，14日以内(国外で出生があつたときは，3箇月以内)にこれをしなければならない。

2 届書には，次の事項を記載しなければならない。

一　子の男女の別及び嫡出子又は嫡出でない子の別

二　出生の年月日時分及び場所

三　父母の氏名及び本籍，父又は母が外国人であるときは，その氏名及び国籍

四　その他法務省令で定める事項

3 医師，助産師又はその他の者が出産に立ち会つた場合には，医師，助産師，その他の者の順序に従つてそのうちの1人が法務省令・厚生労働省令の定めるところによつて作成する出生証明書を届書に添付しなければならない。ただし，やむを得ない事由があるときは，この限りでない。

第50条 子の名には，常用平易な文字を用いなければならない。

2 常用平易な文字の範囲は，法務省令でこれを定める。

第51条 出生の届出は，出生地でこれをすることができる。

2 汽車その他の交通機関(船舶を除く。以下同じ。)の中で出生があつたときは母がその交通機関から降りた地で，航海日誌を備えない船舶の中で出生があつたときはその船舶が最初に入港した地で，出生の届出をすることができる。

第52条 嫡出子出生の届出は，父又は母がこれをし，子の出生前に父母が離婚をした場合には，母がこれをしなければならない。

2 嫡出でない子の出生の届出は，母がこれをしなければならない。

3 前2項の規定によつて届出をすべき者が届出をすることができない場合には，左の者は，その順序に従つて，届出をしなければならない。

第一　同居者

第二　出産に立ち会つた医師，助産師又はその他の者

4 第1項又は第2項の規定によつて届出をすべき者が届出をすることができない場合には，その者以外の法定代理人も，届出をすることができる。

第53条 嫡出子否認の訴を提起したときであつても，出生の届出をしなければならない。

死産の届出に関する規程（昭和21年9月30日厚生省令第42号）―抄― ・・・・

第1条 この規程は，公衆衛生特に母子保健の向上を図るため，死産の実情を明かにすることを目的とする。

第2条 この規程で，死産とは妊娠第4月以後における死児の出産をいひ，死児とは出産後において心臓膊動，随意筋の運動及び呼吸のいづれをも認めないものをいふ。

第3条 すべての死産は，この規程の定めるところにより，届出なければならない。

第4条 死産の届出は，医師又は助産師の死産証書又は死胎検案書を添へて，死産後7日以内に届出人の所在地又は死産があつた場所の市町村長（特別区の区長を含むものとし，地方自治法（昭和22年法律第67号）第252条の19第1項の指定都市にあつては，区長又は総合区長とする。以下同じ。）に届け出なければならない。

2 汽車その他の交通機関（船舶を除く。）の中で死産があつたときは母がその交通機関から降りた地の，航海日誌のない船舶の中で死産があつたときはその船舶が最初に入港した地の市町村長に死産の届出をすることができる。

3 航海日誌のある船中で死産があつたときは，死産の届出を船長になさなければならない。船長は，これらの事項を航海日誌に記載して署名捺印しなければならない。

4 船長は，前項の手続をなした後最初に入港した港において，速かに死産に関する航海日誌の謄本を入港地の市町村長に送付しなければならない。

第5条 死産届は，書面によつてこれをなさなければならない。

2 死産届書には，次の事項を記載し，届出人がこれに記名捺印しなければならない。

一 父母の氏名

二 父母の婚姻の届出直前（婚姻の届出をしていないときは，その死産当時）の本籍。若し，日本の国籍を有しないときは，その国籍

三 死産児の男女の別及び嫡出子又は嫡出でない子の別

四 死産の年月日時分及び場所

五 その他厚生労働省令で定める事項

第6条 死産証書又は死胎検案書には，次の事項を記載し，医師又は助産師がこれに記名捺印しなければならない。

一 死産児の男女別及び母の氏名

二 死産の年月日時分

三 その他厚生労働省令で定める事項

第7条 死産の届出は，父がこれをなさなければならない。やむを得ない事由のため父が届出をすることができないときは，母がこれをなさなければならない。父母共にやむを得ない事由のため届出をすることができないときは，次の順序によつて届出をなさなければならない。

一 同居人

二 死産に立会つた医師

三 死産に立会つた助産師

四 その他の立会者

第8条 やむを得ない事由のため，医師又は助産師の死産証書又は死胎検案書が得られないときは，その理由を死産届書に附記し，死産の事実を証すべき書面を添付しなければならない。

第9条 母の不明な死産児があつたときは，警察官は，医師の作成した死胎検案書を添附して，その旨を遅滞なく発見地の市町村長に通知しなければならない。

配偶者からの暴力の防止及び被害者の保護等に関する法律 ・・・・・・
（平成13年4月13日法律第31号）―抄―

第1章 総則

〔定義〕

第1条 この法律において「配偶者からの暴力」とは，配偶者からの身体に対する暴力（身体に対する不法な攻撃であって生命又は身体に危害を及ぼすものをいう。以下同じ。）又はこれに準ずる心身に有害な影響を及ぼす言動（以下この項及び第28条の2において「身体に対する暴力等」と総称する。）をいい，配偶者の身体に対する暴力

等を受けた後に，その者が離婚をし，又はその婚姻が取り消された場合にあっては，当該配偶者であった者から引き続き受ける身体に対する暴力等を含むものとする。

2　この法律において「被害者」とは，配偶者からの暴力を受けた者をいう。

3　この法律にいう「配偶者」には，婚姻の届出をしていないが事実上婚姻関係と同様の事情にある者を含み，「離婚」には，婚姻の届出をしていないが事実上婚姻関係と同様の事情にあった者が，事実上離婚したと同様の事情に入ることを含むものとする。

〔国及び地方公共団体の責務〕

第2条　国及び地方公共団体は，配偶者からの暴力を防止するとともに，被害者の自立を支援することを含め，その適切な保護を図る責務を有する。

第3章　被害者の保護

〔配偶者からの暴力の発見者による通報等〕

第6条　配偶者からの暴力(配偶者又は配偶者であった者からの身体に対する暴力に限る。以下この章において同じ。)を受けている者を発見した者は，その旨を配偶者暴力相談支援センター又は警察官に通報するよう努めなければならない。

2　医師その他の医療関係者は，その業務を行うに当たり，配偶者からの暴力によって負傷し又は疾病にかかったと認められる者を発見したときは，その旨を配偶者暴力相談支援センター又は警察官に通報することができる。この場合において，その者の意思を尊重するよう努めるものとする。

3　刑法(明治40年法律第45号)の秘密漏示罪の規定その他の守秘義務に関する法律の規定は，前2

項の規定により通報することを妨げるものと解釈してはならない。

4　医師その他の医療関係者は，その業務を行うに当たり，配偶者からの暴力によって負傷し又は疾病にかかったと認められる者を発見したときは，その者に対し，配偶者暴力相談支援センター等の利用について，その有する情報を提供するよう努めなければならない。

〔配偶者暴力相談支援センターによる保護についての説明等〕

第7条　配偶者暴力相談支援センターは，被害者に関する通報又は相談を受けた場合には，必要に応じ，被害者に対し，第3条第3項の規定により配偶者暴力相談支援センターが行う業務の内容について説明及び助言を行うとともに，必要な保護を受けることを勧奨するものとする。

〔警察官による被害の防止〕

第8条　警察官は，通報等により配偶者からの暴力が行われていると認めるときは，警察法(昭和29年法律第162号)，警察官職務執行法(昭和23年法律第136号)その他の法令の定めるところにより，暴力の制止，被害者の保護その他の配偶者からの暴力による被害の発生を防止するために必要な措置を講ずるよう努めなければならない。

〔被害者の保護のための関係機関の連携協力〕

第9条　配偶者暴力相談支援センター，都道府県警察，福祉事務所，児童相談所その他の都道府県又は市町村の関係機関その他の関係機関は，被害者の保護を行うに当たっては，その適切な保護が行われるよう，相互に連携を図りながら協力するよう努めるものとする。

児童虐待の防止等に関する法律
(平成12年5月24日法律第82号)─抄─

〔目的〕

第1条　この法律は，児童虐待が児童の人権を著しく侵害し，その心身の成長及び人格の形成に重大な影響を与えるとともに，我が国における将来の世代の育成にも懸念を及ぼすことにかんがみ，児童に対する虐待の禁止，児童虐待の予防及び早期発見その他の児童虐待の防止に関する国及び地

方公共団体の責務，児童虐待を受けた児童の保護及び自立の支援のための措置等を定めることにより，児童虐待の防止等に関する施策を促進し，もって児童の権利利益の擁護に資することを目的とする。

〔児童虐待の定義〕

第2条　この法律において，「児童虐待」とは，保

護者(親権を行う者，未成年後見人その他の者で，児童を現に監護するものをいう。以下同じ。)がその監護する児童(18歳に満たない者をいう。以下同じ。)について行う次に掲げる行為をいう。

一　児童の身体に外傷が生じ，又は生じるおそれのある暴行を加えること。

二　児童にわいせつな行為をすること又は児童をしてわいせつな行為をさせること。

三　児童の心身の正常な発達を妨げるような著しい減食又は長時間の放置，保護者以外の同居人による前二号又は次号に掲げる行為と同様の行為の放置その他の保護者としての監護を著しく怠ること。

四　児童に対する著しい暴言又は著しく拒絶的な対応，児童が同居する家庭における配偶者に対する暴力(配偶者(婚姻の届出をしていないが，事実上婚姻関係と同様の事情にある者を含む。)の身体に対する不法な攻撃であって生命又は身体に危害を及ぼすもの及びこれに準ずる心身に有害な影響を及ぼす言動をいう。第16条において同じ。)その他の児童に著しい心理的外傷を与える言動を行うこと。

〔児童に対する虐待の禁止〕

第3条　何人も，児童に対し，虐待をしてはならない。

〔国及び地方公共団体の責務等〕

第4条　国及び地方公共団体は，児童虐待の予防及び早期発見，迅速かつ適切な児童虐待を受けた児童の保護及び自立の支援(児童虐待を受けた後18歳となった者に対する自立の支援を含む。第3項及び次条第2項において同じ。)並びに児童虐待を行った保護者に対する親子の再統合の促進への配慮その他の児童虐待を受けた児童が家庭(家庭における養育環境と同様の養育環境及び良好な家庭的環境を含む。)で生活するために必要な配慮をした適切な指導及び支援を行うため，関係省庁相互間又は関係地方公共団体相互間，市町村，児童相談所，福祉事務所，配偶者からの暴力の防止及び被害者の保護等に関する法律(平成13年法律第31号)第3条第1項に規定する配偶者暴力相談支援センター(次条第1項において単に「配偶者暴力相談支援センター」という。)，学校及び医療機関の間その他関係機関及び民間団体の間の連携

の強化，民間団体の支援，医療の提供体制の整備その他児童虐待の防止等のために必要な体制の整備に努めなければならない。

〈略〉

〔児童虐待の早期発見等〕

第5条　学校，児童福祉施設，病院，都道府県警察，婦人相談所，教育委員会，配偶者暴力相談支援センターその他児童の福祉に業務上関係のある団体及び学校の教職員，児童福祉施設の職員，医師，歯科医師，保健師，助産師，看護師，弁護士，警察官，婦人相談員その他児童の福祉に職務上関係のある者は，児童虐待を発見しやすい立場にあることを自覚し，児童虐待の早期発見に努めなければならない。

2　前項に規定する者は，児童虐待の予防その他の児童虐待の防止並びに児童虐待を受けた児童の保護及び自立の支援に関する国及び地方公共団体の施策に協力するよう努めなければならない。

3　第1項に規定する者は，正当な理由がなく，その職務に関して知り得た児童虐待を受けたと思われる児童に関する秘密を漏らしてはならない。

4　前項の規定その他の守秘義務に関する法律の規定は，第2項の規定による国及び地方公共団体の施策に協力するように努める義務の遵守を妨げるものと解釈してはならない。

5　学校及び児童福祉施設は，児童及び保護者に対して，児童虐待の防止のための教育又は啓発に努めなければならない。

〔児童虐待に係る通告〕

第6条　児童虐待を受けたと思われる児童を発見した者は，速やかに，これを市町村，都道府県の設置する福祉事務所若しくは児童相談所又は児童委員を介して市町村，都道府県の設置する福祉事務所若しくは児童相談所に通告しなければならない。

2　前項の規定による通告は，児童福祉法第25条第1項の規定による通告とみなして，同法の規定を適用する。

3　刑法(明治40年法律第45号)の秘密漏示罪の規定その他の守秘義務に関する法律の規定は，第1項の規定による通告をする義務の遵守を妨げるものと解釈してはならない。

第7条　市町村，都道府県の設置する福祉事務所

又は児童相談所が前条第1項の規定による通告を受けた場合においては，当該通告を受けた市町村，都道府県の設置する福祉事務所又は児童相談所の所長，所員その他の職員及び当該通告を仲介した児童委員は，その職務上知り得た事項であって当該通告をした者を特定させるものを漏らしてはならない。

男女共同参画社会基本法(平成11年6月23日法律第78号)─抄─ ‥‥‥‥

第1章 総則

〔目的〕

第1条 この法律は，男女の人権が尊重され，かつ，社会経済情勢の変化に対応できる豊かで活力ある社会を実現することの緊要性にかんがみ，男女共同参画社会の形成に関し，基本理念を定め，並びに国，地方公共団体及び国民の責務を明らかにするとともに，男女共同参画社会の形成の促進に関する施策の基本となる事項を定めることにより，男女共同参画社会の形成を総合的かつ計画的に推進することを目的とする。

〔定義〕

第2条 この法律において，次の各号に掲げる用語の意義は，当該各号に定めるところによる。

　一 男女共同参画社会の形成 男女が，社会の対等な構成員として，自らの意思によって社会のあらゆる分野における活動に参画する機会が確保され，もって男女が均等に政治的，経済的，社会的及び文化的利益を享受することができ，かつ，共に責任を担うべき社会を形成することをいう。

　二 積極的改善措置 前号に規定する機会に係る男女間の格差を改善するため必要な範囲内において，男女のいずれか1方に対し，当該機会を積極的に提供することをいう。

〔男女の人権の尊重〕

第3条 男女共同参画社会の形成は，男女の個人としての尊厳が重んぜられること，男女が性別による差別的取扱いを受けないこと，男女が個人として能力を発揮する機会が確保されることその他の男女の人権が尊重されることを旨として，行われなければならない。

〔社会における制度又は慣行についての配慮〕

第4条 男女共同参画社会の形成に当たっては，社会における制度又は慣行が，性別による固定的な役割分担等を反映して，男女の社会における活動の選択に対して中立でない影響を及ぼすことにより，男女共同参画社会の形成を阻害する要因となるおそれがあることにかんがみ，社会における制度又は慣行が男女の社会における活動の選択に対して及ぼす影響をできる限り中立なものとするように配慮されなければならない。

〔政策等の立案及び決定への共同参画〕

第5条 男女共同参画社会の形成は，男女が，社会の対等な構成員として，国若しくは地方公共団体における政策又は民間の団体における方針の立案及び決定に共同して参画する機会が確保されることを旨として，行われなければならない。

〔家庭生活における活動と他の活動の両立〕

第6条 男女共同参画社会の形成は，家族を構成する男女が，相互の協力と社会の支援の下に，子の養育，家族の介護その他の家庭生活における活動について家族の1員としての役割を円滑に果たし，かつ，当該活動以外の活動を行うことができるようにすることを旨として，行われなければならない。

〔国際的協調〕

第7条 男女共同参画社会の形成の促進が国際社会における取組と密接な関係を有していることにかんがみ，男女共同参画社会の形成は，国際的協調の下に行われなければならない。

索引